対症療法の強化書

頻用薬の使い方と非薬物療法

編著 **家 研也** 聖マリアンナ医科大学 川崎市立多摩病院 総合診療内科

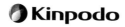

執筆者一覧（掲載順）

編著者
家　研也　　聖マリアンナ医科大学 川崎市立多摩病院 総合診療内科

執筆者
青島周一　　医療法人社団徳仁会 中野病院 薬剤部
南郷栄秀　　聖母病院 総合診療科
矢吹　拓　　国立病院機構 栃木医療センター 内科
森屋淳子　　東急病院 心療内科
加藤光樹　　まどかファミリークリニック
藤沼康樹　　東京ほくと医療生協　生協浮間診療所
樫尾明彦　　給田ファミリークリニック
鵜飼万実子　おうちの診療所
児玉和彦　　こだま小児科
宮松弥生　　市立伊勢総合病院 内科・総合診療科
谷崎隆太郎　市立伊勢総合病院 内科・総合診療科
堀越　健　　堀越内科クリニック
古家紗帆　　聖マリアンナ医科大学 川崎市立多摩病院 総合診療内科
勝田雄太　　聖マリアンナ医科大学 横浜市西部病院 薬剤部
坪谷綾子　　昭和大学薬学部 病院薬剤学講座／昭和大学横浜市北部病院 薬剤部
髙木　暢　　多摩ファミリークリニック
西迫　尚　　横浜常盤台みんなの診療所
永井健太郎　杏林大学医学部付属病院 神経内科
内野賢治　　川崎市立多摩病院 脳神経内科
普天間国博　琉球大学大学院医学研究科 精神病態医学講座
高江洲義和　琉球大学大学院医学研究科 精神病態医学講座
今村弥生　　杏林大学医学部付属病院 精神神経科
中島　啓　　亀田総合病院 呼吸器内科
飯塚玄明　　多摩ファミリークリニック
早川晃央　　なの花薬局登戸店
大橋博樹　　多摩ファミリークリニック
紺野晃史　　聖マリアンナ医科大学 川崎市立多摩病院 総合診療内科
瀧田康哲　　いいづかたきた医院
中野弘康　　医療法人社団恵生会 竹山病院 内科

和田直樹	旭川医科大学 腎泌尿器外科学講座
篠﨑　萌	亀田ファミリークリニック館山 家庭医外来
水谷佳敬	わかばファミリークリニック
溝越けやき	亀田ファミリークリニック館山 家庭医外来
岡田唯男	亀田ファミリークリニック館山 家庭医外来
森川敬太	亀田ファミリークリニック館山 家庭医外来
松本美富士	桑名市総合医療センター 膠原病リウマチ内科
土田知也	調布東山病院 内科

巻頭言

　医療機関を訪れる患者さんの訴えは多岐にわたり、必ずしも診断が明確なものばかりではない。たまたま運良く医学的な診断がつき、病態が把握できる症状であったとする。それでも、効果が確実な根治治療が存在するような状態はレアだと思われる。まして、日常診療で遭遇する訴えの中には明確な診断はつかないけれど患者さんを悩ませ、生活に影響を及ぼすようなものが沢山ある。机上の空論として学んできた医学も、臨床現場に出てみれば全然クリアカットではなく、シンプルな「正解」などほとんどない、そんな現実を知ることも臨床医の正常な発達過程なのかもしれない。ただ、明確な正解がない状況に対して「エビデンスがないから薬は出せません」というシニカルな態度に終始することも、「（何も処方しないのも気まずいから）ひとまずお薬出しときますね」という態度で逃げ切ることも、なんとなくイマイチな気がしてくる。

　例えば、終末期における緩和ケアでは症状緩和を重視した対症療法は当然重視される。しかし、非がん疾患や、生命に直結しない症状の場合、臨床試験に基づく有効性のエビデンスが明確でない場合が多い。また、日常頻繁に扱うにもかかわらず、対症療法を体系立って学ぶ機会は少なく、過去の経験や先輩を真似て自分なりのパターンを構築している医師が多いのではないだろうか。本書はこうした根本治療がない訴えに対して、なるべく病態生理や薬理作用を理解したうえで、非薬物療法も含めた総力戦で「とにかく患者さんが良くなるサポート」の引き出しを増やすことを目的に企画された。医療者にできることは患者さんの人生から見れば微々たるものであり、決して思い上がってはいけない。それでも、日々少しだけ患者さんの助けになれる医療者を目指したくはないだろうか？

　本書で重視するメッセージは以下2点である。

1.　患者さんに我慢をさせない

　作用機序を理解した薬物療法だけでなく、非薬物療法としての患者教育やコミュニケーションのポイント、東洋医学的アプローチやリハビリ介入、など広い

意味での対症療法の引き出しを増やすような構成とする。症状・病像ごとに、同じクラス内での薬剤の特徴や使い分けまで踏み込んだ記載を目指した。

2.「とりあえず」「漫然と」の対症療法を卒業する

一方、ポリファーマシーの温床となる「とりあえず」の対症療法を勧める意図はない。開始時点で出口を視野に入れ、どの時点まで対症療法を行い、どの時点で中止するのかも明確にしたうえで、対症療法を開始することも各著者に強調していただいた。

本書のテーマ上、単なるマニュアル本の範疇を超えて臨床実践から生まれた対症療法のコツや使い分けといった実践智を大切にしている。このため、テーマごとに専門医・総合診療医として経験豊富な先生方にプライマリ・ケアの現場で役立つ内容のご執筆を依頼している。あえて病態生理学や薬理学の理解を踏まえた構成とした都合上、各項が読み応えのある内容となっている。休日に寝転んで読んでもいいが、ぜひ診療現場の手元におき、実際の患者さんのケアと結びつけながら本書を活用して日常診療のレベルアップにご利用いただきたい。

本書が現場で日々頑張る医療者に、そして患者さんに役立つ一冊となれば幸いである。

2025 年 2 月

家　研也（聖マリアンナ医科大学 川崎市立多摩病院 総合診療内科）

目次

執筆者一覧 ·· ii
巻頭言 ··· iv
コラム1：「対症療法」という言葉がもつ社会的な意味 ····························· xiv

PART1 | 対症療法総論

1 原因療法と対症療法　家 研也 — 1

はじめに ··· 2
1 対症療法の起源 ·· 2
2 診断学と治療学 ·· 3
3 原因療法と対症療法の関係性 ·· 3

2 知っておきたい臨床薬理学の基本と薬剤効果の多因子性　青島周一 — 4

1 臨床薬理学を定義する要素 ··· 4
2 疾病の進行をモデル化する ··· 5
3 対症的薬剤の効果を臨床薬理学的に表現する ··· 6
4 臨床薬理学においてプラセボ効果をどう考えるか？ ······························· 7
5 治療効果とプラセボ効果の比較 ·· 8
6 薬剤効果の多因子性を考える ·· 9
7 Effectiveness を形作るもの ··· 10
8 対症療法におけるプラセボ効果の大きさ ·· 11

3 対症療法における EBM の考え方　南郷栄秀 — 14

はじめに ·· 14
1 EBM の考え方 ·· 14
2 エビデンスレベル ·· 14
3 なぜ RCT が最もエビデンスレベルが高いとされるのか ························ 15
4 エビデンスレベルとエビデンスの質 ··· 16
5 対症療法におけるエビデンスの考え方 ·· 18
6 対症療法における EBM の実践 ··· 20

4 ポリファーマシーに配慮した処方戦略　矢吹 拓 — 21

はじめに ·· 21
1 対症療法とポリファーマシー ·· 21
2 対症薬と予防薬 ··· 22
3 効かないならやめる／効いたらやめる ·· 23

4 やめやすい薬とやめにくい薬	24
5 しまい忘れ処方と clinical inertia（臨床的惰性）	26
6 具体的なアプローチ	27
おわりに	29

5 ジェネラリストが知っておくべき心理療法のエッセンス　森屋淳子　31

1 心理療法とは	31
2 心理療法の基本的原則	33
3 治療的自己（therapeutic self）	33
4 患者や家族に対する心理教育	34
5 支持的精神療法	35
6 転移と逆転移	36
7 認知療法・認知行動療法	37
8 リラクセーション法（呼吸法、漸進的筋弛緩法、自律訓練法）	39
おわりに	40

6 医学的に説明困難な症状へのアプローチ　加藤光樹　42

1 MUS 患者が受診したら	42
2 どのように聞くべきか（MUS かどうか不詳な段階）	42
3 必要な医学的評価を実施する	43
4 医学的評価の結果を説明する	44
5 継続外来における MUS への対応	47
おわりに	51

7 MUS の対症療法　藤沼康樹　53

1 MUS とは何か	53
2 ある回復事例を通じて	54
3 医療化せずに「つらさ」「しんどさ」に対処することは可能か	57
4 卓越したジェネラリスト診療とは何か	58
5 MUS の対症療法を改めて考える	59

8 東洋医学的アプローチ　樫尾明彦　63

はじめに	63
1 総論	64
2 各論	67
おわりに	72
コラム 2：漢方薬の錠剤について	73
コラム 3：近隣の薬局に出したい漢方薬の在庫がないとき	74

9 リハビリテーションの視点を活かした症状緩和　鵜飼万実子　76

1 リハビリテーションとは	76
2 国際生活機能分類（International Classification of Functioning, Disability and	

Health: ICF) 76

   3 リハビリテーションのアプローチ 78

   4 リハは根本治療？　対症療法？ 79

   5 診察室でもできるリハとは？ 80

   6 腰痛への介入 83

  おわりに 85

PART2 | 風邪診療における対症療法の使いどころ

1 小児のかぜ症候群への対症療法　児玉和彦　　　88

   1 対応の原則 89

   2 病歴聴取・診察 90

   3 治療 91

   4 患者説明のポイント 95

  おわりに 96

2 成人のかぜ症候群への対症療法　宮松弥生、谷崎隆太郎　　99

   1 成人のかぜ症候群の病態および診断 99

   2 成人のかぜ症候群への対症療法薬 100

   3 その他の対症療法 106

   4 患者へ説明の処方 107

  おわりに 110

3 抗アレルギー薬の使い所と使い分け　堀越　健　　113

   1 抗アレルギー薬の薬理学 113

   2 抗アレルギー薬の使い分け 120

PART3 | 作用機序から考える痛みへの対症療法

1 解熱・鎮痛薬　古家紗帆、勝田雄太　　　130

   1 NSAIDs とアセトアミノフェンの薬理学的特徴 130

   2 代表的な解熱鎮痛薬の特徴 132

   3 想定すべき有害事象 136

   4 使い分けのコツ 138

   5 処方開始の注意点と患者説明 140

   6 処方中止を検討するタイミング 142

2 オピオイド鎮痛薬　坪谷綾子、高木　暢　　144

   1 作用機序 144

   2 薬剤ごとの特徴 145

   3 想定すべき有害事象 147

   4 使い分けのコツ 149

	5 処方開始時の注意点と患者説明	154
	6 処方中止を検討するタイミング	155

3 神経障害性疼痛治療薬　坪谷綾子、高木　暢　156

1 作用機序 …………………………………………………… 156
2 薬剤ごとの特徴 …………………………………………… 157
3 想定すべき有害事象 ……………………………………… 158
4 使い分けのコツ …………………………………………… 159
5 処方開始時の注意点と患者説明 ………………………… 163
6 処方中止を検討するタイミング ………………………… 164

4 腰痛症へのアプローチ　西迫　尚　165

1 対応の原則 ………………………………………………… 165
2 病歴聴取・診察 …………………………………………… 166
3 治療 ………………………………………………………… 167
4 患者説明のポイント ……………………………………… 171
おわりに ……………………………………………………… 172

PART4 | コモンな神経症状への対症療法

1 慢性頭痛への対症療法　永井健太郎　176

はじめに～片頭痛の疫学 …………………………………… 176
　1 片頭痛の病態 …………………………………………… 176
　2 片頭痛診断の流れ ……………………………………… 177
　3 片頭痛の治療 …………………………………………… 178
おわりに～患者への説明のポイントとフォローアップの注意点～ …… 185

2 めまいへのアプローチ　永井健太郎　188

はじめに ……………………………………………………… 188
　1 めまいの診断 …………………………………………… 188
　2 疾患ごとの特異的治療 ………………………………… 192
　3 めまい症に対する対症療法 …………………………… 196
おわりに～患者への説明のポイントとフォローアップの注意点～ …… 199

3 認知症へのアプローチ　内野賢治　202

はじめに ……………………………………………………… 202
　1 認知症の定義 …………………………………………… 202
　2 代表的な認知症の分類 ………………………………… 203
　3 診断と鑑別 ……………………………………………… 206
　4 治療 ……………………………………………………… 208
　5 将来への展望 …………………………………………… 215
おわりに ……………………………………………………… 216

ix

PART5 | メンタルヘルス不調への対症療法

1 不眠症　普天間国博、高江洲義和　218

はじめに 218
　1 不眠症治療の原則 218
　2 睡眠薬の適正処方 222
　3 睡眠薬の安全な減薬方法 225
　4 患者説明のポイント 227
　5 専門医へ紹介すべきタイミング 227
おわりに 228

2 うつ・不安への対症療法　今村弥生　230

　1 正常な反応と異なるうつと不安について 230
　2 プライマリ・ケアでうつ病と不安症を診療する際の留意点 ... 233
　3 うつと不安に対する薬物療法 234
　4 薬物療法以外の治療と患者説明の留意点 240
　5 専門家へ紹介すべきタイミング 241

PART6 | コモンな呼吸器・アレルギー症状への対症療法

1 慢性咳へのアプローチ　中島　啓　246

　1 対応の原則 246
　2 病歴聴取・診察 246
　3 検査 247
　4 咳嗽治療薬 249
　5 原因別の治療 251
　6 原因不明の咳嗽、難治性の咳嗽について 257
　7 慢性咳嗽の診療スタンスと患者への説明 260

2 慢性呼吸器疾患における喀痰治療薬の使い方　中島　啓　262

　1 対応の原則 263
　2 喀痰の原因診断 263
　3 喀痰治療の原則 265
　4 喀痰治療薬 265
　5 原因疾患別の治療法 269
　6 喀痰に対する診療スタンスと患者への説明 270

PART7 | コモンな消化器系症状への対症療法

1 消化性潰瘍治療薬（PCAB も含めて） 飯塚玄明、早川晃央、大橋博樹 274

- 1 作用機序 274
- 2 各薬剤の比較 276
- 3 副作用 279
- 4 適応病態 280
- 5 処方開始時の注意点と患者説明内容 282
- 6 処方中止を検討するタイミング 283

2 制吐剤・消化管運動機能改善薬 紺野晃史 285

- 1 制吐剤・消化器運動機能改善薬 285
- 2 各種薬剤の特徴 289
- 3 各種薬剤の適応病態 290
- 4 末梢性ドパミン D_2 受容体拮抗薬の使い分け 291
- 5 処方開始時の注意点と患者への説明内容 292
- 6 処方中止を検討するタイミング 293

3 便秘症へのアプローチ 中野弘康 296

- はじめに 296
- 1 便秘診療の原則 296
- 2 病歴 297
- 3 検査 298
- 4 治療を考えるうえで重要な病態生理 298
- 5 治療 300
- 6 副作用への対応 304
- 7 患者説明のポイント 305
- おわりに 305

4 機能性ディスペプシア 瀧田康哲 308

- 1 対応の原則 308
- 2 病歴聴取・診察 309
- 3 検査 309
- 4 治療 310
- 5 患者説明のポイント 314
- おわりに 314

5 過敏性腸症候群（IBS）へのアプローチ 中野弘康 317

- はじめに 317
- 1 IBS 患者の病態生理 317
- 2 病歴・身体診察をもとにした診療の流れ 318

3 検査	320
4 治療	321
5 患者説明のポイント	324
おわりに	325

PART8 │ 泌尿器系症状への対症療法

1 尿失禁への対症療法　和田直樹　　328

1 尿失禁とは	328
2 尿失禁の診断	328
3 尿失禁の治療	329
4 治療開始時の患者説明内容	331
5 フォローアップの注意点	331
6 専門医への紹介	332
7 まとめ	333

2 排尿困難への対症療法　和田直樹　　335

1 排尿困難を生じる病態	335
2 排尿困難の診断	335
3 排尿困難の治療	337
4 治療開始時の患者説明内容	340
5 フォローアップの注意点	340
6 専門医への紹介	340
7 まとめ	340

PART9 │ 婦人科系症状への対症療法

1 妊娠・授乳中のくすり　篠﨑　萌、水谷佳敬　　344

1 妊娠編　総論	344
2 妊娠編　各論　安全に使えるものだけピックアップ	347
3 授乳編　総論	351
4 授乳編　各論	353

2 月経困難症へのアプローチ　溝越けやき、岡田唯男　　358

1 対応の原則	358
2 病歴聴取・診察	359
3 治療	360
4 患者説明のポイント	366
おわりに	367

3 更年期障害　森川敬太、岡田唯男　　369

はじめに 369

  1 更年期障害の診断 369

  2 更年期障害の薬物療法 371

  3 更年期障害の非薬物療法 376

  4 患者教育と検査・治療開始時の説明の例 377

おわりに 378

PART10 │ 臓器を特定できない症候への対症療法

1「あちこちが痛い」、「疲れやすい」へのアプローチ　松本美富士　382

  1 線維筋痛症と慢性疲労症候群 382

  2 線維筋痛症（FM） 383

  3 筋痛性脳脊髄炎／慢性疲労症候群（ME/CFS） 392

2 新型コロナウイルス感染症の罹患後症状（倦怠感）へのアプローチ　土田知也　401

  1 当院のデータ 402

  2 コロナ罹患後症状の倦怠感 403

  3 コロナ罹患後症状の倦怠感を疑う症状 403

  4 対応の原則 404

  5 病歴聴取・診察・検査 404

  6 治療、患者説明内容 406

  7 フォローアップの具体的な方法について 409

  8 症例提示 409

まとめ 411

索引 412

編著者プロフィール 417

xiii

コラム１：「対症療法」という言葉がもつ社会的な意味

　対症療法が医学の世界で主流になりにくい背景として、その言葉に紐づけられた社会的意味も無視はできないだろう。

1　対症療法と医師の矜持

　医学はどちらかといえば還元論的アプローチに親和性が高い。病気や障害の背後にある具体的な生物学的な原因を追究することで、医学が進歩してきたことが傍証である。こうした歴史から、医師は目の前の患者の抱える健康問題に対して、還元論的立場から原因を生物学的に明確に特定したい、という希求があるケースが多いのではないだろうか。この前提に立つと、一見原因追及を「放棄」したように映りかねない対症療法に対して、医師自身が無意識に忌避的になってしまったり、診断がはっきりわからないまま対症療法を開始することに不安を感じていたりする可能性がある。

2　患者・家族の治療への期待

　上述のように医師は患者から症状の訴えがあった場合、まずは診断を明らかにすることを優先する傾向がある。一方、患者と家族にとっては、医療機関を受診する理由となった症状・疾患の最速で完全な治癒を期待することが自然な心情である。このため、医師が診断に意識の多くを向け対症療法の十分な提供ができなかった場合には、患者サイドの期待とギャップが生じ、信頼を失うことになりかねない。

PART

1

対症療法総論

PART 1 対症療法総論

1 | 原因療法と対症療法

家　研也

はじめに

　本書のメインテーマである「対症療法」は、医療以外の文脈では「場当たり」「その場しのぎ」といったネガティブなイメージも定着している言葉である。一方、医療現場では生物学的に明確な診断に至らないまま改善したり持続したりする症状は日常茶飯事である。そもそも診断が明確でないため臨床研究へ組み込みにくかったり、効果が「医療界の常識的に」自明という理由で倫理的に臨床研究ができなかったりする病態・薬剤も多数ある。つまり「エビデンスがない」の一言で白黒がつくほど単純ではない。さらに例えば、対症療法の中で重要な役割を占めるプラセボ効果についても正面切って扱われている場面はあまり見かけない。本稿では、本書を通じて対症療法を再考していくための心構えとして、対症療法の歴史や診断学・治療学の関係について触れながら簡潔に述べていく。

1 | 対症療法の起源

　数千年の歴史をもつアーユルヴェーダや古代エジプトにおける初期の医学に関する記述に始まり、病人や怪我人に対して様々な医学的治療が行われてきた。「医療の要具は，言葉と薬とメスである」というヒポクラテスによる 2000 年前の有名な箴言があるが、その後「言葉」は精神療法に，「薬」は原因療法と鎮痛剤などの対症療法に，そして「メス」は外科用器械に留まらず放射線治療装置や医療用電子機器にまで発展してきた。日本でも古来から医師のことを「薬師（くすし）」と呼称していた時代があり、医療を行うことと症状に対して有効な薬を出すことがニアリーイコールであるとする社会通念が存在する。こうした背景から、洋の東西を問わずに一般市民の間では薬を用いた症状の緩和こそが医療に求める役割であったといえる。こうした薬による治療の中には歴史を経て有効性が広く認識された治療もあれば、後に有害性が判明した治療も含まれる。過去には毒物を投与して嘔吐を引き起こし悪い物質を排出する（と信じられていた）治療や、有毒ガスを喘息患者に吸入させる治療も行われていたとされる。これは経験則と個人の信

念に基づく治療の限界であり、真の治療効果と人間の治癒力や偶然の産物、そしてプラセボ効果とを判別ができなかった時代には自然な成り行きであったであろう。

　一方、近代になり科学的な診断体系や治療効果判定の知見が広まるにつれて、診断学と疾患の原因究明に紐づけた原因療法に医学の主役は奪われるようになり、対症療法はこれほど日常的でありながら医学全体の中では傍流となっているように映る。

2 ｜ 診断学と治療学

　医学教育は解剖学、生理学など基礎医学の学習に始まり、臨床医学ではまず病態や診断について、その後に治療の学習に移行する。しかし、実際の臨床現場では、診断と治療は同時に進行し、相互に影響を与え合う。診断学は症状や徴候、検査結果などの情報をもとに、疾患や障害の原因や性質を特定し、正確に診断するための原理や方法を追究する分野である。病態の理解、病因の特定、そして病気の予後予測なども重要なテーマとなる。一方の治療学は、どのようにして疾患や障害を治療、管理、予防するかを追究する分野である。治療法の選択、投薬、手術適応、リハビリテーション、予防策などまでがカバーされるテーマとなる。今日まで、診断学に関しては多くの良質な教科書が発行されているが、疾患各論に紐づかない治療学全般に関する体系的な教科書はあまり見かけない。

3 ｜ 原因療法と対症療法の関係性

　ここまでに述べた医学における対症療法の歴史や、診断学と治療学という観点から眺めると原因療法と対症療法は対比的に映ってしまうかもしれない。しかし、これら2つは密接に関連している。対症療法をするにしてもある程度の病態把握ができていなければ適切な治療が選択できないうえに、対症療法自体の治療効果が想定した原因の妥当性を確認するフィードバックとしても機能する（診断的治療など）。また、両者は多くの場面で併用される。例えば、感染症による発熱がある場合、抗生物質を使用した病原体そのものへの原因療法と同時に、原因療法が奏功するまでの間の患者の消耗を防ぐ意味合いで解熱剤を用いた対症療法が併用されることは多い。対症療法を上手に取り扱う医師の方が患者からの信頼を得やすく、結果として原因療法に際しても良好な治療効果をもたらしている可能性もあるだろう。このように治療学の重要な側面を占めつつもスポットライトが当たりにくくなっている対症療法だが、臨床家としてブラッシュアップすることが診療の質につながりうる領域であると言えるだろう。

PART 1 | 対症療法総論

2 | 知っておきたい臨床薬理学の基本と薬剤効果の多因子性

青島周一

　対症療法における薬剤効果は、体内における薬の濃度や分布、代謝や排泄の過程などに関わる生物学的変数に大きな影響を受ける。これらの変数は膨大であるが、主に**薬力学（pharmacodynamics）**や**薬物動態学（pharmacokinetics）**などの学問によって基礎づけることが可能である。なお、薬の血中濃度と薬剤効果を結びつける科学を薬力学、薬の用法用量と血中濃度を結びつける科学を「薬物動態学」と呼ぶ。

　臨床的には、生物学的な薬剤の挙動よりも、人に対する薬剤効果の基礎づけが最も重要である。人に対する薬の作用と動態を明らかにし、合理的な薬物療法を確立するための科学は**臨床薬理学（clinical pharmacology）**と呼ばれる。本項では、薬剤効果を考えるうえで有用な、臨床薬理学の基本的な考え方を解説したうえで、対症療法における薬剤効果の多因子性について論じたい。

1 | 臨床薬理学を定義する要素

　臨床薬理学は、最適な薬剤効果を達成するための方法論を理解する科学であり、その学問的探究の関心は、**薬の投与量**、**血中濃度**、そして**効果**という3つの要素から成り立っている。

　これらの要素は、**薬物動態学**を基礎とする**薬のクリアランス**や**分布容積**、**薬力学**を基礎とする**最大効果**とその**血中濃度**の組み合わせによって描写される統合表現といってよい（**図1**）[1]。つまり、**疾病の進行（臨床）**と**薬の作用（薬力学＋薬物動態学）**を結びつける学問こそが臨床薬理学である[2]。

4

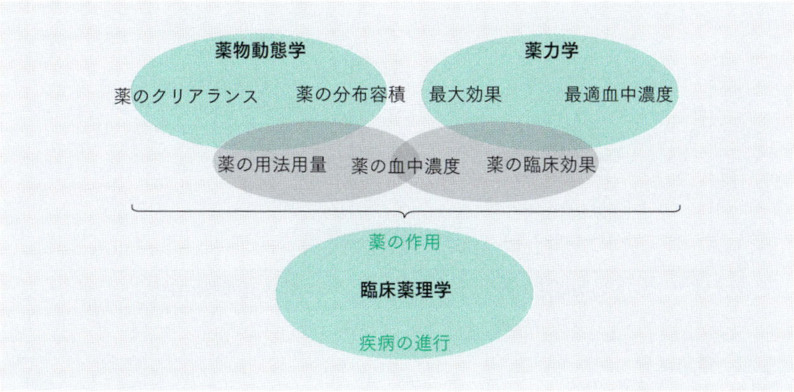

図1 臨床薬理学の基本概念
（文献1，文献2を参考に作成）

② 疾病の進行をモデル化する

　臨床薬理学を定義する1つ目の要素は**疾病の進行**であった。どのような疾病も、程度の差はあれ時間の経過とともに変化する。病状が治癒もしくは寛解することもあれば、悪化することもあるだろう。

　疾病の進行を「S」とすれば、時間とともに変化する「S」は「S（t）」と表現することができる。S（t）をあえて言語化するならば、**時間的変化の可能性を包括した疾患**、すなわち**疾患状態（disease status）**である。この疾患状態S（t）は、ベースライン（基準）の病状に加え、自然経過、治療効果、プラセボ応答の3つの変数によってモデル化できる（式1）。

S（t）= ベースライン + 自然経過 + 治療効果 + プラセボ応答……（式1）

　また、疾病進行の自然経過は、S_0 のタイミングから始まる**時間軸t**、そして**進行速度α**を用いて、線形モデルとして捉えることが可能である（式2）。

S（t）= S_0 + α × t　　（式2）

　図2 左に示したモデルは、（式2）を視覚化したもので、時間の経過とともに疾病状態が低下していく様相を表している（例えば認知症における認知機能の低下）。むろん、疾病状態は時間とともに低下するとは限らず、例えばパーキンソン病の疾患スコアのように、病状進行とともに増加する状況も想定できるだろう（**図2** 右）。

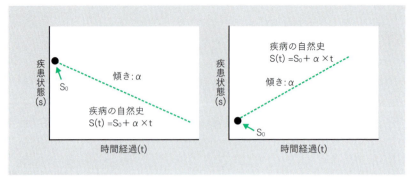

図2 疾患進行の線形モデル
（文献2，文献3を参考に作成）

3 対症的薬剤の効果を臨床薬理学的に表現する

　対症療法に限らず、薬は服用した直後から臨床効果を期待できるわけではない。薬効の発現までには、服薬してから一定の時間を要する。また、薬効が得られたとしても、その服薬を中止すれば薬の効果は消失する。**図3**は、この様相を端的に表した例であり、薬の効果によって疾病に伴う症状が相殺される、つまり対症療法に用いられる薬の臨床薬学的側面を描写している。

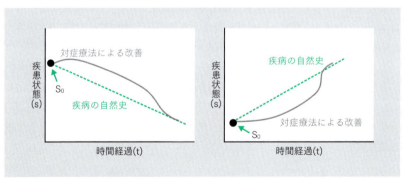

図3 病状進行と対症療法薬の作用
（文献2，文献3を参考に作成）

　認知症のように、疾病状態（認知機能）が時間とともに低下する場合（**図3**左の緑線）、対症療法薬の効果はベースラインからやや遅れて立ち上がり（オフセット効果）、疾病状態を改善する方向に作用する（灰線）。疾病状態の進行と薬の作用が拮抗状態にある場合、緑線と灰線の傾きは等しくなる（両線が平行）。し

かし、疾病状態の進行が時間経過とともに加速し、薬の作用を上回る場合には、灰線と緑線の上下が入れ替わることになるだろう。また、薬の服用を中断すると、灰線と緑線は時間経過とともに速やかに重なる。 **図3** 右は、慢性疼痛のように、時間の経過とともに増加する疾病状態と、対症療法薬（例えば鎮痛薬）の効果を臨床薬理学的に描写している。

任意の疾病状態に対して対症療法を行った場合の線形モデルは、（式2）にE（t）を加え、（式3）のように示すことができる。E（t）とは、任意のt時点における薬剤効果を意味する変数で、一般的にはS_0とは逆の符号となる。すなわち、ベースラインの疾病状態の大きさを減弱させる方向に働く。

$$S（t）=S_0 + \alpha \times t + E（t）\cdots\cdots（式3）$$

4 臨床薬理学においてプラセボ効果をどう考えるか？

（式1）によれば、ベースラインの状態と自然経過、そして薬による治療効果だけでなく、プラセボに対する応答（広義のプラセボ効果）も S（t）の変数であった。実臨床では、薬による治療効果とプラセボ応答を厳密に区別することは困難である。しかし、プラセボ対照二重盲検ランダム化比較試験では、プラセボ群のデータを用いることで、プラセボ投与時の自然経過を客観的に把握することができる。

図4 は疾病の進行に対する2つの薬剤（灰の破線）とプラセボの効果（緑線）を時系列で表現したものである。プラセボを投与した場合、投与した直後は服薬からの期待値によって疾病状態の改善（プラセボ効果）を認めるが、病状進行の制御が実感に乏しい場合、実薬を飲んでいないという（逆の）期待値によって、疾病状態は自然経過よりも下降している様相（ノセボ効果）が示されている。

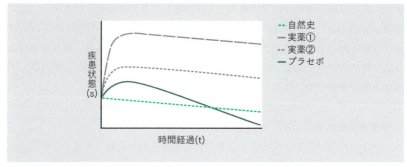

図4 病状進行に対する2つの用量の実薬とプラセボの影響
（文献3を参考に作成）

5 治療効果とプラセボ効果の比較

　臨床薬理学における疾病の進行の基本モデルは（式1）であった。ここで重要なポイントは、左辺の変数である「治療効果」と「プラセボ応答」の比較である。結論からいえば、多くの対症療法薬は、「治療効果＜プラセボ応答」の不等式が成立する。その端的な例が鎮咳薬の有効性である。

S（t）＝ ベースライン ＋ 自然経過 ＋ 治療効果 ＋ プラセボ応答……（式1）

　鎮咳薬の薬理学的な作用機序に基づく厳密な薬効は15％ほどでしかなく、8割以上は（広義の）プラセボ効果である[4]。鎮咳薬の有効性は、薬剤の甘味、粘度、匂いや香り、色、効果に対する信念によるところが大きく[5]、これらの要因が複合的に作用しながらプラセボ効果を形作っており、この様相は 図5 のようにイメージすることができる。便宜上、図5 では各要素を等分して示しているが、各要素が薬剤効果に占める割合は、人それぞれの背景特性によって変化する。

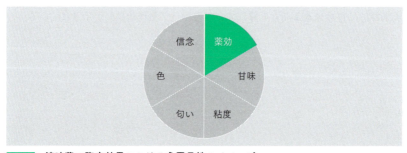

図5 鎮咳薬の臨床効果における多因子性のイメージ

6 薬剤効果の多因子性を考える

　出来事の成立は、我々が考えているよりもはるかに複雑な因果の連鎖である。「薬を服用した」という出来事に引き続いて、「心身状態の変化」が起きたとしても、その変化が薬の直接的な影響なのか、あるいはプラセボ的な何かの影響なのか、その判別は難しい。実際、鎮咳薬の有効性は薬理学的な作用機序で語ることよりも、プラセボ効果をもたらしている要因で語った方が合理的とさえいえる。

　薬の効果は、薬理学や病態生理学として理解されているような生物学的要因による効果と、服薬という行為や状況によってもたらされる社会・心理的要因による効果に分けることができる。後者は薬を飲む人の背景や心理的な影響であり、これは「広義のプラセボ効果」である。

　つまり、一般的に「薬の効果」といった場合、薬理作用がもたらす薬の厳密な効果（生物学的要因）に、薬を服用する人の社会環境や心理状態によってもたらされる影響（社会・心理的要因）を加えた薬効感のことを指す。薬理作用がもたらす薬の厳密な効果も、社会・心理的要因を加えた薬効感も、日本語ではどちらも「効果」といえてしまうが、英語では前者を efficacy、後者を effectiveness と区別することが多い。

　Effectiveness にはプラセボ効果も含まれるが、あくまでも「広義のプラセボ効果」であって、そこには自然治癒や偶然の影響など、純粋なプラセボ効果とは異質な要素も含まれている。鎮咳薬であれば、薬剤の甘味、粘度、においや香り、色、効果に対する信念さえも effectiveness の構成要因であった。

　したがって、「広義のプラセボ効果」は、純粋なプラセボ効果とその他の効果に分けることが可能であり、その他の効果はさらに、ホーソン効果やピグマリオン効果、自然経過による心身状況の変化、遺伝的要因、社会環境などに細分化できる。臨床薬理学における式①は、この様相を単純な数式として表現したものに他ならない。

　実際には、薬の効果は多成分に分解可能な複雑な様相を呈している。筆者はこの複雑性を薬剤効果の多因子性と呼び、具体的には 図6 に示したモデルで捉えている[6]。むろん、薬の効果を生み出しているすべての要素を列挙することは不可能であり、偶然の影響を含め、現代科学では未だ人に認識されていない要素を 図6 では「未知の因子」としている。

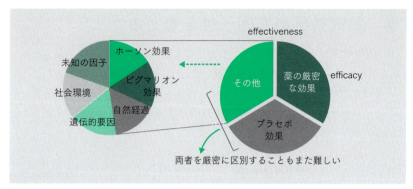

図6 薬剤効果の多因子性モデル
（文献6より引用）

7 Effectiveness を形作るもの

　純粋なプラセボ効果の他にも、様々な要素がeffectivenessを形作っている。例えば、社会的環境が人の健康状態に大きく影響していることは、これまでに膨大な社会疫学的研究の知見がある[7]。貧困や治安の悪さ、あるいは汚染地域など、劣悪な環境に居住しているのであれば、たとえ薬を飲んでいたとしても、環境的な外部要因によって健康を害することは想像しやすいと思う。

　遺伝的要因もまた、薬の効果を決定づける重要な要素になりうる。例えば、肺がん治療薬のゲフィニチブでは、特定の遺伝子（EGFR遺伝子変異陽性）を有する人で、延命効果が強く得られることが知られている[8]。

　ピグマリオン効果とは、教師の期待によって学習者（生徒）の成績が向上するという効果であり、米国の心理学者 Robert Rosenthal が提唱したことから Rosenthal（ローゼンタール）効果とも呼ばれる[9]。他人から期待を持って関わられると、学業やスポーツの成績、作業効率などが高まる傾向にあることは想像しやすいと思う。薬の効果でいえば、医師が患者に期待することで患者の行動変容が起こり、結果として大きな治療効果が得られることもありうる。

　ホーソン効果とは、他者から注目されることで、労働者の生産効率が上がる効果のことである。1924年から開始されたホーソン・ウェスタン・エレクトリック工場（米国イリノイ州）における、労働者の生産性に関する研究の中で観察された[10]。臨床現場においては、患者が信頼している治療者（医師など）に治癒を期

待されていると感じることで、生活習慣の是正などの行動変容が促され、健康状態が改善、もしくは良好に保たれることもあろう。

8 | 対症療法におけるプラセボ効果の大きさ

　薬の効果が、様々な要素のうえに成り立つ複合的なものであることはまた、薬を飲む人や治療目的、あるいは治療の文脈によっても、effectiveness を作り出している構成要素の割合や種類が異なることを意味する。プラセボ応答の度合いもまた、治療目的や文脈によって変化することは想像に容易い。

　過去に報告されているランダム化比較試験のデータから、19 種の薬物治療に関する臨床的な効果の大きさを比較した研究 [11] が報告されており、プラセボ応答の大きさが治療文脈でどのように異なるのかを考察するうえで参考となる。

　この研究では、2 型糖尿病患者の死亡リスクに対するメトホルミン、高血圧患者の心血管疾患イベントに対する ACE 阻害薬、脂質異常症患者の心血管疾患イベントに対するスタチン系薬剤など、将来的な合併症リスクの低減を目的とした予防的な効果は、臨床的にはかなり小さいことが示された。一方で、逆流性食道炎患者の症状緩和に対するプロトンポンプ阻害薬、疼痛緩和に対するオキシコドンとアセトアミノフェン併用、慢性閉塞性肺疾患患者の呼吸機能に対するチオトロピウムなど、主観的な症状の緩和を目的とした対症的な効果は大きいことが示されている（ 図7 ）。

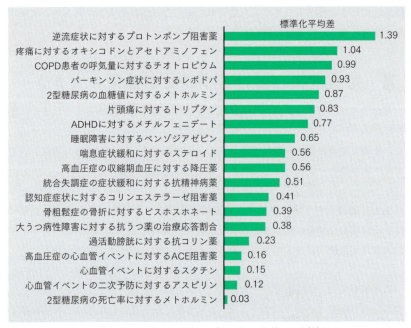

図7 治療文脈と薬物治療の効果の大きさ（標準化平均差*で比較）
*標準化平均差（standardized mean difference）とは、介入効果の量を表す統計指標であり、介入治療と対照治療の効果量が同等である場合、標準化平均差は0となる。一般的に標準化平均差が0.2前後であれば小さな効果量、0.5前後であれば中等度の効果量、0.8以上であれば大きな効果量と判断される。
（文献11を参考に作成）

　予防的な効果よりも対症的な効果の方が大きいことは、対症療法に対する薬の有効性が高いというよりはむしろ、プラセボ応答の違いと考えた方がよいかもしれない。つまり、対症療法による主観的な症状改善に寄与するプラセボ応答の方が、死亡率や心血管疾患の発症率に寄与しうるプラセボ応答よりも大きいということである。このことは、死亡リスクに対する薬物治療と、疼痛に対する薬物治療、どちらがプラセボ効果の恩恵が強いだろうか……と考えれば、わかりやすいだろう。このことからも、対症療法においては、「治療効果＜プラセボ応答」の重要性を強調することができる。

　対症療法において、薬剤効果の多因子性モデルを踏まえれば、薬をどのように説明したかで、その効果がほとんど決まってしまうという側面は軽視できない。薬の説明の仕方次第では、追加のプラセボ効果が得られないだけでなく、ノセボ効果による有害事象も発現しかねない。このことはまた、医療者による薬の説明の仕方が有効性に大きく寄与する一方で、薬物有害事象の強い原因になりうるこ

とを示唆している。一方、漫然と投与され続けている対症療法薬にあっては、**プラセボ効果の大きさに配慮した減薬判断が肝要**であろう。

参考文献

1) Holford N. Pharmacodynamic principles and the time course of immediate drug effects. Transl Clin Pharmacol. 2017; 25: 157-161.
2) Holford N. Clinical pharmacology = disease progression + drug action. Br J Clin Pharmacol. 2015; 79: 18-27.
3) Holford N. Treatment response and disease progression. Transl Clin Pharmacol. 2019; 27: 123-126.
4) Eccles R. The powerful placebo in cough studies? Pulm Pharmacol Ther. 2002; 15: 303-308.
5) Eccles R. The Powerful Placebo Effect in Cough: Relevance to Treatment and Clinical Trials. Lung. 2020; 198: 13-21.
6) 青島周一. 薬の現象学 - 存在・認識・情動・生活をめぐる薬学との接点. 丸善出版. 2022.
7) Marmot M, Allen JJ. Social determinants of health equity. Am J Public Health. 2014; 104 Suppl 4: S517-519.
8) Mok TS, et al. Gefitinib or carboplatin-paclitaxel in pulmonary adenocarcinoma. N Engl J Med. 2009; 361: 947-957.
9) Rosenthal R. & Jacobson L. Pygmalion in the classroom. Holt Rinehart & Winston. 1968.
10) Mayo E. The Human Problems of an Industrial Civilization. Routledge & Kegan Paul, Macmillan. 1933.
11) Leucht S, et al. How effective are common medications: a perspective based on meta-analyses of major drugs. BMC Med. 2015; 13: 253.

PART 1 | 対症療法総論

3 | 対症療法における EBMの考え方

南郷栄秀

はじめに

　対症療法は、病気そのものを治癒させる代わりに、症状の軽減や緩和によって患者の快適性と生活の質の向上を図ることを目的とした治療法である。例えばインフルエンザ治療において、オセルタミビルはインフルエンザウイルスそのものの増殖を抑える治療薬であるのに対し、症状を抑える解熱剤や咳止めが対症療法に該当する。対症療法を行う上でも、EBM の原則は変わらない。本項では、対症療法において EBM を実践する上での考え方を論じてみたい。

1 | EBM の考え方

　EBM は Evidence-Based Medicine の略で、日本語では「エビデンスに基づく医療」または「根拠に基づく医療」と訳される。エビデンスに基づく、というとエビデンスの示す通りに従わなければならないように捉える人もいるが、それは誤解である。エビデンスを現場で個別の患者にどのように活用するかが EBM の本質であり、EBM の最初の提唱者の一人である故 David L Sackett 教授も「Evidence-based medicine is conscientious, explicit and judicious use of current best evidence in making decisions about the care of individual patients」と EBM を定義した[1]。つまり、「エビデンスに基づく医療とは、個々の患者のケアについての決断を下す際に、その時点で入手可能な最良のエビデンスを良心的、明示的かつ慎重に用いるための一連の行動指針」なのである。

　ここで問題となるのは、最良のエビデンスとは何か、ということである。

2 | エビデンスレベル

　診療ガイドラインを読んだことのある読者なら、エビデンスレベルという言葉を聞いたことがあるだろう。エビデンスヒエラルキー、エビデンスピラミッドとも呼ばれるが、エビデンスの信頼性によって研究デザインをランク付けしたもの

である（表1、図1 A）[2)]。すなわち、最もバイアスの少ない研究デザインとしてランダム化比較試験（RCT）が上位にあり、さらに、複数の RCT のシステマティックレビュー（SR）・メタアナリシス（MA）が頂点に君臨する。一方、RCT の下位には、ランダム化されていない比較研究が位置づけられ、交絡因子の調整に限界のあるコホート研究、症例対照研究などの観察研究はより信頼性が劣るとされ、さらに専門家の意見を最下層とする序列である。

かつての診療ガイドラインでは、このエビデンスレベルに準拠していたため、より上位の研究デザインによるエビデンスが重視された。特定の治療法の有効性を示す RCT が 1 件でもあればそれがエビデンスとして採用され、その治療を行うことが推奨されたのである。しかし、特定の治療法についての研究には、有効性が示された、つまり有意差の得られた研究だけでなく、有効性が証明されなかった、つまり有意差が認められなかった研究も存在するはずである。それにもかかわらず、有効性が証明されなかった研究を無視して、有効性を示した研究だけを根拠に推奨を作ってしまうのは「エビデンスの選り好み」であり、結果として偏った推奨が生まれてしまう。たった 1 件の研究結果で行動を決めることには、慎重になるべきである。

表1　エビデンスレベル／エビデンスヒエラルキー（現在は使われない）

レベル		研究デザイン
高	1	複数のランダム化比較試験のシステマティック・レビュー（SR）
	2	ランダム化比較試験（Randomized Comtrolled Trial: RCT）
	3	比較臨床試験（Controlled Clinical Trial; CCT）
	4	コホート研究（Cohort Study）
	5	症例対象研究（Case -Control Study）
	6	症例集積研究（Case Series）や症例報告（Case Report）
低	7	エキスパート・オピニオン（権威ある人の意見）

③ なぜ RCT が最もエビデンスレベルが高いとされるのか

特定の治療法のエビデンスを語る際、エビデンスレベルの高い RCT が存在することが重視されがちだが、RCT とは何か、改めて考えてみたい。1 人の患者にその治療法を試したところ、病状が改善したとしよう。稀なことなので論文にして発表した。このような研究は、症例報告と呼ばれる。しかし、1 件の症例報告だけで果たして、その治療法に本当に効果があると言えるだろうか。運良くその患者に効いただけだったかもしれないし、もしかしたら、その治療法を試してい

たときに別のことも行っていて、そちらが効いたのかもしれない。あるいは、何もしなくても自然に治るものだった可能性もあるだろう。1人に試してみたら良くなったというだけで、治療効果があることを証明したことにはならないのである。「使った、良くなった、効いた」の3「た」論法には無理があるのだ。

　1人の結果のみでは偶然だと言われてしまうのなら、効果がみられた複数の患者のデータを纏めて報告した研究はどうだろうか。これは症例集積研究と呼ばれるが、効果のあった患者だけを集めた報告に過ぎない。実際には、その治療を行っても良くならなかった患者もいるだろう。効果が得られなかった患者については報告されないとしたら、いわゆる「チェリーピッキング Cherry picking（選り好み）」に過ぎず、その治療法の効果を正当に評価したとは言えない。

　比較試験は、対象となる患者を集め、治療を行う者と行わない者を前向きに比較して、効果を検証するものである。ここで、治療するかしないかを研究者の自由意志に任せてしまうと、治りやすそうな（軽症の）患者には治療を行い、治りにくそうな（重症の）患者には治療を行わないといった事態が生じる可能性がある。治療を行った患者と行わなかった患者とで背景因子に偏りがあると、治療の有無以外の因子が交絡してしまい、治療法そのものの効果を正しく評価することは困難になってしまう。つまり、治療の有無以外は、アウトカムに影響しうる潜在的な背景因子がすべて同等になるようにするべきで、それを実現する最も優れた方法がランダム割り付けなのである。RCT が治療法の効果を検証するのに最も優れた研究デザインとされるのは、こうした理由による。

4 ｜ エビデンスレベルとエビデンスの質

　エビデンスレベルは、各研究デザインの研究が完璧な形で実施された場合の結果の信頼性の序列を示すものである。RCT がエビデンスレベルの（システマティックレビューを除いた）最上位とされるのは、未知の交絡因子をも排除できる研究デザインであるからだ。しかし現実には、研究を完璧に行うことができるとは限らない。患者の脱落が多かったとか、介入内容をマスキングできなかったなど、さまざまな理由や限界から理想的な条件下で研究が進められないこともある。RCT と言えども、さまざまなバイアスに影響されて効果を正確に推定できなかったのであれば、むしろ、大規模でしっかりとしたデータセットが構築できたコホート研究の結果の方が信頼に足る可能性もある。つまり、エビデンスは、研究デザインだけで判断されるべきものではなく、個々の研究の質の評価が不可欠なのである。

　近年のエビデンスピラミッドは、従来の階層別のものから変化している。システマティックレビュー／メタアナリシスは切り離され、それ以外の研究デザイン

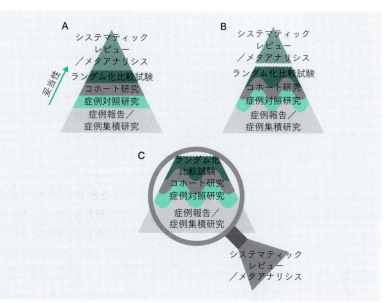

図1　エビデンスピラミッドの変遷
(文献3を参考に作成)
(A) 従来のエビデンスピラミッド。研究デザインごとにランク付けされている、(B) 修正されつつあるエビデンスピラミッド。システマティックレビュー／メタアナリシスは切り離され、以下の層はエビデンスの質によって波打つ、(C) 修正されたエビデンスピラミッド。システマティックレビュー／メタアナリシスは全体を俯瞰するレンズである。

の層はエビデンスの質によって波打っており、RCTとコホート研究の質が逆転する層も見てとれる（図1 B）。また、新たなエビデンスピラミッドでは、システマティックレビュー／メタアナリシスは全体を俯瞰するレンズであるとの位置づけである（図1 C）。

　Oxford大学EBMセンター（Oxford Centre for Evidence-Based Medicine）で紹介されているエビデンスレベルの表[2]には、脚注に「研究の質、不精確さ、非直接性（研究のPICOが疑問のPICOと一致しない）、研究間の矛盾、または絶対的な効果の大きさが非常に小さいことを理由に、レベルがグレードダウンすることがある。効果量が大きい、または非常に大きい場合は、レベルがグレードアップすることがある」と書かれている。これは、システマティックレビュー／診療ガイドライン作成のための国際標準手法であるGRADE approach[4]の考えに一致するものだが、我が国にエビレンスレベルが"輸入"された際にこの脚注が省かれてしまったことが、こんにち研究デザインのみで決まるエビデンスレベルそのものがエビデンスの質と誤解されてしまっている一因だろう。「エビデンスレベル」という用語は古いもので、誤解を避けるためにはもはや用いるべきではない

と筆者は考える。

　また、診療ガイドラインの推奨を提示する際、有効性があるとする研究だけをエビデンスとして取り上げるのはフェアではない。有効性が証明されなかったとする研究も調べ上げ、その治療法を行うべきかどうかを推奨するべきである。GRADE approach では、特定の研究だけを取り上げるのではなく、そのテーマについて過去に行われた研究を網羅的に集め、エビデンスの集大成として、真の効果がどの程度あるのかを明らかにしようと試みる。そして、集められたエビデンス全体の質を評価して、エビデンス総体の質としている。すなわち、システマティックレビューを行ったうえでエビデンスの質の評価を行うことが必須なのである。

　国内の診療ガイドラインは、日本医療機能評価機構 EBM 医療情報部のMinds[5] が中心となって作成支援、評価選定、公開普及を行っている。Minds の診療ガイドライン作成マニュアルにおいても、診療ガイドライン作成にあたっては、システマティックレビューを行うこととエビデンス総体の質の評価が重要であることが明記されている。したがって、システマティックレビューを行っていないか、行っていても質の評価が適切にされていない診療ガイドラインは、信頼できるとはいい難い。

　診療ガイドライン作成の原則からもわかるように、特定のテーマについてのエビデンスを検討しようとする場合には、システマティックレビュー中心にエビデンス全体を評価する必要があるということを覚えておきたい。

5 対症療法におけるエビデンスの考え方

　対症療法は患者の QOL（生活の質）を向上させる重要な役割を果たしているが、ほとんどの場合、そのアウトカムは主観的なものであるため、RCT が行われる場合にはその結果の解釈に注意が必要となる。たとえば介入内容がマスキングされていない場合、評価者が介入内容を知ったうえでアウトカムの改善の判定をすることになり、介入群に有利な結果となりがちである。また、マスキングがされていたとしても、患者が効果を実感できてしまうため、介入の有無を推測できてしまう可能性がある。

　主観的なアウトカムが用いられた RCT を読む場合、何をアウトカム指標としているのかに注意した方が良い。例えば、介入によって痛みが軽減するかどうかを検証する RCT の場合、アウトカム指標が「介入後の痛み」なのか、「介入前後の痛みの軽減度合い」なのかによって結果は変わってくる。特に、研究開始時の痛みの程度に群間で違いがあった場合に問題になる。仮に、研究開始時点で介入群が対照群よりも痛みが軽かった場合、「介入後の痛み」を指標とすると、介入群

の結果が有利に評価されてしまう。一方、「介入前後の痛みの軽減度合い」を指標とすると、研究開始時点で既に痛みが軽かった介入群は、介入前後での痛みの改善は小さくなってしまう。このように、ベースラインの群間の差とアウトカム指標の関係がどうなっているか、慎重に見定めるべきである。

また一般的に、対症療法の薬には薬価が安いものが多く、製薬企業が資金を投じてきちんと質を管理した研究を行っていない場合も少なくない。そのため、仮にRCTが行われていたとしても、その結果の妥当性が高いかどうか、慎重に批判的吟味するべきである。

とは言え、RCTでなければ対症療法の効果が評価できないわけではない。慢性疾患の治療とは異なり、患者が実感できるほど治療効果が明らかな対症療法の場合、わざわざRCTを実施して検証する必要はない。対症療法として用いられることの多い漢方薬も同様である。証は時々刻々と変わることもあるので患者の組入基準にあった患者を組み入れることが難しいなどRCTが組みにくいが、逆に証が合えば明らかに効くことがわかるので、わざわざRCTで検証する必要もないだろう。RCTはあくまでも、効果があるかどうか微妙な場合に、その小さな効果の有無を検証するためにたくさんの症例を集めて試験するものである。肩関節の脱臼で整復したほうがいいかどうかRCTで検証しなければならないと考える人がいないのと同様に、対症療法の効果の検証にはRCTは必須ではない。

したがって、RCTが見つからないからといって、その治療に効果がないとはいえない。もちろん、効果が誰の目にも明らかでないものについては、対症療法であってもRCTによる検証が必要である。自分が診療の現場で使ってみて、明らかに効果が実感できるかどうかを考えてみると良い。

では、対症療法にはエビデンスが不要なのかというと、そうではない。効果は主観的なアウトカムであっても、副作用は必ずしも主観的なアウトカムとは限らないため、副作用については、主に観察研究によってどのくらいの頻度で起こるかを明らかにする必要がある。薬剤の添付文書には副作用が数多く列挙されているが、そのすべてが本当にその薬剤が引き起こすものであるかはわからない。あくまで承認申請の際に提出された文書に書かれていたものである。臨床試験は限られた患者を対象に行われたものであるため、頻度も正確ではないだろう。また、稀な副作用については臨床試験では明らかにされないことも多く、実際に使われ始めてから市販後調査で判明することも少なくない。

薬物の相互作用も臨床試験では気付かれないことが多く、リアルワールドデータを分析することによって明らかにできるだろう。また、患者によって効果にばらつきがある場合、どのような患者に有効でどのような患者には効かないのかも、観察研究で分析することで明らかにすることができる。

対症療法でも、先述の通りエビデンスを全体として捉えるという考えが大切である。良質な RCT がなければ SR は存在しないかもしれないが、観察研究の重要性は上に述べた通りである。1 本の論文に振り回されることなく、さまざまな情報源にあたって網羅的にエビデンスを把握することによって、正しく対症療法を行うことができるだろう。

⑥ 対症療法における EBM の実践

　以上見てきたように対症療法は、主観的なアウトカムという性質上、効果が明らかであることが多いため、そのような場合は必ずしも RCT で効果を検証する必要はない。また、RCT があったとしても、慎重に批判的吟味を行う必要がある。副作用や相互作用、そして効果が期待できる患者を明らかにするためには、むしろ RCT よりも観察研究の重要性が高い。

　目の前の患者で対症療法を行う際には、病気についての根本治療の場合と同様に、EBM の 4 要素を考える。すなわち、エビデンス、患者の病状と周囲を取り巻く環境、患者の意向と行動、医療者の臨床経験である[6]。患者が抱える症状は何か、それによってどのくらい生活に支障をきたしているのかを把握する必要がある。対症療法では長期的なアウトカムよりも短期的なアウトカムに焦点が当てられる。対症療法の効果は個人差が大きいことが多く、まずは試してみて、効かなければ別の薬剤を試すこともできる。また、エビデンスが示す効果と、実際に対症療法を行って実感する効果に乖離があることも多い。その場合は、患者自身の手応えを重視するべきである。こういったことは、経験的にわかることでもある。メリットとデメリットを天秤にかけて、どのような点に注意するべきかをエビデンスを踏まえてこれらのことを考えられれば、より質の高い診療ができるだろう。EBM 実践の 4 要素のうち、エビデンスの部分が弱くても、それ以外の要素を十分に検討して決断を下すのが、対症療法における EBM の実践である。

参考文献

1）　Sackett DL, et al. Evidence-Based Medicine: How to Practice and Teach EBM. Churchill Livingstone. 2000.
2）　Howick J, et al. The 2011 Oxford CEBM Levels of Evidence (Introductory Document). Oxford Centre for Evidence-Based Medicine.
　　https://www.cebm.ox.ac.uk/resources/levels-of-evidence/ocebm-levels-of-evidence
3）　Murad MH, et al. New evidence pyramid. Evid Based Med. 2016; 21: 125-127.
4）　GRADE working group. The GRADE working group.
　　http://www.gradeworkinggroup.org/（2024.8.30 アクセス）
5）　医療情報サービス Minds. 日本医療機能評価機構.
　　http://minds.jcqhc.or.jp/
6）　Haynes RB, et al. Physicians' and patients' choices in evidence based practice. BMJ. 2002; 324: 1350.

PART 1 | 対症療法総論

4 | ポリファーマシーに配慮した処方戦略

矢吹　拓

はじめに

　患者が医療機関を受診する際の目的のひとつに、何かしらの症状があり、その症状への対処を相談したいということがある。我々医師はその症状の原因を探ると同時に、症状が緩和できるように様々な対処を考えていく。原因を診断できれば対処法はより特異的になるが、原因が特定できない段階でも様々な対処を行うことができる。その中のひとつが薬物療法による対症療法である。対症療法は重要である一方で、症状が多彩かつ難治である場合には、処方薬剤数が増えて服薬負担や薬物相互作用が増えるといったポリファーマシーの課題が生じる可能性がある。

　本項では、「ポリファーマシーに配慮した処方戦略」というテーマで、対症療法を実践するうえで関連する内容について考えてみたい。

1 | 対症療法とポリファーマシー

　症状で困っている患者の症状を改善することは非常に重要な医師の仕事である。ある意味医師の本分と言ってもよいだろう。本項執筆の最中に筆者自身がCOVID-19 に罹患したが、その症状のつらさから、症状が改善・緩和されることの重要さは身にしみて感じるところだった。

　例えば感冒（common cold）に罹患しただけでも、実に多彩な症状が出現する。発熱、咽頭痛、鼻汁、喀痰・咳嗽、頭痛、筋肉痛・関節痛、全身倦怠感、悪寒など、ウイルス感染症による感冒では特に症状は多岐にわたる。これらすべての症状に対して対症療法薬を処方するとどうなるだろうか。感冒で受診しただけなのに、多剤処方になることは想像に難くないだろう。実際、それぞれの症状に対して数多くの薬が処方される風邪診療を垣間見たこともある。症状を緩和したいという気持ちにしたがって、ばか正直に処方すればするほど逆に服薬負担が増え、相互作用や予期せぬ有害事象が出ることもあるだろう。また、総合感冒薬や漢方薬は、「なんとなく全体的に効きそう」といったイメージがあり、ある意味使

い勝手がよい処方薬ではあるが、これらの薬剤も決して害がないわけではない。また、患者側も、丁寧に説明しないと「先生、頭痛の薬はどれですか？　痰切りが出ていないんですけど……」といった質問が出ることもある。感冒に対する対症療法の目的や処方薬のメリット・デメリットを患者と共有することが重要である。

　急性症状だけでなく、慢性症状でも同様の対症療法の落とし穴にはまることがある。例えば、機能性胃腸障害や過敏性腸症候群などの機能性胃腸障害では、第一選択の薬剤を処方しても、症状の改善が十分得られない場合に、複数の薬剤が追加されることがしばしばある。1つの病態をコントロールするために複数の処方薬が処方されていることは珍しくなく、消化器症状に対する処方薬は全処方箋の半数に及ぶという報告[1]もある。更には慢性的に持続する症状がコントロールできると、そのまま対症療法薬が永続的に処方され続けるということもよくある処方実態である。

2 ｜ 対症薬と予防薬

　薬剤の分類には様々な分類があるが、薬剤の役割の観点からは、予防的薬剤と対症療法薬に分類することができる。予防的薬剤には一次予防や二次予防の薬剤があり、対症療法薬には前述したような症状を緩和する薬剤が含まれる。ポリファーマシー患者における潜在的不適切処方（potentially inappropriate medications: PIMs）で頻度の多い薬剤 Top10（ 表1 ）[2]を眺めてみると、実はその大多数が対症療法薬であることがわかる。

表1　ポリファーマシー患者における PIMs で頻度の多い薬剤 Top10[2]

順位	薬剤名
1	ベンゾジアゼピン系薬剤
2	NSAIDs
3	プロトンポンプ阻害薬
4	抗うつ薬
5	抗精神病薬
6	抗コリン薬
7	経口血糖降下薬
8	抗ヒスタミン薬
9	鎮痛薬
10	抗血栓薬

Top10 のうち、8つが対症的な薬剤で予防的薬剤は糖尿病薬と抗血栓薬のみだった。このことからも、薬物療法において対症療法の果たす役割が大きいこと、そして、それらの対症療法薬の処方は潜在的に不適切な可能性があることが理解できるだろう。薬のリスクを考えるにあたって、対症療法薬に注目することが重要である。

③ 効かないならやめる／効いたらやめる

対症療法を考える際に、「効かないならやめる／効いたらやめる」という2つの考え方は重要である。

1) 効かないならやめる

対症療法で、その症状の緩和効果に期待して処方しても、残念ながら十分な効果が得られないことは少なくない。私が大事にしている処方原則のひとつに「一減一増」がある。効果が出ていないのに、効果がなかった薬剤をやめずに別の薬を追加処方するのは原則避けるべきである。

表2　効果のない・有害な治療法を続ける理由

● 臨床経験
● サロゲートアウトカムへの過度の期待
● 病気の自然史
● 病態生理モデルへの愛（"愛" ではなく "過度の信頼"）
● 儀式と神秘性
● 何かをする必要性
● 誰も質問してこない
● 患者の期待

効果が得られていないが対症療法薬が継続処方される理由として、様々な理由がある（**表2**）[3]。臨床経験から漫然と処方をしていたり、効果があると信じ期待し過ぎていたりという側面がある。実際には自然経過で改善しているかもしれないが、病態生理的には効果があるはず、なんとなくやめるのも心配、などの様々なバイアスから、対症療法薬が継続される傾向がある。そもそも「治療効果が高い」とされる対症療法薬であっても、治療必要人数（number needed to treat：NNT）はせいぜい一桁であり、どんなに効果があったとしても 30 ～ 50% 程度といわれている。要は2人に1人効果があれば上出来ということになる。もちろ

ん、「効いた・効かない」の二元論ではなく、症状効果にはグラデーションがあるので、一概に半々としてしまうのはいささか乱暴ではあるものの、期待した効果が得られていない場合には、ある程度期間を決めて、時には撤退を相談することも必要になる。中止せずに対症療法薬を重ねて処方した場合には、薬剤相互作用が生じる可能性も高まるため[4]、効果の乏しい薬剤は併用しないことが望ましい。

2）効いたらやめる

　こちらも対症療法においては重要なポイントである。特に慢性的な症状に対して、対症療法によって一定の効果が得られた場合、症状は消えた後も漫然と処方が継続されることは非常に多い。症状が改善した場合に、もちろん対症療法が効果的で症状が改善した可能性もあるが、疾患の自然史として症状が改善した可能性や病勢が安定した可能性などもある。

　症状が消失した場合には、1度中止をトライしてみる姿勢は重要である。処方を継続することは、ある意味では楽なことである。だが、長期に継続することのデメリットにも目を向けることが必要で、非効果的または有害な医療から患者さんを守るために、自らの処方内容に継続的に疑問を持ち、現状治療を吟味し続けることが重要である。もちろん、症状の原因となる疾患の診断がつき、診断された慢性疾患に対する維持療法・長期治療のエビデンスが揃っている場合には、「効いているので継続する」という選択肢も存在する。

4　やめやすい薬とやめにくい薬

　対症療法薬のやめやすさは、対症療法を必要とする原疾患によって大きく異なる。例えば、冒頭に紹介した感冒などの急性疾患に対する対症療法であれば、疾患自体の治癒が期待できるため、ある程度の期間で中止が可能である。そういった意味では、急性疾患の対症療法は多少過度になったとしても、それほど大きな害はないともいえる。

　問題になるのは、症状が持続したり再発したりするような慢性疾患における薬剤中止についてである。本来であればこのような慢性疾患治療薬の減薬や薬剤中止についてのエビデンスが蓄積されているとよいのだが、現状ではあまり臨床試験が行われていないのが実情である。プライマリ・ケア領域での慢性疾患治療薬を中止介入した研究を統合した総説[5]では、質の高いランダム化比較試験は少ないことが明らかになった。また、様々な慢性疾患に対する対症療法薬の中では、抗精神病薬や泌尿器科系薬は中止後に症状の再発があり、中止が難しいことが明

らかになっている。一方で、循環器系薬や抗精神病薬は比較的中止後も再発が少ない結果だった（図1）。

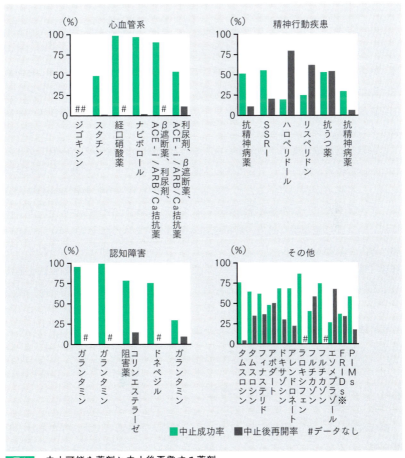

図1　中止可能な薬剤と中止後再発する薬剤
※Fall Risk Increasing Drugs：転倒リスクを増加させる薬剤
（文献5を参考に作成）

　その他，逆流性食道炎に対するプロトンポンプ阻害薬[6,7]や，うつ病に対する抗うつ薬[8,9]も症状が安定していたとしても，薬剤中止によって症状が再発しやすいことが知られている。ただ，再発しやすいとされているプロトンポンプ阻害薬でも27%では中止できたと報告[7]されていたり，投与回数を減らしたりon demand投与に減らすことができた[10,11]という報告もあり，処方内容の最適化を模索する余地はあるだろう。

5 しまい忘れ処方と clinical inertia（臨床的惰性）

1）しまい忘れ処方

　対症療法薬は処方した医師が責任を持って継続・中止を判断するべきだと思うが、実際のところは、「対症療法薬ではあるけれど、なぜその薬を飲んでいるかは、処方している医療者も患者も把握していない」という事態が生じることがある。私はこれを「しまい忘れ処方」と呼んでいる。お薬手帳を遡ってみると年単位で継続して処方されていることも多く、また、その対症療法薬が緩和すべき症状もすでに全くないこともある。

　これは、対症療法薬の「効かないならやめる／効いたらやめる」の原則が守られなかった結果、処方に対する慣性の法則や現状維持バイアスが働くことで長期にわたって処方が続いているためである。「しまい忘れ処方」を見つけた場合には、まずは本人に、この対症療法薬にはどういった効果や副作用があるかを情報提供しつつ、可能な限り処方の経緯を知る努力をするようにしている。「しまい忘れ処方」だと思ったら、実はその方にとっての essential drug であったという経験（単なる高血圧に対するカルシウム拮抗薬だと思ったら、冠攣縮性狭心症に対する処方だった……）をしたこともあり、やはり処方経緯は重要である。そのうえで、処方の継続について十分話し合う。「しまい忘れ処方」に該当するような対症療法薬は、そもそも本人の内服も不定期だったりすることも多く、あわせて服薬アドヒアランスを確認するとよい。

2）Clinical inertia（臨床的惰性）

　臨床現場において、現状が安定していたり状態が落ち着いていたりすると、現状を変えたくない、このままの治療を継続したいという気持ちが高まる。また、その状況を変更しようという提案には少なからず抵抗が生じる。そのような状態は clinical inertia（臨床的惰性）と呼ばれている。

　過去に効果があった対症療法薬については、やめたら「再発するのではないか？」、「このまま飲んでいた方が安心なのではないか？」という現状維持思考が働く。この思考は医療者側にも患者側にも働き、結果として「落ち着いているのでそのままで……」となりがちである。こうなると、「慣性の法則」的に処方が延々と続いていくことがある。時には、継続した処方薬による有害事象が出ていても、それに気づかなかったりすることもある。Clinical inertia の状態を打破するためには、医療者・患者ともに状況を再考するような "きっかけ" が必要である。

6 具体的なアプローチ

対症療法を実践するうえで実践できる具体的なアプローチについて、①患者協働と説明処方、②非薬物療法、③ N-of-1 trial の 3 つをご紹介する。

1) 患者協働（patient engagement）と説明処方

対症療法薬を処方するにあたって、患者自身が処方されている対症療法薬について十分理解し、その効果や限界について把握していることが重要である。対症療法薬は前述の通りやめ時が難しく、長期処方の結果、潜在的不適切処方になりやすい。患者自らが薬物療法について十分理解し、処方する医療者と協働して積極的に参加していくことは、昨今注目されている患者協働（patient engagement）といえるだろう。例えば、不眠症に対する睡眠薬が処方された場合にも、長期処方による身体的・心理的依存について十分理解していれば、慢性的に薬剤を使用すること自体に気をつけるだろうし、薬剤による有害事象にも気を配り、医療者と相談しながら、対症療法薬の継続について相談していくことができるだろう。

このような患者協働を実践するためには、患者自身が自らの病状や症状について十分理解し、主体的に行動できるような支援を行う必要がある。そのために必要なのは、医療者からの適切な情報提供である。とはいえ、正確で必要な情報を伝えたら患者がすべてを理解するかといわれれば、それほど単純なものではないだろう。患者コミュニケーションにおいてどのように説明し情報提供を行うかを考える必要がある。説明自体も対症療法薬とセットで処方する「説明処方」と考えるとよいだろう。患者協働を促すための「説明処方」としていくつか具体的な方法が提唱されている。

「Ask me 3」[12] や「Teach back 法」と呼ばれる手法をご存じだろうか。Ask me 3 は患者・家族から主体的に質問できるように 3 つの要点を患者側から医療者に質問してもらう方法である。

① What is my main problem？（私にとって一番重要な問題は何ですか？）
② What do I need to do？（私は何をする必要がありますか？）
③ Why is it important for me to do this?（なぜそれが重要なのですか？）

患者自身に質問してもらうことで、自身の健康問題において何が重要で優先度が高いかを理解してもらい、行動への意味づけがなされ、セルフケアにつなげることができる。Teach Back 法は、医療者が話した内容を、反転して患者から説

明してもらい、十分理解できているかどうかを確認する手法である。具体的には「今の説明内容をご家族に伝えるなら、どのように話しますか？」といった表現で理解を確認することができる。

　患者協働・説明処方を通して、患者自らが自身の症状について理解し、積極的に関わっていこうと思うときに、対症療法の意味や長期的な方向性、非薬物療法や薬物中止などについて、一緒に考えていくことができる。

2）非薬物療法

　対症療法薬によって症状がコントロールできた場合に検討すべきは、その症状は薬物療法以外でコントロールできないか？　という点である。もちろん、対症療法薬を開始する前に検討してもよいが、病状がコントロールできた後に、薬を中止する・減量することを考えたときの選択肢のひとつとして非薬物療法がある。

　非薬物療法のエビデンスを参照するにあたって、オーストラリアの王立家庭医療学会である The Royal Australian College of General Practitioners（RACGP）がまとめた The Handbook of Non-Drug interventions（HANDI）というウェブサイト [13] が参考になる。このウェブサイトでは、エビデンスに基づいた非薬物療法の一覧が、具体的な適応病態・介入内容・注意事項・有害事象・有用性などとともにまとめて紹介されている。非薬物療法の実践は対症療法薬の漫然処方を減らすために重要である。

HANDI ウェブページ

3）N-of-1 trial

　具体的に対症療法薬を中止する根拠となる介入エビデンスはまだまだ十分とはいえない。また、仮にランダム化比較試験があったとしても、実際に対症療法薬が中止できるかどうかは個別性が高く、確実に中止できるとは限らない。対症療法薬の減薬・中止を考慮する場合の考え方に N-of-1 trial がある。N-of-1 trial とは、患者自らが治療群と対照群の両方を経験するという治療トライアルである。効果があった薬剤を中止することは、医師にとっても患者にとっても不安なことである。N-of-1 trial では、「中止」を試してみる介入と捉えて、「中止」「再

開」を交互に試してみることで、対症療法薬にどのような効果があるのか、中止すると症状がどの程度再燃するのかを実体験として経験し、その効果の大きさや有害事象などを患者自身が理解することにつながる。

N-of-1 trial は集団ではなく個人への介入であり、ある意味では外的妥当性が最も高い試験といえるだろう。もちろん、治療の遅れが致命的であったり、後遺障害を残すような疾患や、症状が急速に進行する疾患では N-of-1 trial は避けるべきだが、比較的症状が慢性的に続いていて、長期にわたって対症療法薬を使用している患者では実現可能性が高い方法といえる。

多くの臨床医は期せずして N-of-1 trial を実践しているのではないだろうか。「試しにやめてみますか？」「まずは使ってみて効果を見てみましょう」という言葉とともに薬剤を処方したり、中止したりすることはしばしばあるだろう。N-of-1 trial は患者自身も処方や中止による自らに起こる変化をモニターし治療に参加してもらう方法である。ある程度安定したポリファーマシー状態の患者での減薬トライに適している方法[14]といえるかもしれない。

おわりに

対症療法薬を処方して症状をコントロールする際に注意すべき処方戦略について解説した。対症療法の効果を最大化しつつも、有害事象や薬剤による負担を最小限にすることは対症療法を考えるうえで重要である。

参考文献

1） Tuppin P, et al. Burden of drug use for gastrointestinal symp-toms and functional gastrointestinal disorders in France: a national study using reimbursement data for 57 million inhabitants. Therap Adv Gas-troenterol. 2019; 12: 1756284819853790.
2） Tian F, et al. Prevalence of Use of Potentially Inappropriate Medications Among Older Adults Worldwide. JAMA Netw Open. 2023; 6: e2326910.
3） Doust J, et al. Why do doctors use treatments that do not work? BMJ. 2000; 328: 474-475.
4） Kotlinska-Lemieszek A, et al. Clinically Significant Drug-Drug Interactions Involving Medications Used for Symptom Con-trol in Patients With Advanced Malignant Disease: A Systematic Review. J Pain Symptom Manage. 2019; 57: 989-998.e1.
5） Thio SL, et al. Effects of discontinuation of chronic medication in primary care: a systematic review of deprescribing trials. Br J Gen Pract. 2018; 68: e663-e672.
6） Boghossian TA, et al. Deprescribing versus continuation of chronic proton pump inhibitor use in adults. Cochrane Database Syst Rev. 2017; 2017: CD011969.
7） Björnsson E, et al. Discontinuation of proton pump inhibitors in pa-tients on long-term therapy: a double-blind, placebo-controlled trial. Al-iment Pharmacol Ther. 2006; 24: 945-954.
8） Lewis G, et al. Maintenance or Discontinuation of Antidepres-sants in Primary Care. N Engl J Med. 2021; 385: 1257-1267.
9） Van Leeuwen E, et al. Approaches for discontinuation versus con-tinuation of long-term antidepressant use for depressive and anxiety dis-orders in adults. Cochrane Database Syst

Rev. 2021; 4: CD013495.

10） Kang SJ, et al. On-demand Versus Continuous Maintenance Treatment of Gastroesophageal Reflux Disease With Proton Pump In-hibitors: A Systematic Review and Meta-analysis. J Neurogastroenterol Motil. 2022; 28: 5-14.

11） Inadomi JM, et al. Step-down from multiple- to single-dose proton pump inhibitors (PPIs): a prospective study of patients with heartburn or acid regurgitation completely relieved with PPIs. Am J Gastroenterol. 2003; 98: 1940-1944.

12） The Institute for Healthcare Improvement（IHI）and the National Patient Safety Foundation （NPSF）：Ask Me 3：Good Questions for Your Good Health（http://www.ihi.org/resources/Pages/Tools/Ask-Me-3-Good-Questions-for-Your-Good-Health.aspx）（2024年12月24日閲覧）

13） HANDIウェブページ（https://www.racgp.org.au/clinical-resources/clinical-guidelines/handbook-of-non-drug-interventions-handi）（2024年12月24日閲覧）

14） Goyal P, et al. N-of-1 Trials to Facilitate Evidence-Based Depre-scribing: Rationale and Case Study. Br J Clin Pharmacol. 2022; 88: 4460-4473.

PART 1 | **対症療法総論**

5 | ジェネラリストが知っておくべき心理療法のエッセンス

森屋淳子

プライマリ・ケアにおいて、心理療法的な知識やスキルが有用な場面は非常に多い。うつ病、不安症といった精神疾患の診療においてだけでなく、生活習慣病などの身体疾患の診療においても、患者の治療への意欲を高め、食事・運動・喫煙・飲酒・服薬といった生活習慣の行動変容を促すうえで心理療法の知識やスキルは有用である。また、医療面接での情報収集・情報提供、患者やその家族との信頼関係の構築、患者の意思決定支援、"difficult patients"の対応、多職種との連携においても、心理療法的な知識やスキルがあると比較的スムーズにいくことが多い[1]。

日本プライマリ・ケア連合学会メンタルヘルス委員会では、新・家庭医療専門研修プログラムのメンタルヘルス領域研修目標・方略に関する提言[2]を行った。本項では、その研修目標を参考に、患者の訴え・悩みに対し、心理療法の専門家ではないジェネラリストが限られた診療時間の中で対応するために、身につけておくとよいと考える心理療法のエッセンスについて概説する。

1 | 心理療法とは

心理療法とは、患者の悩みや問題を、その背景にある歪んだ心的態度やその外的な表現としての行動を修正することにより解決、または自己受容あるいは自己変容していく治療法である[3]。狭義の心理療法は、認知行動療法、森田療法、家族療法など、それぞれ特別の名前で呼ばれる体系的な治療法である。 表1 にプライマリ・ケア医の診療でも算定可能な心理療法を示す。一方、広義の心理療法は、患者の悩みや問題が少しでも和らぐように、そしてその生活の質や人生の質が少しでもよいものになることを目標にする治療法である。

表1 精神科ではない医療機関でも算定可能な心理療法

自律訓練法、カウンセリング（来談者中心療法）、行動療法、催眠療法、バイオフィードバック療法、交流分析、ゲシュタルト療法、生体エネルギー療法、森田療法、絶食療法、一般心理療法、簡便型精神分析療法

＊心身症の患者について、一定の治療計画に基づいて、身体的傷病と心理・社会的要因との関連を明らかにするとともに、当該患者に対して心理的影響を与えることにより、症状の改善または傷病からの回復を図る治療法（＝心身医学療法）を行った場合、入院患者以外：初診時110点、再診時80点、入院患者：150点（それぞれ1回につき）を算定できる。

　中井久夫は、「広義の精神療法は、治療者の一挙一動に始まり、治療の場で起こるすべてが持つ治療的含蓄を、治療者が理解することが出発点である。（中略）この意味の精神療法は普遍的で、精神医学の領域を超えて、医学的英知として存在すべきものだろう」、「広義の精神療法がしっかりしていないのに、狭義の精神療法をおこなうことはあぶない。診断的質問も、この配慮がなくてはならない。質問にはすでに治療力がある（逆に破壊力もある）」と述べ、心理療法の座標軸として **表2** の5つを挙げる[4]。

表2 心理療法の「座標軸」

座標軸1	支持的 supportive 療法か、切開的 intensive 療法か
座標軸2	患者を変化させようとするか、現状を安定させようとするか
座標軸3	患者を強くするか、弱めるか
座標軸4	言語的療法か、非言語的療法か
座標軸5	個人療法か、集団療法か

（文献4より引用）

　ここでいう「支持的」とは「対症的」ということではなく、安定した信頼関係の構築にむけて、綱渡りをしている患者の下にセイフティーネットを張るようなイメージで、患者の言い分や立場や存在を支持することである。一方、「切開的」とは「積極的」ということが多い。患者のこころの秘密をことばにして語らせ、患者自身が自覚していないこころのキズやシコリを明るみにだす。例えば、「直面化」はそのひとつの技法であり、患者が見たくない自己の行動を見つめさせ、行動変容を促す。症状や原因に迫る鋭く深い「積極的」な心理療法の方が格好良く聞こえるが、支持が十分でないと切開的な治療を行おうとしてもやり通せるものではなく、無理にやれば破壊的に終わる。この2つは対比的ではなく、支持的なものが土台にあり、その上に立って積極的心理療法がある。「患者を治す」のではなく「患者が治る」のを待つ姿勢が大切である。

2 | 心理療法の基本的原則

心理療法には多種多様な流派や技法があるが、すべての心理療法の共通基盤となる基本的原則がある。ここでは「ロジャーズの3原則」について概説する（表3）。米国の心理学者でカウンセリングの大家である Carl Rogers は、自らがカウンセリングを行った事例（クライエント）を分析し、カウンセリングが有効であった事例に共通していた、聴く側の3要素として「共感的理解」、「無条件の肯定的関心」、「自己一致」をあげた[5]。

表3　ロジャーズの3原則

1。共感的理解（empathy, empathic understanding）＝共感
相手の話を、相手の立場に立って、相手の気持ちに共感しながら理解しようとする
2。無条件の肯定的関心（unconditional positive regard）＝受容
相手の話を善悪の評価、好き嫌いの評価を入れずに聴く。聴き手の価値観に合わず共感できない内容であったとしても、相手の話を否定せず、なぜそのように考えるようになったのか、その背景に肯定的な関心を持って聴く。そのことによって、話し手は安心して話ができる
3。自己一致（congruence）＝一致
聴き手が相手に対しても、自分に対しても真摯な態度で、話がわかりにくいときはわかりにくいことを伝え、真意を確認する。わからないことをそのままにしておくことは、自己一致に反する

ただ「話を聞く」のではなく、「受容・共感・一致」の3原則に則った「積極的傾聴（active listening）」を行うことで、患者との信頼関係が築けるだけでなく、患者は安心して、多くのことを正直に話してくれるようになる。その結果、患者の考えが整理されていき、自分の本当の気持ちに気づくことができ、問題解決の答えを自分自身で見つけ出せるようになる（主体性の回復）。また、安定した治療関係をもとにして、患者にとって負担の大きい行動変容（例：禁煙）や薬物療法などの治療方針決定に関する共有意思決定（shared decision making）を実現できる可能性が高まるであろう。すなわち、「患者の話をよく傾聴し、患者自身がどのように感じ、どのように生きつつあるかに真剣に取り組んでいけば、別に治療者の賢明さや知識を振り回したり、押し付けたりしなくても、患者自らが気づき、成長していくことができる」（本人の自然治癒力の活性化）ということであり、聴く側の知識の量や権威は不必要とされる。それよりも、治療者の態度や振る舞い、すなわち「治療的自己」が重視される。

3 | 治療的自己（therapeutic self）

治療的自己とは、1978年に当時米国モンタナ州立大学心理学教授であった JG

Watkins により提唱された概念であり、医学的知識、診療技術、臨床経験などを超えて患者の治療経過に影響を及ぼす治療者の資質のことである[6]。Watkins がこの概念を提唱するに至ったのは、彼が臨床心理士として勤務していた総合病棟での出来事である。成績も年齢も臨床経験も同程度の X と Y という 2 人の研修医が勤務しており、X 医師は不愛想で横柄、短期で怒りっぽく、担当病棟の患者たちは不満を漏らしていた。一方、Y 医師は穏やかで真摯に対応するため、患者から尊敬され、好意を抱かれていた。3 か月後にこの 2 人の医師の担当病棟が交換となったところ、X 医師の担当病棟では患者たちはイライラしがちになり、不安を訴え、問題行動や身体症状の悪化もみられた。一方、Y 医師が担当となった病棟では、平穏で患者の愚痴が減少し、問題行動も起こらなくなったという。

つまり、患者との信頼関係の作り方、患者とのやり取りの仕方に現れる、「治療者としての在り方」が、治療効果に重要な影響因子となるのである。テノール歌手が、演奏者である自分自身の身体を楽器として響かせるように、治療者もまた、自分自身の在り方が治療の道具になるのである。

4 患者や家族に対する心理教育

心理教育とは、患者が自分の病態を理解して治療・リハビリテーション・養生を行い、家族や関係者が当事者をサポートしていくうえで役立つ知識やスキルを、患者・家族・関係者に対して、心理療法的な配慮を行いつつ伝達する営為である[7]。患者の心や体にはどのようなことが起こっているのか、症状はどのようなメカニズムによって維持されているのか、改善すべき問題点は何か、どのような治療法が考えられるか、治療の結果としてどのような効果が期待できるか等を患者や家族にわかりやすい言葉で説明する。身体疾患であれ精神疾患であれ、この種の情報提供を「受容・共感・一致」に基づく心理療法的な対応で行えるようにしておくと、臨床的な対応力が大いに増すと考える。例として、 表4 に神経症（心気症など）における精神交互作用の説明内容を示す。

表4　神経症と精神相互作用
神経症（身体症状症など）では、次の悪循環（精神交互作用）が生じている
①ある身体症状が出現する（例：耳鳴り、めまい、痛みなど）
②本人が過度に気にかけて心配する
③その身体症状に、本人が意識を集中し、感覚がますます鋭敏になる
④さらに身体症状が強まり、心配が募っていっそう意識を向ける悪循環となる
健康者では、同じ身体症状が出現しても異なる経過をたどることが多い
①ある身体症状が出現する（例：耳鳴り、めまい、痛みなど）
②本人は過度に気にかけず、自分がやるべきことをしながら、症状の経過をみる
③やるべきことをすることで心身の状態が改善し（行動活性化による回復力の賦活）、症状が軽減・消褪する

（文献7を参考に作成）

　心理教育を通して患者が自分の状態を正確に把握することができれば、症状への不安感は低減され、治療への動機づけを高めることができる。

5 支持的精神療法

　支持的精神療法にも、狭義の支持的精神療法と広義の支持的精神療法があるが、ここでは広義の支持的精神療法について述べる。青木省三は、支持的精神療法について、「その人の生き方、考え方を変えようとするのではなく『今、一生懸命に生きている、その人を支える』ものである」と記している[8]。「大変ですね、でも、よく頑張っておられますね」などと受け止められ（受容）、「自分の苦しみがわかってもらえた」（共感）という体験を通して、人は支えられる（支持）。気持ちのゆとりができると、少し生き方、考え方を変えてみようか（行動変容）、という気になる。また、土居健郎は、共感という言葉を「気持ちを汲む」「察する」と訳した[9]が、まさに気持ちを汲む、察するということが、支持の基本でもある。このような支持と共感は、様々な心理療法を活かす基盤である。

　支持や共感はそれだけで力を発揮するものではない。苦しい症状が消えたとしても、経済的困難があり、その後の生活に見通しが立たないときに、最初に必要なことは心理療法ではない。中井久夫が「希望を処方する」と述べたように、うわべの支持と共感ではなく、「現実の生活に希望を持ち得ること」とセットになって初めて、心理療法は功を奏する。

　また、広義の心理療法は診察室の中だけで行われるものではない。待合室における看護師や事務職とのやりとりや、病棟や生活場面でのやりとりなど、何かがあったときに、その時その場面を捉えてなされてこそ、支持と共感は治療的となる。

6 転移と逆転移

　転移／逆転移とは、精神分析の創始者である Sigmund Freud がクライエントの治療を通して発見した現象である。クライエント（患者）の過去に生じた感情や対人関係のパターンが、現在の治療者との関係の中で現れてくることを「転移」という。自分の父・母・兄弟・子ども・友人など、自分にとって重要な人物とどこか似ている人物に過去、ことに子ども時代の重要な人物、に対して経験した感情、思考、行動、態度を現在の対人関係の中にある人物に置き換えることである[4]。転移には、「陽性転移」と「陰性転移」がある。前者は、クライエントがセラピストに、信頼、尊敬、愛情といった肯定的な感情を向けることを言い、後者は不信、反発、憎しみといった否定的な感情を向けることを言う。

　治療者 – 患者関係を維持するために、ある一定の肯定的な感情は必要であるが、治療の妨げとなる場合もある。例えば、治療開始早期に、治療者への陽性転移により（早くよくなって褒めてもらいたい、など）、表面的に症状が治ったかのように見えてしまうこともある（転移性治癒）。しかし、本質的に問題が解決していないため、すぐに問題が再燃してしまう、ということも多くある。また、患者が治療者に対して、「自分のことを理解しようとしてくれていない」などといった不信感、怒り、憎しみの感情をぶつけたり、暴言などの粗暴行動を起こしたりすることがある。その場合、患者の「陰性転移」の背景には、過去のトラウマ体験の影響があるかもしれない、という視点をもつこと（トラウマインフォームド・ケア）は、患者と信頼関係を築くうえで重要である。

　上記の陽性転移や陰性転移は、患者が治療者に対して抱く感情を指すが、「逆転移」は、治療者が患者に対して抱く感情のことをいう。逆転移には、患者から投げ込まれた感情によって誘発されるものもあれば、治療者が個人的に抱えているこころの問題や葛藤が要因となることもある。

　転移／逆転移を意識しないと思わぬボロが出ることがある。例えば、「この患者は自分が助けなければ！」と必要以上に入れ込みすぎて、患者にとって「ありがた迷惑」になることや、治療者が「燃え尽き症候群」になることがある。また、「自分には価値がない」などの劣等感を抱えている治療者が、患者を救うことで自らの劣等感を補おうとすることを「救世主願望（メサイア・コンプレックス）」というが、治療者自身の問題が未解決の場合、治療過程で生じてくる逆転移に気づきにくくなり、患者や自身の感情に巻き込まれて客観性が保てなくなり、治療の妨げや停滞をまねくこともある[10]。そうした状況に陥らないためには、定期的に診療の振り返りを行うことやスーパービジョンを受けることが大切である。

7 | 認知療法・認知行動療法

　認知療法・認知行動療法とは、人間の気分や行動が認知のあり方（ものの考え方や受け取り方）の影響を受けることから認知のかたよりを修正し、問題解決を手助けすることによって精神疾患を治療することを目的に構造化された精神療法である[11]。精神科の治療方法としての認知療法・認知行動療法は、1970年代に米国のAaron T Beckがうつ病に対する精神療法として開発した。具体的には、ある状況に出くわしたときに起きる現象を、①身体症状、②認知（考え）、③感情、④行動の4つに分割して、それぞれがどのように関わって問題を維持する悪循環を作っているのかに着目する（図1）。表5のような、患者の感情や行動に影響を及ぼしている極端なとらえ方（認知のかたより）を治療者と患者が共同で確認し、最終的には、患者が、より現実的で幅広い捉え方（認知）を自分で選択できるようになることで、必要以上に落ち込んだり、不安になったりするといった不快な感情が軽減し、患者本人が本来持っている力を発揮できることを目指す。楽観的になることが目的ではなく、物事の良い面と悪い面の両方を現実的にとらえる見方ができるようになることを目指す。

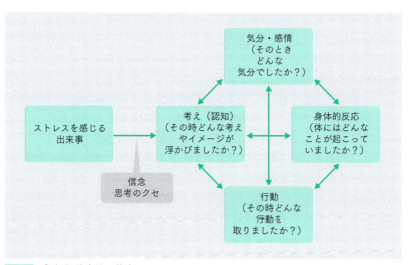

図1　認知行動療法の基本モデル

表5	認知のかたより（アンバランス）の例	
1	感情的決めつけ	根拠もないのにネガティブな結論を引き出しやすい
2	選択的注目（こころの色眼鏡）	良いこともたくさん起こっているのに、ささいなネガティブなことに注意が向く
3	過度の一般化	わずかな出来事から広範囲のことを結論づけてしまう
4	拡大解釈と過小評価	自分がしてしまった失敗など、都合の悪いことは大きく、反対によくできていることは小さく考える
5	自己非難（個人化）	本来自分に関係のない出来事まで自分のせいに考えたり、原因を必要以上に自分に関連づけて、自分を責める
6	"0 か 100 か" 思考（白黒思考・完璧主義）	白黒つけないと気が済まない、非効率なまで完璧を求める
7	自分で実現してしまう予言	否定的な予測をして行動を制限し、その結果失敗する。そうして、否定的な予測をますます信じ込むという悪循環

　認知行動療法は、うつ病に始まり、パニック症、強迫症、社交不安症、心的外傷後ストレス障害（PTSD）などに適用が試みられてきたが、そういった精神疾患以外にも、慢性疼痛などの身体疾患や、日常のストレス対処、夫婦問題などに対する有効性が確認されている。患者に対して，厚労省作成のマニュアル[11-15]に基づいて1回30分を超えて治療を行った場合，精神保健指定医でなくても1日420点を請求できる（16回が限度）。

　時間の関係で本格的な認知行動療法を行うのは難しくても、短い診療場面で利用できる認知行動療法的アプローチはいろいろある。例えば、不安や恐怖のため生活のリズムが乱れていたり、身体活動量が減っていたりする場合には、「行動活性化」を促したり、「マインドフルネス」を勧めたりする。行動活性化（behavioral activation）とは、楽しみや達成感を感じられる活動を少しずつ増やすことである。身体を動かすことで、ネガティブな感情と無気力感を減少させ、生活の質を向上させるのに役立つ。また、マインドフルネス（mindfulness）とは、仏教の瞑想の要素を取り入れたアプローチである。これは、「今ここ」に意識を向け、受容的で非判断的な態度で自分の感情、思考、身体感覚を観察することを促す練習である。マインドフルネス瞑想を通じて、患者はストレス軽減、感情調整、集中力向上、自己認識の向上など多くのメリットを享受できるとされている。技法の詳細については、認知行動療法の活用サイト[16]やセルフワークブック[17]などを参照いただきたい。

8 リラクセーション法（呼吸法、漸進的筋弛緩法、自律訓練法）

リラクセーション法とは、ストレス刺激による心理・生理的な反応を緩和・緩衝し、リラックス反応を誘導し、ストレス反応を低減させ、心身の回復機能を向上させる技法である。具体的には、呼吸法、漸進的筋弛緩法、自律訓練法、バイオフィードバック法などがある[18]。これらの技法がストレス関連疾患の治療に用いられる場合には、呼吸リズムなど身体的に働きかけることで、心理社会的要因による不安感や緊張感といった否定的な情動の緩和が生じる。それにより患者自身の心身相関への気づきを高め、セルフコントロール力を身につけることを目的とする。

ここではプライマリ・ケアの診療場面でも使いやすい、呼吸法、漸進的筋弛緩法、自律訓練法について紹介する。YouTube などに動画もアップされているので、あわせて患者に紹介するとよい。

1) 呼吸法：一番手軽にできる「10秒呼吸法」は、「目をつぶって、身体の中にある息をすべて吐き出し、3秒かけて鼻からゆっくり大きく息を吸い（おなかをふくらませる）、1秒止めて、6秒かけてゆっくり息を吐く（おなかをへこませる）」方法である。息を吐く・吸うという動作を意識的に行うことにより、身体の緊張を緩める、心拍を安定させる、気持ちを落ち着かせるなど心身のリラックス状態を促すものである。また、呼吸法を行うときは、呼吸そのものに集中するとより効果的である。例えば、鼻や口での息の出入り、胸や腹の動きや感覚、息を吸うときの音などに注意を向けることで、自身の身体の感覚や変化を捉えることができる（マインドフルネス 呼吸の瞑想）。

2) 漸進的筋弛緩法（progressive muscle relaxation）：米国の神経生理学者 Edmund Jacobson により考案された治療法で、全身の筋肉を順番に、意識的に筋肉に力をいれて、その後に緩めることを繰り返す。体の各部分、例えば両手→両腕→両肩→首→顔→背中→おなか→おしり→脚を順番に、思い切り力をいれて緊張させ5秒ほど保ち、その後ストンと力を抜く。力を抜いたときに、じわりと緩んで温かくなる感じを10秒ほど味わう、というのを繰り返す。緊張型頭痛、肩こり、高血圧、不眠などに効果があることが示されている。

3) 自律訓練法（autogenic training）：ドイツの精神科医であった JH Schultz により1932年に体系化された治療法である。自己暗示により体の緊張を解きほぐし、中枢神経や脳の機能を調整して本来の健康な状態へ心身を整えること

を目的とする。自律訓練法の原則は、(1) できるだけ静かな場所で楽な姿勢をとる、(2)「言語公式」（ 表6 ）を頭の中でゆっくり3回ずつ繰り返す、(3) 体の部位にさりげない集中を行う（受動的注意集中）、(4) 終了する際には、手足の屈伸など決められた動作（消去動作）を行う、である。必ずしも6つの公式をすべてやりきる必要はなく、背景公式と第1公式、第2公式のみを指導することが多い。これらは、様々な心身症、自律神経失調症状、不眠症などに効果があることが示されている。

表6 自律訓練法で用いられる言語公式

背景公式	「気持ちがとても落ち着いている」
第1公式（重感練習）	「右腕が重たい→左腕が重たい→両脚が重たい」
第2公式（温感練習）	「右手が温かい→左手が温かい→両脚が温かい」
第3公式（心臓調整練習）	「心臓が規則正しく打っている」
第4公式（呼吸調整練習）	「楽に息をしている」
第5公式（腹部温感練習）	「おなかが温かい」
第6公式（額部涼感練習）	「額が心地よく涼しい」

おわりに

「ジェネラリストが知っておくべき心理療法のエッセンス」として、心理療法の基本的原則や転移／逆転移の知識、プライマリ・ケアの診療場面でも使用できる支持的精神療法、認知行動療法、リラクセーション法について概説した。ジェネラリストが「心理療法の知識やスキル」を身につけると、患者のメンタルヘルスだけでなく、医療者自身のメンタルヘルスを保つ上でも役立つと思われる。特に、「治療的自己」を見つめ直すことは、患者やその家族の治療への満足度だけでなく、治療者自身の満足度やWell-beingにも強い影響を与えるであろう。

参考文献

1) 森屋淳子. 総合診療と心療内科の協働. 心身医学. 2019; 59: 437-442.
2) 日本プライマリ・ケア連合学会 メンタルヘルス委員会. 新・家庭医療専門研修におけるメンタルヘルス関連の研修目標・方略.
https://www.primarycare-japan.com/files/news/news-521-1.pdf
3) 日本心身医学会用語委員会. 心身医学用語辞典. 医学書院. 1999.
4) 中井久夫, 山口直彦. 看護のための精神医学 第2版. 医学書院. 2004.
5) 佐治守夫, 飯長喜一郎. ロジャーズ クライエント中心療法　カウンセリングの核心を学ぶ. 有斐閣. 2011.
6) ジョン・G・ワトキンス. 治療的自己. アドスリー. 2013.
7) 内海新祐, 青木省三（編）. 心理療法のエッセンス. こころの科学. 日本評論社. 2023.
8) 青木省三. こころの病を診るということ—私の伝えたい精神科診療の基本. 医学書院. 2017.
9) 土居健郎. 新訂 方法としての面接—臨床家のために. 医学書院. 1992.

10） 河合隼雄．コンプレックス．岩波書店．1978．

11） うつ病の認知療法・認知行動療法治療者用マニュアル．
http://www.mhlw.go.jp/bunya/shougaihoken/kokoro/dl/01.pdf

12） 強迫性障害（強迫症）の認知行動療法治療者用マニュアル．
http://jpsad.jp/files/JSARD_manual_ocd.pdf

13） 社交不安障害（社交不安症）の認知行動療法治療者用マニュアル．
http://jpsad.jp/files/JSARD_manual_ad.pdf

14） パニック障害（パニック症）の認知行動療法治療者用マニュアル．
http://jpsad.jp/files/JSARD_manual_panic.pdf

15） PTSD（心的外傷後ストレス障害）の認知行動療法治療者用マニュアル．
http://jpsad.jp/files/JSARD_manual_ptsd.pdf

16） 大野裕の認知行動療法活用サイト　こころのスキルアップ・トレーニング［ここトレ］．
https://www.cbtjp.net/

17） 大野裕．こころが晴れるノート：うつと不安の認知療法自習帳．創元社．2003．

18） 富岡光直．リラクセーション法．心身医学．2017; 57: 1025-1031．

PART 1 | 対症療法総論

6 | 医学的に説明困難な症状へのアプローチ

加藤光樹

　医学的に説明困難な症状は、旧来は medically unexplained symptoms（MUS）と呼ばれてきた。ただし、この呼称が患者の立場や苦悩を軽視しているとの批判から、近年では persistent physical symptoms（PPS）と呼ぶことも提唱されている。プライマリ・ケアの現場の外来のうち、MUS の占める割合は 15 ～ 30% であると言われており[1]、MUS の対応はプライマリ・ケアの現場において避けることはできない。では、MUS をもつ患者にはどのように対応したらよいのだろうか?

1 | MUS 患者が受診したら

　どんな患者の訴えも、医学的な評価が終わるまでは「説明困難」であるかわからない。したがって、すべての診察のはじめには「医学的な評価で異常が見当たらなかった場合」の対応を想起しておかなければならない。医師主導の積極的診断モードで散々調べた挙句に、何も見つからなかったとなった場合、医師も適切な説明に苦慮し、患者も隠れた病気がまだあるのではと不安になる。常に、原因を突き止めて薬で治すという還元主義的な解決と、心理社会的な背景と症状との関連を明らかにしながらより良く過ごせるように支援する全体主義的な対応の、両方の可能性を考えておくべきである。

2 | どのように聞くべきか（MUS かどうか不詳な段階）

1）中心テーマを探る

　プライマリ・ケアの外来では、患者がもちこむ問題が、そもそも生物医学的領域におさまるものかどうかもわからない。例えば、胸が苦しいという 70 歳女性が受診し、虚血性心疾患や大動脈解離を想定しながら様々な評価を行った後に、「最近夫が亡くなって、それからというもの……」という話が出てくることもありうる。もちろん、こうした場合も虚血性心疾患の評価をしなくてよいわけではな

いが、疾患の検査前確率は常に患者の背景情報（家族、生活、仕事、生きがいなど）の影響を受けていることに留意しておくべきである。

　では、問題の核心に近い情報はどのようにすると得られやすいのだろうか。実はプライマリ・ケアの現場では、遮ることなく患者の語りを引き出す（これをinductive foraging と呼ぶ）ことで、9 割近くの診断が可能であると言われている[2]。さらに、患者がもち込む問題は、たとえ頭痛や胸苦だったとしても、日常生活における変化（孤独、死別、不仲など）に関連していることがある。このような情報は、患者の語りを十分に引き出すことでしか得られない。つまり、遮ることなく患者の語りを引き出すことは、生物医学的な診断名をつけるうえでも、症状と患者背景とのつながりを見出すうえでも、有力な戦略なのである。

2）真の受診理由を探る

　例えば咳がある患者が来院した際に、患者の真の受診理由は「明日会社でプレゼンがあるから咳を止めてほしい」かもしれないし、「病弱な両親と同居しているので感染性や注意点を知りたい」かもしれないし、「ひょっとして私は肺がんなのではないか、知りたい気もするし、怖い気もする」かもしれない。症状はいずれも咳だが、この 3 つのシナリオへの対応はすべて異なる。適切なケアのためにも、真の受診理由は外来の前半から中盤までには、できる限り明らかにしたい。MUS の対応においても、患者が何を求めて受診しているかを知ることは、有効な対応をするうえで重要になる。というのも、MUS においては還元主義的な治療の唯一解が存在しないため、何が患者にとって有益なケアかは客観的に決まらず、主観的な要素が大きく関わってくるからである。真の受診理由がわかると、のちに続く説明の際に、患者に関心事や懸念に合わせた説明が可能になる。

③ 必要な医学的評価を実施する

　どこまでどのように検査をするのかも、このプロセスで非常に重要である。もし、ここまで患者の話を聞いた後に、では検査をしましょうとなったとする。患者が何らかの診断基準に該当する可能性を踏まえながら検査をオーダーすることになるが、一方で MUS を有する患者にむやみやたらと検査や紹介を乱発するのは、「隠れた疾患が見つかっていない」という考えを保続・強化してしまい、延々と続くドクターショッピングの入り口となる可能性がある。疾患の検査前確率や、見逃した場合の深刻度、いわゆる red flag の有無などを踏まえて、まずはそのとき必要な範囲の評価を行うべきである。

検査をする際には、あらかじめ検査が陰性であった場合の解釈について話し合っておくべきである。そうしないと、検査結果が陰性だった場合に「症状があるのに検査で異常が見つからないのだから、診断困難な難しい状態なのだ」と、陰性結果がさらなる不安を誘発する可能性もある。これは、特に不安が強い患者において生じやすい。

4 医学的評価の結果を説明する

一通り必要な検査等が終了したら、その結果を患者に説明することになる。この説明がMUSへの適切な対応の第一歩であり、ここを失敗すると以後のケアが難しくなる可能性がある。慎重に行いたい。

1）不適切な正常化を避ける

「検査では異常はなかったから大丈夫」という説明は避けるべきである。患者は大丈夫でないから受診しているのである。こうした反応は患者が思っていることを軽視、あるいは否定することにつながるため、注意が必要である。ここで入り方を間違えると、患者は「理解してもらえていない」と感じて、何度も同じ説明をしたり、新たな訴えをしたり、症状をより大きく訴えて重大性を理解してもらおうとすることがある。

2）患者の訴えを承認する

MUSを抱える患者は、自分の訴えが信じてもらえていないと感じることがある。説明をする際も、継続的に関わっていく際も、症状があることを承認することは、重要なスタート地点である。

3）患者の考えを説明に取り入れる

患者は結果について何らかの予測をしている可能性があるし、自分の症状について何らかの信念に基づいた解釈をしている可能性がある。医師からの説明は、この予測や解釈をうまく取り入れたものでなければ、患者は納得できなかったり、症状に向き合っていくことができなかったりする場合がある。そこで、端的に「異常がなかった」という評価の結果を伝えた後には、患者に「どんな結果を予想していましたか」や「結果を聞いて今どんな風に感じていますか」といった、

検査結果が患者の中でどのように受け止められたのかについて、確認する必要がある。そこで出てきた患者の考えや解釈を、さらに症状を説明していく際に取り入れていくことが役に立つ。また、検査で異常がない症状は少なくないこと、この症状のためにできることをしていくことを説明することも重要である。

4）説明にモデルを利用する

安心には2種類あり、一時的な感情的安心と、長期的に維持される認知的安心があるといわれている[3]。ここでは、こうした認知的な納得感と安心をもたらす適切な説明の際に役に立つモデルを2つ紹介する。

a）自律神経調節障害モデル

交感神経と副交感神経のバランスが乱れることで症状が出現すると説明するモデルである。動悸や消化器症状などを説明するのに役立つ。

（説明例）「動悸について、検査では特にその原因と思われる異常は見当たりませんでした。そうなると、この症状は自律神経という神経のバランスの乱れによるものかもしれません。自律神経というのは身体を活動的にする交感神経と、休ませたりする副交感神経からできています。このバランスが交感神経が強い状態になると、動悸の原因になりえます」

b）シグナルフィルターモデル

感覚神経からの求心性刺激は脳で認識されるまでに様々な「フィルター」の修飾を受け、不必要な感覚を認識せずに済むようになっている。このフィルターが十分機能しなくなっている状態においては、通常なら認識されないような刺激も、疼痛や異常感覚として経験される。

（説明例）「身体の痛みについて、検査ではその原因と思われる異常は見当たりませんでした。そうなると、この症状は身体の感覚を調整しているフィルターの機能が乱れていることが原因かもしれません。服を着ているときに服が肌に触れて痒い・痛い・気持ち悪いということが起きづらいのは、このフィルターが感覚を調整してくれているおかげなのです」

●【検査結果の説明例】
医師「検査結果を聞かれてどのように感じていますか？」
患者A「異常はなかったんですね。でも、私は本当に胸が苦しくなるんです。もっと詳しい検査を受けた方がいいのでしょうか？」

医師「検査で異常がないということは、あくまでも臓器や器官が壊れている、ということが起きていないことを示しています。たとえ壊れていなくとも、従来通り機能しないことはありえます」

患者Ａ「どんなときにそうなるのでしょうか？　ストレスとかですか？」

医師「ええ、そうですね。例えば、心臓や胃腸は自律神経という神経で動いていますが、この自律神経はいろいろな要因でバランスが乱れます。例えば、寝不足、ストレス、過労などです。そうしてバランスが崩れたときに、心臓がドキドキしたり、胃腸が過剰に動いて痛みを出したりすることがあります」

患者Ａ「そうなんですね」

医師「ちなみにＡさんの方で、何かバランスが崩れるようなことについて、思い当たることはありますか？」

患者Ａ「そうですね……。お話ししていなかったかもしれませんが、実は会社で新しい部署に移ったばかりなんですが、引き継ぎが全然なくて、手探りでいろいろやっているところです。なかなか家にも帰れず、寝不足にもなっています」

医師「そうだったのですね……（嚙みしめるように数回頷く）。Ａさんは今、こうした出来事が、ご自分の症状と関連していそうだという風に感じていますか？」

患者Ａ「はい……。やはり、関連しているのではないかと思います。お話を聞いて、当てはまるなと思っていました」

　この例では、実は職場でいろいろなことが起きていたという情報が新たに出てきている。こういうことは比較的よく経験されることで、たとえ inductive foraging を適切に使っていても、それでも重要な情報が最初に出てこないことがある。これは、ストレス要因について最初に医師に話すと、医師がそうと決めつけて、必要な評価を行ってくれないのではないか、と患者が案ずる場合があることに由来する。つまり、検査結果を説明した後に改めて新しい情報が出てくることは稀ではないので、そのつもりで話を追っていくことが重要である。この例では、おそらく患者はうすうす仕事が症状に関連しているのではないかと思っていたものの、そう決めつけられることを嫌って検査結果を聞いてから話を始めている。そして、検査結果に異常がなかったことを受けて、自分に起きている状況について詳しく話し始めている。医師は、患者の中にすでにある「ストレス」との関連を、自律神経の乱れというモデルを介して、症状の説明に取り入れている。

5 継続外来における MUS への対応

　プライマリ・ケアの現場では、MUS と診断されている患者のおよそ 10% で、12 か月以内に他の診断名が付与されることがあると言われている[4]。よって、継続外来における MUS への対応では、「何か新しい診断名がつくかもしれない」という可能性を許容しながら、特定の診断名がつかない可能性を念頭にケアを継続していくことになる[5]。

　MUS への対応では、生物医学的な異常や機能不全を修理（cure）することで健康にする、という還元主義的なアプローチが適応できない。したがって、MUS のケアにはこれとは違った視点が必要になる。Cassell は医療のゴールとは患者の well-being であり、それは患者が良く過ごせている状態であると述べている[6]。MUS のケアにおいて、患者が良く過ごせる状態になるための代理的な指標となりうる考え方を、いくつか提案する。

1) 患者が自らのゴールに向かって活動できる状態

　Cassell が主にこの立場をとっている。患者は自らのゴールを達成できたり、そのために活動できたりしているときに、well-being な状態にあるとする考え方である。例えば、釣りをするのが生き甲斐だという人がいた場合、その人がどうやったら釣りができるかを考える。家族や友人からの支援、介護保険サービスの調整、福祉用具の利用などの介入が考えられる。患者がゴールを目指せる状態であるためには、それが実行可能な程度に機能できる必要がある。そうなると、リハビリテーションや局所的な生物医学的介入なども対応に含まれてくる。

2) 患者が病いの意味を見出し全体性が再構築された状態

　家庭医療の分野では、患者が病いの意味を見出すための伴走者として、医師の役割が指摘されてきた[7-9]。病いの意味を見出し、自らの歩んできた人生の意味と統合していくプロセスは、病いの苦悩によって損なわれた全体性を再構築する癒しのプロセスとも言える[6]。このプロセスにおいて医師側に先入観があってはいけない。いかに聞くべきかについては、Launer の Conversations Inviting Change が役に立つのでぜひ参照されたい[9]。患者は語ることで初めて自らの声を聞くことができ、医師はこの語りを紡ぐために必要な存在なのである[10]。この語りを紡ぐうえでは、継続的な医師患者関係が資源になる。しかし、病いの意味は必ずしも診察室の中だけで作られるわけではなく、患者をとりまく様々な人間

関係や環境が、患者が病いの意味を構築するのを助けてくれる[11]。多職種による
チームアプローチが、検査で異常がない症状のケアに有効であるとする報告があ
るが、その背景にこうした考え方がある。

3）患者にとっての日常生活が継続できる状態

　Reeve は解釈的医療（interpretive medicine）として、「個人の日常生活を維持
するための創造的能力をサポートするために、患者の病い体験を絶え間なく共に
探求し解釈するうえで、適切な範囲の知識を批判的に、思慮深く、専門的に使用
する医療」を提唱している[12]。Reeve がこのモデルの中で強調しているのは、患
者の創造的自己（creative self）を支援するという考え方である。患者は自ら日々
の生活を行うための創造的な力をもっているが、病いによってこれが十分に機能
しなくなると、日々の生活が立ち行かなくなる。そこで医師は、日常生活の流れ
が病いによってどのように乱れ、いかに余計な仕事や重荷が増えたのか、患者が
気づくよう支援をする。そのプロセスを通して、医師は患者が創造的自己の力を
取り戻すことを手助けするのだと述べている。このとき医師は、患者が日常的に
行っていること、その背景、患者が有する内外の資源を探り、理解することで、
患者の創造的自己の力をより良く支援することができる。

●【会話例（続き）】

患者 A「はい……。やはり、関連しているのではないかと思います。お話を
聞いて、当てはまるなと思っていました」

医師「どんなところが当てはまりそうか、お話を聞かせていただけますか？」

患者 A「はい。仕事のことで寝不足ですし、常に神経が張り詰めているよう
に感じていますので、こうしたことが関係しているのかなと」

医師「他に関係していそうなことはありますか？　例えば仕事以外で、ご家
庭のこととか、ご友人のこととか」

患者 A「どうしてわかったんですか？　実は私、子どもが生まれたばかりで
して。こんな風に帰りも遅くて、父親らしいこともできていなくて、自分は
何やっているんだと思うこともあるんです」

医師「そうだったんですね。父親として十分に役割が果たせていないとした
ら、それは A さんにとってどういうことになるのでしょう？」

患者 A「ものすごくつらいです。私はもともといわゆる転勤族で、父はよく
転勤がありました。仕事も忙しく、父と出かけたことはあまり記憶にあり
ません。自分に子どもが生まれたらいろんなところに連れていってあげよ

うと思っていたのに、出だしからつまづいてしまって」

医師「そうだったんですね。これからどうしていくのがいいでしょうか。胸の症状については、ひょっとするとお薬を使うことで、いくらか軽減することができるかもしれません。一方で、職場の状況については簡単には変えられない問題のようにも思いました。ご家族は何か言われていますか？」

患者A「収入が落ちてもいいから、もっと無理のない仕事にしてもいいと、妻は言ってくれています」

医師「Aさんは今、どう思っているのですか？」

患者A「わかりません……。まだ考えがまとまらなくて……」

医師「今日すぐにどうにかしようということではありません。しばらく定期的に、私と相談していくことにしませんか？　職場については何らかの支援が得られればいいのですが……」

患者A「そうですね。もう少し様子をみてから、状況が改善しないようなら上司に相談してみようと思います。これまでは異動したばかりだったので、弱みを見せてはいけないと思って、相談してきていませんでしたので。それから薬についてですが、どうして症状が出ているのか納得できたからか、今は少し症状と付き合っていけそうに感じています。薬は今回はいりません」

医師「わかりました。では今日は薬は処方せず、次回の外来を予約しようと思いますが、それでよろしいでしょうか？」

患者A「はい。それでお願いします。こんな風に話を聞いてもらえたのは初めてかもしれません。ありがとうございます」

　ここまでのまとめを 図1 に示す。全体を通じて言えることは、患者は「医師が正しい診断を行うための情報提供者」ではないということである。患者は well-being な状態にたどり着くための主体であり、自分の人生とその意味を最もよく知りうる専門家なのである。患者が良く過ごせていると感じるケアは、患者が特定の診断基準に該当する状態にあるかどうかを検証する仮説演繹推論（hypothetico-deductive reasoning）だけではなしえない。そこでは、患者の外にある外的規準（ここでは診断基準がその1つ）も1つの情報源としながら、患者から得られる様々な情報から、状況に適合する病いに対する適切な説明や意味づけを見つけ出す帰納的推論（inductive reasoning）が必要になる[13]。 図2 および 図3 に両者の推論方法を示す。帰納的推論では、診断に寄与する情報以外にも幅広く患者の語りを引き出していく必要があることがわかる。

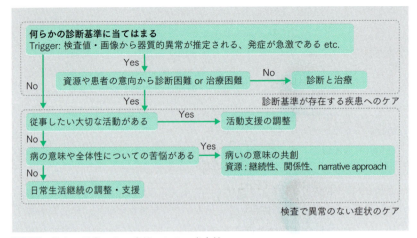

図1　検査で異常のない症状のケアの方向性

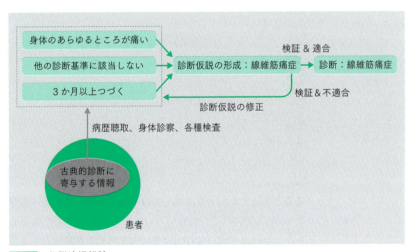

図2　仮説演繹推論

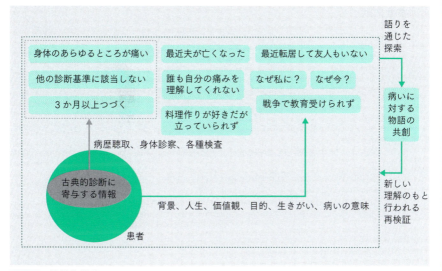

図3　帰納的推論

おわりに

　比較的短期間で決着のつく MUS もあれば、継続外来において引き続きケアが必要な複雑な MUS もある。複雑な MUS については、その成因に複雑な背景があることがあり、場合によっては心療内科との協働が必要なケースもある。しかしいずれにせよ、患者が症状に向き合い、それと付き合っていき、新しい生活に適応していき、病いの意味を見出していくプロセスを支援することが、関わる医師に期待されることである。家族から支援を得ることや、介護サービスを調整することなどは比較的実践しやすい対応である一方、患者と病いの意味を共創していくプロセスは、従来の医学教育で強調されてこなかった分野であり、試行錯誤や振り返りを通して我々が新たに学んでいくべき分野と言えるだろう。しかし、そうしたあらゆる手を尽くしても、患者の well-being を達成することが難しい場合もあるだろう。それでも医師は、その苦悩の一端を分け合う目撃者（witness）として、患者と連帯を生み出すことができるはずである。医師が「何もできない」と思うときこそ、医師の存在そのものを差し出すことが、ケアにおいて意味があることなのではないだろうか。

参考文献

1） Kirmayer LJ, et al. Explaining medically unexplained symptoms. Can J Psychiatry. 2004; 49: 663-672.
2） Michiels-Corsten M, et al. Inductive foraging: patients taking the lead in diagnosis, a mixed-methods study. Fam Pract. 2022;39: 479-485.
3） Rolfe A. and Burton C. Reassurance After Diagnostic Testing With a Low Pretest Probability of Serious Disease. JAMA Internal Medicine. 2013; 173: 407-416.
4） Dowrick C. 不定愁訴と一般医. In Burton C, 竹本剛（訳）. 不定愁訴のABC. 日経BP社. 2014: 38-45.
5） 加藤光樹（編）. 総合診療の視点で診る不定愁訴：患者中心の医療の方法. 日本医事新報社. 2020: 1-272.
6） Cassell EJ. The nature of suffering and the goals of medicine. Oxford University Press. 2004: 1-336.
7） Toon PD. What is good general practice? A philosophical study of the concept of high quality medical care. Occas Pap R Coll Gen Pract. 1994; (65): i-55.
8） Hearth I. The mystery of general practice. The Nuffield Provincial Hospitals Trust. 1995; 1-53.
9） Launer J. Narrative-Based Practice in Health and Social Care: Conversations Inviting change. Routledge, Oxon. 2018; 1-148.
10） Dell'Olio M, et al. Examining the knowledge work of person-centred care: Towards epistemic reciprocity. Patient Educ Couns. 2023; 107: 107575.
11） Miller WL, Crabtree BF. Healing landscapes: patients, relationships, and creating optimal healing places. J Altern Complement Med. 2005; 11 Suppl 1: S41-S49.
12） Reeve J. Interpretive medicine: Supporting generalism in a changing primary care world. Occasional paper（Royal College of General Practitioners）. 2010; (88): 1–v.
13） Reeve J. Scholarship-based medicine: teaching tomorrow's generalists why it's time to retire EBM. Br J Gen Pract. 2018; 68: 390-391.

PART 1 | 対症療法総論

7 | MUSの対症療法

藤沼康樹

1 | MUS とは何か

MUSとは医学的に説明できない症状という定義で語られるわけだが、医学的に説明できなないなら、何によってなら説明できるのかという疑問を臨床家がもてるかどうかが臨床上は重要になる。

医学的に説明できないとなると、「すべてはあなた（患者）の頭の中にある」という意味を言外にもつ様々なメッセージが語られることが多い。それは、例えば「最近ストレスはないですか？」「何か精神的につらいことがあるんですか？」「不安や落ち込むような気分はありませんか？」などの声かけをしばしば臨床医はするということである。そして、なんとなく困惑した表情を浮かべた患者からは、「特にそういうことはないです……私のこの症状は病気じゃないんですか？」という質問が繰り出される。そして「いや、いろいろ詳しく調べましたが、重大な医学的問題はないんですよね……」「じゃあ、この症状はなんなんですか？」「ですので、やはり精神的なものではないかと今は考えていますが、あまり眠くならない神経を休ませる薬を出しますから、これを飲んでみてまた2〜3週したら外来にいらしてください」という会話がされる。

そして、2週間後来院したところ、ちょっと良くなったような気がするが、やはり症状は残っているということを患者が報告することになる。

さて、いろいろ検査をして、経過もみたが、MUSと診断されると、基本的にはそこで臨床推論はシャットダウンになることが多いだろう。しかし、医師の頭の中には「もしかしたら、重大な疾患が隠れているのではないか？」という不安が残る。そして、「この症状をきたしている身体的疾患が実はあるのではないか？」という、ある種の期待もそこには含まれるだろう。そして、一定のインターバルを経て、以前に施行済みの同じ検査を繰り返すことになる。痛みがあれば消炎鎮痛剤、痺れがあればビタミン剤、不眠があれば睡眠導入剤などの「対症療法」としての薬の処方も行うだろう。

そして時が経ち、症状は良くならず、検査を繰り返しても原因は見つからず、だんだん医師は、そのMUSの患者が予約に入っているのを見ると、気が重く

なったり、どこか別の医療施設に「精査希望」で紹介して転医させたくなったりするかもしれない。

②｜ある回復事例を通じて

　ここで、ある総合診療専門研修プログラムで専攻医が経験した在宅症例を紹介したい。症例の概要は以下のようになる。

症例：70代前半女性、単身生活者
医学的診断：反射性交感神経性ジストロフィー /complex regional pain syndrome（RSD/CRPS）
　20代前半で神主と結婚。40代前半で出産後、まもなく離婚となり、息子と二人暮らしとなった。
　50代前半で右尺骨骨折後に「全身痛」出現、反射性交感神経性ジストロフィー（RSD）と「診断」され、その後医療機関を転々とするようになった。
　その後、同居していた14歳の息子が「痛みで毎日苦しむのをみていられない」という理由で自殺をはかり未遂となったが、その結果本人は賃貸アパートでの単身生活となった。
　60歳頃からペインクリニック通院、オピオイド高用量服用や硬膜外ブロックなど、様々な治療が試みられるも、疼痛コントロールは得られなかった。
　60代半ばになって「通院するのもつらい」ということで、ペインクリニック科から診療所（家庭医療専門研修施設）に転医となり、卒後5年目の専攻医による定期訪問診療が開始された。本人の自宅内ADLは自立していたが、「身体に熱いものをあてないと痛みがひどくなる」とのことで、43℃以上の風呂に1日何回も入ることを生活のルーチンとしていた。
　訪問診療開始当初は診察にかなりの時間がかかり（1時間以上）、患者の語る症状の状態、生活の苦しさ、今まで受けてきた医療への不満、直接症状とは関係のない話などを傾聴するだけしかできず、患者から問われてもうまく言葉が返せないなど、専攻医は無力感を自覚していた。その後、診察時間が長すぎて業務に支障が出ているとのチーム内からの申し入れがあり、訪問診療開始後6か月目から診察時間をおよそ15分に設定する方針となった。患者が話している途中で「時間になりました……次の患者さんが待っておられますので……」と告げるようにした。
　その後4か月ほど経過したある日の訪問診療で、本人から「神社で働いていたので、人の話は聞くことができるのよ……これで人の役に立てないか

しら……」という発言があった。なぜそう考えるようになったのか？　と尋ねると、「先生と話しているときは痛みが和らぐことに気づいたのよ……話を聞いてもらうことが効くみたいなの……」とのことだった。

そこで「おはなしボランティアの会（仮称）」を紹介したが、会からは「難病（RSD）の人は受けられない」との返事で、ボランティア参加は実現しなかった。

しかしその後専攻医は、患者の自宅に就労支援のパンフレットが届いていることに気づいた。自分で取り寄せたとのことだった。専攻医は「そこまで本気だったのか……」と驚いたのだった。そして、小物作りなどの軽作業ならできるとのことで、手芸関連のある事業所が、この患者の就労を受け入れることになった。

　この症例の起結をどう捉えたらよいのだろうか。患者の症状は消失したわけではない、楽になるときがあるとのことだが、痛みの問題、いわば医療的問題が解決したわけではない。しかし、何か役に立つことがしたい、仕事がしたいという意欲をみせるなど、慢性疼痛で、多弁で、医療者に陰性感情を抱かせるようなタイプの患者とはかなり違った印象を持つのではないだろうか。

　筆者はこの症例の経過をたどりながら思い出したのは、Jacques-Marie-Émile Lacan の精神分析理論についての書籍の内容[1] であった。フロイトを始祖とする精神分析は、一般には心理療法の1つの手法と捉えられているが、Jacques Lacan によりその理論が精緻化された精神分析臨床は、精神医療ともカウンセリングともちがう特異な臨床実践であるといえる。その特徴は、以下の5点であるとされる。

● すべての人は神経症、精神病、倒錯者、自閉症のどれかに分類されるが、これは精神病理学的診断ではなく「生き方」の分類である
● したがって、「健康」「メンタルヘルス」の概念が存在しない
● 疾患を治療＝修理するというコンセプトがない
● 目標は後期資本主義的な効率化あるいは生産性で評価される生き方とは別の生き方を自分でみつけることとされる
● 精神分析を通じて、症状をなくすことではなく、その人が自分自身で納得できる生き方に踏み出すことができるようになることが最終目的である

　このラカン派精神分析の特徴に関して、筆者が注目するのは、健康な生き方というのは存在しないが、納得できる生き方を自分で選択することはできる、とい

うある種の人間観である。この人間観を症例にあてはめると、以下のようにいえるのではないだろうか。この患者は、痛みという症状が解消したわけではなかったが、人の役に立つという納得できる生き方に一歩踏み出したのだ、とはいえないだろうか。

　ちなみに、どうしてこのような状態が患者に生じたのかを、精神分析的に説明することは不可能ではない。専門的になるので詳細は省くが、ジャック・ラカンの4つのディスクール論[2]における、分析家のディスクールの構造で強引に説明してみると、以下のようなプロセスがあったことを想定することは可能である。

1　背後に医学的な知（S2）の存在が想定された専攻医が対象aとして、患者（斜線を引かれた主体S）の前に立ち現れた
2　患者は対象aが自分に関する何らかのよい知識をもっていると想像している
3　レジデントは患者の語りをただ聴き、決まった時間で会話を切断することにより、患者自身に「気づき」が生じ、特権的な主人のシニフィアンS1のほかなる様式が析出した
4　こうした患者の語りはほぼ自由連想に近いが、おそらく「話を聞くこと」の「聞く」と「症状に効く」における「効く」が接続された可能性がある
5　患者はこの新しい主人のシニフィアンS1、すなわち「ひとの役に立てる自分」との関係から自身の周囲の意味の再構成を進め、新たな社会的靭帯を結ぶことが可能になった

　以上のプロセスはあくまで類推であり、それが正しいかどうかの証明は不可能である。しかし、もし専攻医が「僕が話を聞くことが効いたんですかね？　あはは……」と語ったときに、患者が「そうなのよ、聞くのと効くのはダジャレみたいだけど、ホントにそうなのよ」と答えたとすると、上記の解釈はそれなりの説得力をもつだろう。実際に精神分析の臨床では、言い間違え、ダジャレみたいなものは無意識の働きを示すものとして重視されているのだ。

　さて、ここまで、この症例について、やや脱線しながら解説してきたのは、この患者の全身の痛みはRSDで説明できない、つまり医学的に説明できない症状であり、本項のテーマであるMUSだからである。そして、この患者のある種の回復過程がMUSに関するケアに重要な示唆を与えていると思われるからである。それは医学的に診断し、診断に従って治療するという意味の医療化（medicalization）とは違ったアプローチの必要性が示唆されるからである。MUSは医学的に説明できない、つまり医療化できないからMUSという「診断名」がつけられ、医療化の文脈から排除されながら、心理的・精神的なものという心身

二元論に基づく不適切な説明とともに、医療システムの中にとどまり続ける特異な存在といえるのではないだろうか。では、医師である私たちには何ができるのだろうか。

③ 医療化せずに「つらさ」「しんどさ」に対処することは可能か

　診療所におけるプライマリ・ケアの現場では、様々な問題が持ち込まれる。地域住民に、自身の日常生活のルーチンに何らかの支障をきたすような、身体症状、不安、家族の心配などが生じ、セルフケアでは対処できなくなると、診療所に受診という名目で相談にやってくることが多い。住民がどんなことを健康問題として捉えるかは実に様々である。例えば、実際に筆者の診療所の専攻医が経験した事例は、80代の女性初診患者で、問診票に書かれた主訴が「つながりが欲しい」だった。「つながりが欲しい」を何らかの医学的主訴、例えば孤独感、うつ気分、不安などに変換すれば、そこから診断推論は可能になり、この患者に「うつ病」の医学的診断がなされ、ガイドラインに沿って、認知行動療法、あるいは抗うつ剤が処方されるかもしれない。実は、医療現場に持ち込まれる、つらい、しんどい、悩んでいるといった distress に医学的診断をつけ治療することが、ここでいう医療化：medicalization ということである。

　また、筆者の外来に高血圧症で定期通院していた単身生活の70代女性が、ある日の外来診療で「先生、生きるってつらいわね」とつぶやいた。「へえ、どうしたの？」と聞くと、離れて1人暮らししていた50代の長女が食道がんで1か月前に亡くなったばかりとのことだった。「それは大変だったね、夜は眠れてる？」と聞くと「大丈夫なんだけど、いろいろ考えちゃうのよ、こどもに先に逝かれるのはつらいわね……」と患者は答えた。この患者にどのように接するべきなのだろうか。患者のつらさ、しんどさ、英語でいうところの distress を悲嘆過程と捉え、病的悲嘆過程などのスクリーニングをして、治療すべきなのだろうか。つまり医療化するべきなのだろうか。

　ここで参照するべきは、Reeve らによる一連の Medical Generalism に関する論考である[3]。Reeve らは過度の医療化がもたらす不利益（治療負担、医原性障害、過剰な病者役割、限られた資源の消尽、そして個々人のもつ生活や価値観の捨象）を指摘しつつ、そうではないオルタナティブなアプローチを提唱しており、それを卓越したジェネラリスト診療（expert generalist practice：EGP）と呼んでいる。EGP は特に上記のような軽度〜中等度の distress に対するプライマリ・ケア診療所における臨床アプローチとして検討が開始された。しかし

EGP はプライマリ・ケア現場だけでなく、すでに医療化されている患者、例えば入院患者においても、人格をもった1人の個人に対するアプローチは臨床全般に必要とされるべきであろう。医療化しないアプローチを医療全般にビルトインするということである。高齢社会で問題になる多疾患併存や下降期慢性疾患（例えば繰り返す誤嚥性肺炎など）、社会経済的複雑困難事例などは、医療化するだけでは問題の解決や安定化につながらないことは周知の事実であり、プライマリ・ケア現場から発信されている EGP のコンセプトが医療現場全体から注目されつつある。

4 卓越したジェネラリスト診療とは何か

医療化できない MUS に対するケア、あるいは対処に関して、医療化しない方法論としての卓越したジェネラリスト診療：EGP でどうアプローチするかを実践的に検討することが価値があるのではないか、ということがこの項の主題である。

EGP は患者医師関係からヘルスケアシステムの再構築まで幅広い射程を持ったコンセプトなので、ここですべてを紹介することは趣旨から外れるので、ここでは具体的な患者の診療に対する枠組みの概略を紹介したい。

1）EGP の実践に必要な認知と行動のフレームワークは4つの「E」に集約される[4]

a) Epistemorology（ジェネラリストの認識論）

認識論的な立場を自覚することがまず EGP の大前提であるが、これは以下のようなことを意味するといってよい。例えば疾患には必ず原因があるというような認識、あるいは現象は還元を続けていけば、必ずその本質的で外在的な原因にたどり着くことができるといった認識、さらには事象に再現性があることが科学的真理である、というような認識は医師には受け入れやすいだろう。そもそも近代になって、医学自体は自然科学的と合体することにより病態解明も治療法も驚異的に進歩したといえるのである。

しかしながら、そうした還元主義的な、あるいは演繹的な認識法が、人間や世界の認識法として唯一ではない。見る視点によって、世界や人間は形を変えるものであるという認識もある。例えば同じ疾患や症状でも個々人によって、病い体験は異なる。そして生活や人生に与える影響とその意味も異なるだろう。こうした病いの意味を "illness" と呼ぶこととする。そして客観的実体、あるいは病いを仮説演繹法で診断された疾患を "disease" と呼ぶとすると、EGP においては、disease と illness は同じ価値をもつものとされるのである。どちらが優位という

ことではない。この disease と illness を同等に扱うという立場が EGP の認識論的パラダイムである。そして、disease は医療化しないと現れないものであってみれば、医療化しない方法を追究する EGP においては、畢竟 illness へのアプローチが卓越しているといえるだろう。

b) Exploration for sense making

意味づけを行うための情報探索を行うということである。意味づけとは、患者の distress が患者や家族・地域にとってどんな意味をもっているのかということを明らかにすることといえる。探索する情報では、既存のエビデンス（現象学、ライフサイクル論、家族システム学、疫学、倫理学など）を参照しつつ、患者のナラティブ、そして医師・医療チーム・ヘルスケアシステムのナラティブからの情報が重要である。特に患者の生活史（biography）については解像度高く知る必要があり、自分の頭の中に映像として患者生活が再生できるくらいの情報量が必要である。

c) Explanation

上記の情報探索をしながら、徐々に患者の distress の説明、解釈が、医師と患者の間に生み出されてくる。一般的な医学的診断が仮説演繹法から生み出されるとすれば、この説明と解釈は帰納的に生み出された、illness の「診断」といってよいだろう。

d) Evaluation, Trial and Learn

そうした解釈や説明は、患者医師関係が継続するうちに、時間的に正しさが試されることになり、また修正する必要が出てくることも多い。うまくいかない場合、医療化に走るのではなく、あくまで新たに解釈を患者とともに生み出していくことが EGP では肝要である。ジェネラリストの認識論的パラダイム内に踏みとどまることを診療の「epistemological continuity：認識論的継続性」という。

5 MUS の対症療法を改めて考える

ここまで医療化ができなかった症状群としての MUS の対症療法を考えるための前提について、やや詳しく説明してきたが、それは MUS の対症療法が既存の医学的診断治療の範囲外で考える必要があったからである。以下、そうした前提のもとで、対症療法としてのいくつかの方法を提示したい。これはこれまで述べてきた卓越したジェネラリスト診療における illness へのアプローチそのものでもある。

1) Biography[5] とよくなるとき、悪くなるときを探る

まず患者自身の生活史および日常生活のパターン（biography）を解像度高くインタビューすることである。症状により本来の自分生活のどこに支障がきているのか、最初に提示した症例のように、症状への対応が生活のすべてになっている場合でも同様にインタビューしたい。このインタビューだけでも困難患者とされていたMUSの患者との関係が相当回復するはずである。

患者のbiographyを聴取するときに、ポイントになることは、症状の増悪と軽減のパターンを同時に探ることである。生活のどの時点で症状が変化するのかについての患者自身の気づきを促すことができるだろう。軽減する行動や状況を強化し、増悪する行動や状況を避けるというアドバイスにつながる。

2) 健康な側面への注目

病気に原因＝病因（pathogenersis）があるように、健康にも原因＝健康因（salutogenesis）があり、病気と健康は個人の中で併存しうるとしたAaron Antonovskyの健康生成論[6]は日常診療、特にプライマリ・ケア現場においては非常に役に立つ視点である。ナイチンゲール以来、看護学が人間にとって健康とは何かを深く探究していることに比べて、医学においては、健康は疾患フリーの状態であるという、比較的単純な健康観に基づいた認識が暗黙の前提になっている。健康と病気は共存しうるという状態は患者にとってはごくごく自然である。それはどんなに重い病気であっても、「今健康のために何かやっていることがありますか？」という質問に答えられる患者はきわめて多いことからもわかる。しかし、医療化されたMUSの患者は、自分は医学的に診断治療されなければ、健康になれないと思わされているところがある。シンプルに「健康の秘訣は何ですか？」という質問が有効な場面もあるが、MUSの患者の場合は健康因を一般的で外部からの評価が可能なものと、個別性の高いものに分けて探るとよいだろう。一般的な健康因は、知識、金銭、家族、友人などであり、個別の高い健康因は、大事にしている価値観、言葉、体験、モノ（アクセサリーや家具など）、ペットといったものである。

全体として、いろいろ症状が続いていて大変なことは大変なのだが、なぜこの患者はそれなりの生活がなんとか可能になっているのかというところに焦点を当てて探ってみたい。患者とともにそうした視点で探索している経過の中で、患者自身に気づきが生じることはしばしばある。人は、こうした健康因を常時意識して生活しているわけではないからである。

3）ライフストーリー

また、MUSの患者では、その患者のこれまでの人生についても知っておきたい。どういう人生を歩んで今ここに至っているのか、ということを知ろうとすること自体が、患者医師関係を強化する。ストーリーを聴取することは、正確な歴史的事実を探るということではなく、「患者と医師で物語（ナラティブ）を構築していく」というイメージである。筆者の経験上、生まれてから順々に聞いていくのはあまり意味のあるナラティブにはならない。むしろ、職業歴と世帯歴に的を絞ってそこから派生的に様々なことを聴取するのがよいだろう。そして、今に至るまでに、自分の症状が人生にどのような影響を与えてきたか、そのことがもつネガティブな意味だけではなく、ポジティブな意味（例えばこの症状があるがゆえに意外な人との出会いがあった、など）もあるかどうか探ってみると意外な気づきが言語化される場合がある。そして、ライフストーリーの構築により、上述したbiographyの解像度が上がってくるだろう。Arthur Kleinmanのナラティブに関する研究[7]がこの分野の力量向上に非常に役立つ。

4）症状病名の活用

例えば原因不明のしびれ、原因不明の動悸といった、身体疾患がないということを暗喩するタイプの病名ではなく、しびれ症、脈拍障害などといった、症状自体を病名として患者との共通用語として使うことは、経験のある医師なら結構やっているのではないだろうか。こうした症状診断の意味は最近また注目されている[8]。病名をつけるというのは医療化しているのではないかという懸念をもたれるかもしれないが、症状診断の意味は、むしろ症状は「確かにある」「フェイクではない」といったメッセージを患者に伝えることになると考えられる。医学的疾患名ではないがこうしたラベリングは、見放されるのではないか、精神的なモノだと思っているのではないかという患者の懸念を軽減するのではないだろうか。

5）処方や相補代替医療の活用

MUSの対症療法としての投薬の原則をまとめることは困難だが、比較的安全な投薬で、医師はちゃんと診ようとしているということに関する非言語的なメッセージを伝えることができる。しびれにビタミンB12、痛みにアセトアミノフェンなどの処方は、医学的というよりは、象徴的な意味をもった処方といえる。また、鍼灸などの副作用のきわめて少ない施術は、やはりつらいところに「手当て」

をするという意味で healing 効果が顕著に見られる場合もある。実は、医師の診察の際も、healing touch としての身体診察は非常に重要である。つらいところ、症状のあるところに聴診器をあてたり、触診をしたりすることは非常に重要である。またワクチン接種や必要なスクリーニング検査を行うことは、医師として、MUS の患者を診ているということを示すことでもある。

▌6）目標

　MUS の対症療法の「目標」は症状があっても、その症状と折り合いをつけながら、新しい生活に一歩踏み出せることと筆者は考えている。これは精神分析理論からインスパイアされたところもあるが、筆者の臨床経験上も納得できるアウトカムである。さらにたとえ症状が改善しなくても、患者医師関係を継続することである。Miller ら[9]がいうように、癒しや回復は診察室の中だけで起きているわけではなく、地域での生活の中での、人やモノ、自然や事件などとの偶然の遭遇によって生じていることがあると、筆者も考えている。新しい日常生活が始まれば、回復の可能性はより高まるのである。不確実性に耐えながら、患者医師関係を維持していくことで、MUS を豊かな意味をもった対象にトランスフォームさせていくことが、対症療法の究極の目標なのかもしれない。

参考文献

1）片岡一竹. 疾風怒濤精神分析入門 ジャック・ラカン的生き方のススメ. 誠信書房. 2017.
2）松本卓也. 人はみな妄想する：ジャック・ラカンと鑑別診断の思想. 2015. 青土社
3）Reeve J. Medical Generalism, Now!: Reclaiming the Knowledge Work of Modern Practice. CRC Press. 2023.
5）Bury M. "Chronic illness as biographical disruption." Sociology of health & illness 4.2. 1982: 167-182.
6）蝦名玲子. 困難を乗り越える力. PHP研究所. 2012.
7）クラインマン A（著）, 江口重幸, 他（訳）. 病いの語り— 慢性の病いをめぐる臨床人類学. 誠信書房. 1996.
8）Soler JK, Okkes I. Reasons for encounter and symptom diagnoses: a superior description of patients' problems in contrast to medically unexplained symptoms (MUS). Fam Pract. 2012.
9）Miller WL, Crabtree BF. "Healing landscapes: patients, relationships, and creating optimal healing places." J Altern Complement Med. 2005; 11 Suppl 1: S41-49.

PART 1 | 対症療法総論

8 | 東洋医学的アプローチ

樫尾明彦

はじめに

　プライマリ・ケアにおける診断学は、ある症候が既存のどの枠組みに入るかを考える意味では、演繹的な思考アプローチと言える。一方で、家庭医療で各ケースごとに個別に対応を考えることは、**帰納**的な思考アプローチともいえる。本書のテーマである対症療法の中でも、東洋医学は、具体的な個別の状態から意味（東洋医学的な「証」）を探っていくのは、**帰納**的な思考アプローチといえるだろう[1]。すなわち、家庭医やジェネラリストが、東洋医学に親和性を感じるときには、家庭医療と東洋医学とに「帰納的な思考アプローチ」という共通点を見出すからではないだろうか。

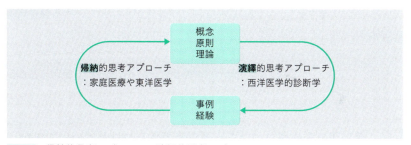

図1　帰納的思考アプローチと演繹的思考アプローチ

　そして、「西洋医学と東洋医学とが両輪である」という背景にも、西洋医学では演繹的な思考アプローチがメインになる一方、東洋医学は（もちろん東洋医学独自の診断や理論はあるにせよ）個別性を重視する帰納的な思考アプローチとなることで、相補する関係といえるのではないであろうか。
　実際には、西洋医学的治療を、容易には始めにくい場合、例えば、まだ細菌感染のフォーカスがはっきりしない段階でエンピリックに抗菌薬を開始するとか、高齢者では副作用が起こるリスクがありそうな西洋薬を使うかどうか、メンタルな症状と考えてベンゾジアゼピンを使うかどうか、侵襲性の高い検査や治療をす

るかなど、悩む場面で、漢方薬を使うことで、西洋医学的検査・治療を用いる前に患者の症状が緩和してきたケースは、筆者も少なからず経験している。

こういった漢方薬の使い方は、東洋医学の専門家からすれば、「時間稼ぎ」や「逃げ」の治療に漢方薬を用いるという消極的な面が見えるかもしれないが、漢方ビギナーの立場からすれば、対症療法の切り札に漢方薬がなりうることを学ぶ機会になるとも考えられる。

1 総論

「漢方薬、いつ始めるの？（今でしょ）」
……精査を考え始めた段階で漢方薬を開始したい

筆者は現在、総合病院で漢方外来を（週1回）担当しているが、そこに紹介されるケースを見ると、西洋医学的な精査をすべて終了して、原因となる西洋医学的疾患が見つからず、一定の期間が経過してから、漢方薬を試してみたいという紹介例が少なくない。

漢方薬に慣れていない立場であれば、自分で処方はせずに、漢方外来に任せるということは間違いではないであろう。ただし、症状が続いている患者側の心理を考えると、漢方薬を試してみて症状が緩和する可能性があるなら、やはり精査開始と同時に対症療法としての漢方薬の投与開始を、本項ではぜひとも提案したい。

今回、以下のように、漢方ビギナー（や患者）からよく聞かれる質問に答える形で進めていきたい。

1）「漢方薬の副作用について、どこまで気をつければいいですか」

漢方薬を早めに処方開始するとなると、その不安要素のひとつが漢方薬の副作用であろう。

漢方薬の副作用は、各処方の構成生薬ごとに考える。基本的には、漢方薬開始により、何か不快な症状が起こったら漢方薬の内服を中止すれば、副作用も収まることが多いと考えられる。ただし、筆者の経験では、甘草による低カリウム血症（偽アルドステロン症）と黄芩による肝機能障害は、自覚症状を伴わないこともあり、漢方薬の内服を継続するのであれば、電解質（カリウム）と肝機能については、定期的にフォローする必要があると考えられる。

表1 漢方薬の副作用について

生薬名	含まれる代表的処方	要注意の疾患・病態など	予想される症状	使用上の注意
甘草（計2.5g/日以上で危険性大）	芍薬甘草湯 桔梗湯 甘麦大棗湯 麻黄湯 葛根湯 抑肝散 など	ループ利尿薬併用中 高齢者	偽アルドステロン症：浮腫、低K血症、血圧上昇	甘草はエキス剤の70%以上に含まれているので、漢方薬の併用に注意する 無症状でも血圧フォローと定期的な電解質測定を勧める
麻黄	越婢加朮湯 麻黄湯 麻杏甘石湯 葛根湯 小青龍湯 麻黄附子細辛湯 など	高血圧 甲状腺機能亢進症 前立腺肥大症 不整脈 高齢者	交感神経刺激作用：血圧上昇、動悸、尿閉など	麻黄含エキス剤の併用に注意 エフェドリン類含製剤、甲状腺治療薬、カテコラミン製剤、キサンチン系薬などとの併用注意
黄芩	小柴胡湯 大柴胡湯 黄連解毒湯 三物黄芩湯など	インターフェロン使用中 肝硬変 高齢者	間質性肺炎 肝機能障害	定期的な採血と胸部写真フォローを勧める
附子	牛車腎気丸 八味地黄丸 真武湯 など	高血圧 高齢者 小児には、原則的に使用しない	適量投与による症状（舌の痺れ、動悸、血圧上昇、減量しなければ中毒死もあり得る）	附子単独製剤の追加時に注意 附子の減量・中止で改善される
地黄	八味地黄丸 牛車腎気丸 六味丸 十全大補湯など	慢性胃炎 GERD	消化器症状：胃もたれ、嘔気、胃痛、下痢など	「空腹時投与→食後投与」に変更で緩和される
大黄	大黄甘草湯 桃核承気湯 潤腸湯 麻子仁丸 柴胡加竜骨牡蛎湯（クラシエ） など	高齢者 妊娠・授乳中	下痢、腹痛	減量・中止にて改善される
山梔子	黄連解毒湯 加味逍遙散 辛夷清肺湯	山梔子含有処方を長期内服している場合	腸間膜静脈硬化症（腹痛、下痢、便秘など）	腸管切除に至った報告あり。長期内服時は、大腸の検査も検討する
桂皮、人参、地黄など	多くの処方	以前に漢方薬内服でアレルギー歴あり	アレルギー症状：蕁麻疹、呼吸器症状など	ほかの生薬でもまれなアレルギーはあり得る。中止もしくはアレルギーの治療が必要となることもある

（文献2より作成）

2）「漢方薬は何剤まで併用できますか」

漢方ビギナーの医師からよく聞かれる質問のひとつであるが、この質問への回答は、漢方の習熟度によって分かれると思われる。漢方に関してプロ級の医師であれば、最初から漢方薬を併用して処方することは十分ありえると考えられるが、漢方ビギナー（という自覚がある）なら、やはりまずは一剤から開始することをお勧めしたい。患者の訴えが複数あり、その症状に漢方薬を選ぼうとすると、どうしても一剤に絞れない可能性も出てくる。その場合に、優先すべきは、最も直近で起こっている症状に着目して、その症状を緩和するための漢方薬を選ぶことである。例えば、数年来の冷えの症状があるが、この1か月くらい、頭痛が間欠的にあり、（頭痛の原因を考えつつ）冷えと頭痛とどちらの漢方薬から始めるか迷う場合、まずは数年来の冷えよりも、1か月ほど間欠的に続いている頭痛を緩和する漢方薬（例 呉茱萸湯など）を選ぶことをお勧めしたい。その理由としては、筆者の実感として、症状が改善する（と予想される）スピードは、罹患した期間によると考えられるからである。例えば、ある漢方薬を継続内服していた患者が風邪で受診して、風邪の漢方薬を処方する場合は、可能であれば、継続内服している漢方薬はいったん中止し、風邪の漢方薬を内服終了した時点で、継続内服していた漢方薬内服を再開することが一般的である。また、漢方ビギナーで当初から漢方薬の併用を控えたいもう1つの理由が、副作用リスクである。漢方薬の副作用は（前記のように）構成生薬から考えるが、もし2剤の漢方薬を当初から同時に内服して、副作用が起こった場合に、2剤のうちのどちらの漢方薬（の構成生薬）の副作用か、判別することがかなり困難となるのである。漢方薬の併用には、効果増強する組み合わせも存在するが、まだ漢方診療にそこまで自信がない段階では、まずは1剤から開始して、併用よりは1剤ずつ変更していくことが望ましいと考えられる。

3）「漢方薬は1日3回飲まないと効きませんか」

医師よりも患者から聞かれることの多い質問である。大手メーカーの処方の中には、1日6包（1回2包×1日3回）が標準量の処方（黄耆建中湯、小建中湯、大建中湯）もあり、少なめに処方すると「1日6包が標準量ですが」と疑義照会で聞かれる可能性もある。しかし、漢方薬（大建中湯）の効果は用量依存性とは限らないという報告[3]もあり、必ずしも標準量を出す必要はないとも考えられる。特に1日6包が標準量といわれている処方でも、まずは1日2包、3包程度から開始して、効果増強が必要だったり、患者が希望して増量して内服で

きそうであれば、1日4〜6包に増量していく方が、残薬を増やさないことにもつながると考えられる。

4)「漢方薬を変更するタイミングは？」

　試した漢方薬を2週間内服しても、再診で「（全然）効きませんでした」と患者が話す場合に、どのように考えたらよいだろうか。効果を感じなくても患者が2週間漢方薬を内服継続できていた場合には、主訴の緩和はなかったとしても、何かしら別の症状の改善（排便や食欲、冷えの緩和など）があった可能性が考えられる。漢方薬の効果は、速効性のある処方（こむら返りの芍薬甘草湯や、発熱時の麻黄湯など）以外では、4週間ほどの内服で徐々に症状の改善を認める可能性もある。患者に「もう少し同じ漢方薬を内服継続してみるか」と提案して、継続の意思がゼロでなければ、できれば同じ処方の継続をお勧めしたい。もし、効果がなかったり、味が合わなくて、内服開始2週間の間に途中で中止をしたりしている場合には、なかなか再開は難しくなり、別の処方を検討した方がいいと思われる。

5)「漢方薬の止めどきについて」

　漢方薬内服で副作用が起きた場合は中止することは当然であるが、漢方薬開始にて症状の緩和が見られたときに、どこまで内服継続をしていくのかについては、今のところコンセンサスはないと思われる。よってケースバイケースにはなるかとは考えられるが、症状が改善していくと、大手メーカーの漢方薬が顆粒のこともあり、飲む手間の影響か、自然に飲む回数が（特に昼の内服回数が）減ってくる傾向があるように感じられる。再診時に、まだ漢方薬が余っていますと患者から言われたら、降圧薬や血糖降下薬など西洋薬のように「飲み忘れはいけません、きっちり飲みましょう」とは言わずに、対症療法の処方である点からは「漢方薬を飲み忘れることは悪いことではありません」と伝えて、内服回数が減って、漢方薬が残っているなら、減量、中止できる機会と考えてよい。

2 ｜ 各論

　昨今、症状から1対1対応で処方するマニュアル的な内容から、漢方理論をじっくり説明している内容の本まで、漢方関連の書籍は数多くある。
　今回、対症療法についての書籍とのことで、西洋医学的には、もう「仕方がな

い（様子を見るしかない）」というフレーズから、候補となる漢方薬があるかを考察したい。

西洋医学的には「仕方がない」となる傾向が強い患者からのフレーズ

a）「加齢のせいでしょうか」

　足腰が弱った、体力が落ちた、下肢の筋力が落ちた、尿が近くなったなど、加齢による衰えや症状は、西洋医学的には「年のせいだから仕方がない（様子を見ましょう）」となる傾向が考えられる。「年のせい」は、漢方では、腎虚と呼ばれる病態として、補腎剤を処方することができる。補腎剤の代表は、八味地黄丸である。八味地黄丸には、身体を温めると言われる附子が構成生薬として含まれるが、牛車腎気丸にはその附子が八味地黄丸よりも多く含まれており、冷え（特に下肢の冷え）の訴えがある場合には、八味地黄丸よりも、牛車腎気丸を試すことをお勧めしたい。

b）「自律神経のせいでしょうか」

　このフレーズは、患者よりも、医療者側が口にする場合は特に、該当する症状の（西洋医学の）器質的な原因が見つからない、もしくは、「メンタル的な訴えだから精神科や心療内科に紹介しよう」という意味ともなりうるだろうか。しかし、漢方では、自律神経（失調）のせいと疑い始めるタイミングで、以下のように、使える処方が複数ある。

表2　自律神経の調整に処方する漢方薬の例

交感神経の過緊張の状態 （緊張が常に張りつめて動悸などが起こる）	柴胡加竜骨牡蛎湯 （錠剤あり→コラム1参照）
副交感神経の機能低下の状態 （夜や1人の時間でもリラックスできずに眠れない）	抑肝散
柴胡加竜骨牡蛎湯のタイプで冷えや疲れやすさを伴う	柴胡桂枝乾姜湯

（文献4より引用）

c）「温めるしかないでしょうか」

　「冷え」や「冷えによる疼痛」の訴えには、もし冷えの原因となる器質的な疾患が見つかった場合には、西洋医学的に治療適応となるが、原因となる（西洋医学的な）疾患が見つからない場合は、保険適用の温める西洋薬はおそらくまだな

い。一方で、漢方薬は、冷えに使える処方が複数ある。冷え（や冷えによる増悪する症状）がある場合は、冷える部位を尋ねることがまず大切である。

　温める治療として、漢方薬のほかに温灸もあげられる。鍼灸については、医師は鍼灸施術のできる資格ではあるが、保険診療でどこまでできるか、近隣の鍼灸院と競合を避けたいなど、ナーバスな点はあるが、冷えの治療として、鍼灸関連の書籍[5]を読みつつ、知識を蓄えておくことは、症状緩和につながる一手となる。

表3　冷え症状に処方する漢方薬の例

末梢の冷え（や凍瘡）	当帰四逆加呉茱萸生姜湯
上半身の熱感と下半身の冷え（冷えのぼせ）	加味逍遙散（錠剤もあり）
高齢者で主に下半身の冷え	八味地黄丸や牛車腎気丸
冷えに軟便や歩行時のふらつきを伴う	真武湯
特定の部位はない冷え	当帰芍薬散（錠剤もあり）

d）「更年期障害の症状でしょうか」

　閉経前後の5年間を更年期とは定義するが、更年期障害の定義（診断）については、閉経前後のホルモン値は変動が大きく、診断に有用でないとされている。更年期とは年齢的に外れているはずの高齢女性からや、最近は男性からも「更年期障害の症状でしょうか」という質問を、外来で聞かれる機会が想定されるようになった。実際の更年期の女性には、女性ホルモンの補充療法が適応となることも考えられるが、漢方薬であれば、性別、年齢問わずに、症状から処方選択が可能となる。

表4　更年期症状に処方する漢方薬の例

上半身が熱く下半身が冷えている	加味逍遙散（錠剤もあり）
（身体のどこかの部位が）時には熱かったり、冷えたりする	柴胡桂枝乾姜湯

e）「自然に治るのを待つしかないでしょうか」

　例えば、風邪診療では、抗菌薬が必要な細菌感染が否定的な場合は、風邪の定義が「自然に軽快して風邪と診断できること」でもあり、このようなフレーズを伝えることは少なくないであろう。自然に治るのであれば、処方は不要……という意見もあるかとは思うが、対症療法が本書のテーマであり、そこであえて、自

然に治る症状でも、より早く治せる可能性を考え、漢方薬の候補をあげてみたい。

表5　風邪診療

i）フェーズで（病初期〜数日経過してから）処方する

病初期	発汗していない	麻黄湯（発汗したら終了）
	すでに発汗あり（もしくは麻黄が飲めない場合）	桂枝湯
	発汗の有無がはっきりしない	葛根湯（錠剤もあり）
数日経過している		小柴胡湯　もしくは 柴胡桂枝湯（錠剤もあり）

ii）風邪症状にピンポイントに処方する：
（上記ⅰ）の処方と、併用よりは、どちらかをなるべく優先して処方する

咽頭痛		桔梗湯
咳嗽		麦門冬湯や五虎湯（錠剤もあり）
鼻炎症状	鼻汁　漿液性	小青竜湯（錠剤もあり） （麻黄が飲めない場合：苓甘姜味辛夏仁湯）
	鼻閉	葛根湯加川芎辛夷（錠剤もあり） （麻黄が飲めない場合：辛夷清肺湯）
	冷えで咽頭痛や鼻水が悪化	麻黄附子細辛湯（カプセルもあり）

f）「疲労（過労）のせいでしょうか」

　疲れやすい、だるいという主訴の場合、易疲労感の鑑別には、身体疾患の否定がまず大切と考えられる。身体疾患が原因とは考えにくい場合は、うつ病などの精神疾患や慢性疲労症候群が鑑別となるが、漢方薬は、症状があれば治療適応となるため、原因疾患によらずに、処方の選択が可能となる。

　漢方では、元気がない状態と、栄養が不足している状態とを、それぞれ気虚、血虚、（気血両虚：気虚も血虚もある状態）と呼ぶ。その状態により、選択する処方も異なる。

表6　気虚や血虚の症状に処方する漢方薬の例

気虚の症状の第一選択	補中益気湯（錠剤もあり）
気虚で食欲も低下している場合（補中益気湯の効果が乏しい場合）	六君子湯
気血両虚の場合	十全大補湯

g）「常に痰がからんでいます」

　特に高齢者では、咀嚼機能が低下するとされ、加齢による嚥下関連の筋力低下

もあり、「常に痰がからんでいる」という訴えを聞くことは少なくない。誤嚥については、脳血管障害や神経変性疾患などの器質的疾患が原因の可能性もあるが、診察や検査で、そのような原因疾患が否定的な場合は、やはり加齢のせいであると考えられ、西洋薬の対応も対症療法になると考えられる。そこで、このような痰がらみ、後鼻漏などの症状に、1剤で使える漢方薬が辛夷清肺湯である。辛夷清肺湯には麻黄や甘草が含まれず、長期の投与も比較的安全と考えられる〔ただし、辛夷清肺湯には山梔子が含まれる（ 表1 漢方薬の副作用参照）〕。

h）「天気が悪いと調子がよくないです」

最近は、雨の日や低気圧や台風が近づいてきたときに、頭痛や体調不良が起こることは認知されるようになり、「気象病」とも言われている。気圧を予報するアプリ[6]も存在する。

頭痛は、西洋医学的に鑑別することは可能であるが、気象病は、漢方では、水滞（もしくは水毒：体内水分分布の不均衡）が原因と考えられる。水滞を改善させる利水剤の代表は、五苓散である。

五苓散には、麻黄や甘草が含まれず、長期の投与も比較的安全と考えられる。COVID-19（新型コロナウイルス感染症）の流行と共に増え続けていると考えられるCOVID-19罹患後症状に、漢方薬を用いた症例を紹介する。

症例　COVID-19（新型コロナウイルス感染症）罹患後症状　30代女性

202X年Y月にCOVID-19に罹患し、急性期の症状は緩和したものの、倦怠感や易疲労感が改善せず、1か月ほど職場に復帰ができないということで、近医内科から総合病院の総合診療科に紹介となった。総合診療科では治療可能な病態を探す一方で、補中益気湯が2週間処方になり、その後のフォローの目的で、漢方外来にも紹介になった。

■＜初診＞

患者より「補中益気湯を飲む前は、仕事に行けないくらいだるくて疲れやすかったですが、飲んだら、3、4日で元気が出てきたので、仕事に復帰したところ、仕事翌日の疲れはきつく、食欲も落ちてきて、仕事復帰できるほどには元気にはなっていません」とのことだった。

総合診療科では、症状の原因となる器質的な疾患は見つからず、COVID-19罹患後症状の可能性が高いという診断であった。補中益気湯を内服しても、仕事による倦怠感があり、食欲が落ちている、気虚の状態であり、補中益気湯から六君子湯に変更して、処方した。

71

■ <さらに 2 週間後の再診>

患者より「この薬（六君子湯）の方が、味も飲みやすく、効いている気がして、コロナに罹って以来、食事が美味しく感じたのは初めてです。もう一度仕事に復帰してみます。」とのことで、六君子湯の効果があったと考え、1 日 3 回内服で継続した。

■ <さらに 4 週間後の再診>

患者：「この薬（六君子湯）は確かに効いているとは思いますが、仕事中に効果が切れてくるのがわかって、（六君子湯を）1 日 3 回より、もっと飲むことはできますか」

→六君子湯 1 日 3 回をさらに増量することは控えて、六君子湯 1 日 3 回に香蘇散を 1 日 1 回足すことで（香砂六君子湯※の方意）、六君子湯の効果の強化を図った。

※六君子湯の効果を高めるために、六君子湯＋香蘇散≒「香砂六君子湯」という処方に近づけられる。

■ <さらに 4 週間後>

患者：「2 つの漢方薬（六君子湯と香蘇散）で、だいぶ元気になっています。仕事も続けられています。でもやはりコロナに感染する前ほどの体力には戻っていません」

→六君子湯＋香蘇散の処方をその後半年ほど続けていき、体調の波はあるものの、COVID-19 罹患直後に比べれば、倦怠感や易疲労感は緩和し、体調は回復傾向を維持し、欠勤もなくなった。

おわりに

筆者が上記に紹介したケースで感じたのは、患者の回復過程 [7] は、必ずしも漢方薬の内服だけによるわけではなく、患者自身が、COVID-19 罹患後症状を経験したことで、自らの体調を見直し、回復する過程を、自身で体験できるようになっていたことであった。

また、回復する過程には、患者と医療者間の治癒的関係性（healing relationships）を理解することの意義が指摘されている [8] が、漢方薬投与においても、治癒的関係性の重要性について、筆者は感じている。

同文献では、

(1) 判断的ではなく、感情的な絆を作る（そこに価値を見出す）

(2) 患者の利益を最大限にもたらすよう、臨床医は、力を発揮できるように意識する

(3) 長期にわたって患者をケアすることを遵守する

以上3つのプロセスにより、治癒的関係性を築くことができる[8]とされている。

漢方ビギナーであっても、プライマリ・ケアの外来で、対症療法に漢方薬という一手を加えることで、対症療法自体が、患者と医療者の治癒的関係性の強化につながり、かつ漢方薬の効果が実感できれば、漢方について、より深く学ぼうと思えるきっかけになりうると考える。

コラム2：漢方薬の錠剤について

大手のメーカーであるツムラの漢方薬はすべて顆粒であるが、他メーカーで、錠剤やカプセルの漢方薬が存在する。錠剤やカプセルだと、西洋薬に比較して、1回の内服錠（カプセル）数が多くなる傾向はあるが、顆粒が苦手な場合には、錠剤やカプセルで処方することも検討したい。ただし、近隣の薬局には、顆粒の漢方薬しか在庫がない可能性もあり、できれば、薬局と相談して、錠剤やカプセルの漢方薬について、頻用する処方だけでも在庫があるように相談しておきたい。

漢方薬の錠剤、丸剤、カプセルのある漢方薬（〜 P.74）

漢方薬	剤形	メーカー	1回（成人）量
安中散	錠剤	オースギ	3錠
	カプセル	コタロー	2カプセル
茵蔯蒿湯	カプセル	コタロー	2カプセル
黄連解毒湯	錠剤	オースギ	5錠
	錠剤	クラシエ	6錠
	カプセル	コタロー	2カプセル
葛根湯	錠剤	オースギ	2錠
	錠剤	クラシエ	6錠
葛根湯加川芎辛夷	錠剤	クラシエ	6錠
加味帰脾湯	錠剤	クラシエ	9錠
加味逍遙散	錠剤	オースギ	6錠
桂枝加芍薬湯	錠剤	クラシエ	6錠
桂枝加苓朮附湯	錠剤	クラシエ	6錠
桂枝茯苓丸	錠剤	クラシエ	6錠
五虎湯	錠剤	オースギ	3錠
五苓散料	錠剤	クラシエ	6錠
柴胡加竜骨牡蛎湯	錠剤	クラシエ	6錠
柴胡桂枝湯	錠剤	クラシエ	6錠
三黄瀉心湯	カプセル	コタロー	1カプセル

四君子湯	錠剤	オースギ	6錠
四物湯	錠剤	クラシエ	6錠
小柴胡湯	錠剤	オースギ	6錠
小青竜湯	錠剤	クラシエ	6錠
十味敗毒湯	錠剤	クラシエ	6錠
大黄甘草湯	錠剤	クラシエ	2錠
大柴胡湯	錠剤	オースギ	6錠
	錠剤	クラシエ	6錠
桃核承気湯	錠剤	クラシエ	6錠
当帰芍薬散	錠剤	オースギ	6錠
八味丸	丸剤	ウチダ	20丸
八味地黄丸	錠剤	オースギ	6錠
	錠剤	クラシエ	6錠
半夏厚朴湯	錠剤	オースギ	4錠
	錠剤	クラシエ	4錠
白虎加人参湯	錠剤	クラシエ	4錠
防已黄耆湯	錠剤	クラシエ	6錠
防風通聖散	錠剤	クラシエ	9錠
補中益気湯	錠剤	オースギ	6錠
麻黄附子細辛湯	カプセル	コタロー	2カプセル
薏苡仁湯	錠剤	クラシエ	6錠
苓桂朮甘湯	錠剤	オースギ	5錠

(文献9より引用)

コラム3：近隣の薬局に出したい漢方薬の在庫がないとき[10]

　コラム2にも書いたように、漢方薬は、西洋薬に比較して、大手メーカー以外の処方が薬局の在庫が薄いことが少なくない。また、COVID-19流行により、風邪症状に処方する漢方薬を中心に在庫が少なくなっている現状もある。以下に、今回取り上げた漢方薬（主に風邪症状に出す漢方薬）の在庫がないときの代替薬の例をあげておく。

麻黄湯　→　葛根湯
麻黄附子細辛湯　→小青竜湯（苓甘姜味辛夏仁湯）
麦門冬湯　→　辛夷清肺湯
桔梗湯　→　小柴胡湯加桔梗石膏
牛車腎気丸　→　八味地黄丸

参考文献

1) 困ったときの2の手，3の手 今こそ知りたい漢方・鍼灸. 治療. 南山堂. 2023: 105: 14.
2) 樫尾明彦, 今藤雅俊, 他（編）. 先生，漢方を鍼灸を試してみたいんですけど……. 南山堂. 2015.
3) Effect of daikenchuto（TU-100）on gastrointestinal and colonic transit in humans. https://pubmed.ncbi.nlm.nih.gov/20378829/
4) 長瀬眞彦, 樫尾明彦. プライマリ・ケアにおける漢方薬の新たなニーズ：COVID-19緊急企画. Gノート. 羊土社.
   https://www.yodosha.co.jp/gnote/special/special2020_02.html
5) 寺澤佳洋（編著）. 鍼灸のことが気になったらまず読む本. 中外医学社. 2020.
6) 頭痛ーる. 気圧予報で体調管理 - 気象病対策アプリ. Google Play.
7) 藤沼康樹, 一家庭医療における「回復」の構造❶—HEALING LANDSCAPE. 2020. 総合診療; 30: 1148-1152.
8) Understanding Healing Relationships in Primary Care | Annals of Family Medicine（annfammed.org）
9) 宮内倫也, 樫尾明彦. 対話で学ぶ精神症状の診かた. 南山堂. 2019: 238-239.
10) 吉永　亮, 樫尾明彦（編）. 本当はもっと効く！もっと使える！メジャー漢方薬〜目からウロコの活用術. Gノート増刊. 羊土社. 177.

PART 1 | **対症療法総論**

9 | リハビリテーションの視点を活かした症状緩和

鵜飼万実子

1 | リハビリテーションとは

　リハビリテーション（以下　リハ）とは、加齢や慢性疾患や障害、怪我、外傷などの健康状態が原因で日常の機能が制限されている、または制限される可能性がある場合に必要なケアのことを指す[1]。日本では、回復期リハ病床、地域包括ケア病床、介護医療院、介護老人保健施設、特別養護老人ホーム、訪問リハなど多岐にわたる場所でリハが提供されている。多くの活躍が期待される家庭医は必ずリハについて相談を受けるだろう[2]。しかし、現状はリハを学ぶ機会はまだ少ないため、on-the-job training になってしまう[3]。

　リハは医師が出せる処方箋のひとつである。薬であればどれくらいのタイミングで開始し、どの期間内服してもらい、副作用を考慮しつつも、効果が出たら一区切りとする、といった具合に考えていくと思うが、それと同様である。つまり、リハの指示を出すときには、指示を出すタイミングを考慮し（例えば、意識障害が改善した段階）目標を設定し（例えば、T字杖歩行ができた時点で退院）、介入期間の目安を決め（例えば、入院期間の2週間）、リスクについて注意書きをし（例えば、収縮期血圧が80 mmHgになったら中止）、効果が出たら一区切りとする（例えば、血圧が安定し歩行ができる状態）ことを意識することがポイントだ。

　目標を決めるには、次に述べる ICF のフレームワークを用いて患者の状態を俯瞰し、介入ポイントを洗い出すと良い。また、Barthal Index（10の評価項目をそれぞれの自立度に応じて0〜10または15点で評価）や FIM（運動 ADL13項目、認知 ADL5項目で構成され、それぞれの介助度を1〜7点で評価）で ADL 評価を数値化している医療施設も多くなってきた。目標設定にこちらも活用されるといいだろう。

2 | 国際生活機能分類（International Classification of Functioning, Disability and Health: ICF）

　ICF とは2001年に WHO が採択した国際分類のひとつである。

ICFが作られたねらいとして、WHOは
- 健康状態と健康関連状態、アウトカム、決定要因、および健康状態と機能の変化を理解し、研究するための科学的基礎の提供
- 医療従事者、研究者、政策立案者、障害者を含む一般市民など、異なる利用者間のコミュニケーションを改善するために、健康と健康関連の状態を記述するための共通言語の確立
- 国、医療分野、サービス、時間を超えたデータの比較を可能にすること
- 健康情報システムのための体系的なコーディングスキームの提供

であると述べている[4]。

ICFはすべての人を対象として、生活機能（プラス面）と障害（マイナス面）の両面からその人の「健康状態の構成要素」を評価するフレームワークである。

生活機能は「心身機能・身体構造」「活動」「参加」で分類され、障害は「機能障害」「活動制限」「参加制約」と分類される。生活機能の背景因子として「個人因子」「環境因子」があり、これらが相互作用することで健康状態が築かれる（図1）。

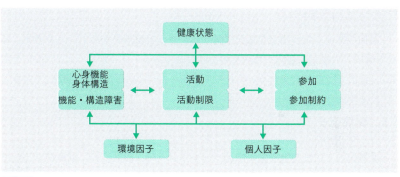

図1　ICF

ICFのそれぞれの項目を解説する。

1）健康状態

生活機能の変化は健康状態に影響を与える。生活機能の変化の原因には疾患・変調（病気やけが、その他の異常）があるが、妊娠・加齢・ストレス状態も含んでおり、これらを総合して「健康状態」という。

2）心身機能・身体構造 ／機能・構造障害

「心身機能」とは、手足の動き、精神の動き、視覚・聴覚などの機能を指し、「身体構造」は手足の一部、心臓の弁などの体の部分を指している。これらに問題が生じた状態が「機能・構造障害」である。

3）活動／活動制限

「活動」とは生活行為、すなわち生活上の目的をもち、一連の動作からなる、具体的な行為を指す。ADL（Ability of Daily Living：日常生活活動）やIADL（Instrumental ADL：道具的日常生活活動）といった、生きていくために基本的に必要な具体的な行為から社会生活上必要な行為が含まれ、さらには余暇活動や趣味や旅行やスポーツなども含まれる。これらに問題が生じた状態が「活動制限」である。

4）参加／参加制約

「参加」とは人生の様々な状況に関与し、そこで役割を果たすことである。家庭や職場での役割、趣味や地域での活動などである。生きがいなどのQOLを含めたADLがここに含まれる。これらに問題が生じた状態が「参加制約」である。

5）環境因子

「環境因子」には交通や家屋環境や福祉用具（杖、義肢装具、車椅子など）などの物的な環境因子だけでなく、家族、友人などの人的な環境因子、制度・就労・医療・介護・福祉などの制度的な環境因子も含まれる。

6）個人因子

「個人因子」にはその人固有の特徴を指す。年齢、性別、民族、生活歴（職業歴、学歴など）、価値観などが含まれる。

3 リハビリテーションのアプローチ

リハには4つのアプローチがある。①「心身機能・身体構造」の課題（機能障

害 impairment）に対する「治療」的アプローチ、②「活動」の課題（活動制限 disability）に対する「代償」的アプローチ、③「社会参加」の課題（社会的不利 handicap）に対する「環境改善」的アプローチ、そして④直接体験としての障害（illness）に対する「心理」的アプローチである[5]。

　脳梗塞後に痙縮を起こした筋肉に対し、理学療法で徒手的に緩和させることは「治療」的アプローチである。また、痙縮を起こした筋に対してフェノールブロックや A 型ボツヌリス毒素注射を行うのも「治療」的アプローチである。

　近視や老眼なども含めて視力低下がある方に対して眼鏡を処方するのは「代償」的アプローチである。右利きの患者が右上肢の麻痺を起こしたときに、左手に利き手交換をすることも「代償」的アプローチである。

　車椅子の移動が必要となった患者が、自宅で生活をできるようにするために玄関の段差にスロープを設置するのは「環境改善」的アプローチである。高次脳機能障害を負った患者の職場復帰に向けて、会社側と調整をするのも「環境改善」的アプローチである。

　また、障害を抱えた者は、障害に対する偏見や生活への不安から障害の受容ができず、不安と恐怖を抱くことが多い。上田敏は、「障害の受容とはあきらめでも居直りでもなく、障害に対する価値観（感）の転換であり、障害をもつことが自己の全体としての人間的価値を低下させるものではないことの認識と体得を通じて、恥の意識や劣等感を克服し、積極的な生活態度に転ずることである」と述べており[6]、障害をもつ体をあきらめるのではなく、価値観を見直して未来を前向きに過ごす、その支援を行うことを「心理」的アプローチと述べている。

　ICF を用いたリハのアプローチは、家庭医療の現場で用いる BPS や患者中心の医療の方法、病因論等にも共通点・類似点がある。他モデルと比べて ICF に特徴的なのは「活動」に注目している点である。どの動きができて、どの動きに課題点があるのか、そしてどのように動けるようになりたいのか、を見つめていく必要がある。患者をあえて観察することや生活の様子を聞くことで、患者の様子を描いていくことが鍵となる。

　ICF を用いて考えていくアプローチについては他書で詳しく書かれているので参照してほしい[7-10]。

4 リハは根本治療？　対症療法？

　読者には「リハといえばトレーニング！　リハさん頑張って！　あとはよろしく！」というイメージがあると思うが、それはきっと「心身機能の障害」に対す

るアプローチのみを考えた視点である。

　ICFで俯瞰すると、薬を使って治すのもリハであり、介護保険を使って社会サービスを調整するのもリハである。医師が実施することもリハの一部なのだ。リハは根本治療にも対症療法にもなり得る。

5 診察室でもできるリハとは？

　リハが必要になる場面はたくさんあると思うが、よく質問をいただくのは、リハ処方を出さない、または出せない場合にどのように対応すればいいか？　という内容である。

　フレイルのレベルであると、介護保険を申請しても非該当や要支援レベルの判定になり、十分なリハの支援を受けられないこともある。加えて本人が介護サービスの介入を希望されず「自分でなんとかする」と述べることもあるだろう。本人の尊厳を尊重しつつ、リハとしてできるアプローチを考えていただきたい。

　まずは全身状態を医学的に評価したうえで、「心身機能・身体構造」の良い点と課題点を整理してほしい。

　簡単な例として、すり足歩行をしている高齢男性患者がいたとする。患者は介護保険を利用しておらず、デイケアなどの介助を嫌がっている。

　既往・病歴や現状の動きをもとに、ICFの「心身機能・身体構造」を整理すると以下のように埋められる（図2）。

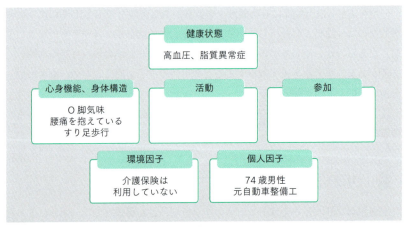

図2　症例の「心身機能・身体構造」を考える

「心身機能・身体構造」の課題をもとに「活動」にどのように支障が出るかを考えていく（図3）。

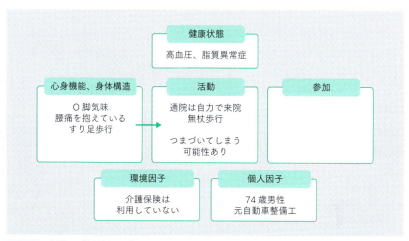

図3　症例の「活動」を考える

そして、「活動」の課題から想定される「参加」の課題を埋めていく（図4）。

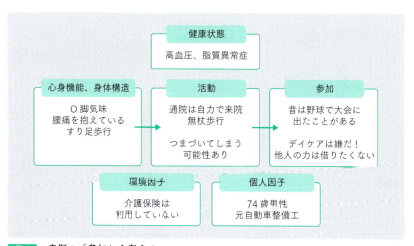

図4　症例の「参加」を考える

ICFの各要素はそれぞれが連関しているものではあるが、慣れないうちは「心身機能・身体構造」「活動」「参加」を、患者像を想像しながら埋めていくとよい。

この場合は、「身体構造」として脚力の弱さがあり、それが影響して「活動」や「参加」に支障が出かねない状況だと分析できる。
　本人は介護の力は借りたくないと希望をされている。実際のところ上記のような動作能力だと、介護保険を申請しても高い介護度は望めないだろう。
　この場合でも体力を維持する方法として、我々の外来で指導をするのも手である。
　一番汎用性が高いのはスクワット（図5）である。大腿四頭筋だけでなく、前脛骨筋や脊柱起立筋など多くの筋肉に負荷をかけることができる[11]。
　スクワットで注意しなければならないのは、①かがむときに膝が内側に入らないようにすること、②かがむときに膝がつま先より前に出ないようにすること、③背中が丸まらないようにすること、である。しかし、各人の身体特性もあるため、体を痛めない範囲で行ってほしい。

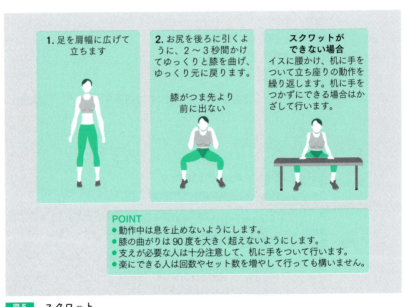

図5　スクワット
（文献12を参考に作成）

　この他、ストレッチや自主トレーニングの説明に用いることができるWebツールもあるので、忙しい診療の中でも活用してほしい[13,14]。YouTubeなどの動画を指導材料に用いるのもよい。ただし、動画素材の吟味は必要である。

　高齢者に対してどれくらいの目安で負荷をかけるかは悩ましいが、表1を参

考にしてほしい。

表1 高齢者の抵抗運動の目安

頻度	週2以上
強度	初心者は40〜50%1-RMから行い、徐々に強度を上げる 1セット10〜15回（初心者は8〜12回を1〜3セット実施する ※1-RMとは1回あたり、なんとかできる負荷 ※低負荷、高回数で代用できるという文献もあり
種類	多関節運動が望ましいが、単関節運動や体幹運動も取り入れてよい。道具やウエイト、自重運動、階段昇降運動などを活用して、大筋群に負荷をかける

RM: repetition maximum; 最大反復回数
（文献15を参考に作成）

　抵抗運動に関しても、本人が継続できるか見極めも必要である。筆者は診療時間が少し取れれば、スクワットを実演し、患者と共に練習をすることもある。本人が適切に実施できるのであれば、1セットあたりの回数を増やすことを提案する。また、変形性膝関節症などがあり負荷をかけることが難しいようであれば、テーブルに手をついた状態で椅子から立ち上がる動作を提案している。膝や腰を痛めていないかフォローアップも行い、回数や負荷の調整を行う。

6 腰痛への介入

　よく質問をいただく内容に、腰痛のリハ指導がある。

　国民の有訴率のトップは腰痛である[16]。腰痛は労働の作業関連疾患のひとつでもあり、第14次労働災害防止計画では「職場における腰痛予防対策指針を参考に、作業態様に応じた腰痛予防対策に取り組む」ことが盛り込まれた[17]。腰痛の約85%は非特異的であるため、その対応は対症療法に大きく頼らざるを得ない。

　腰痛患者を診察する場合、特異的疾患（椎間板ヘルニア、脊柱管狭窄症、圧迫骨折、悪性腫瘍の腰椎転移、脊椎炎、大動脈解離や尿管結石などの血管系や他の内臓系疾患など）があるか確認するために、病歴聴取、理学所見、場合によっては画像検査を行う。そのうえで、病態に合わせての指導を行う。

　今回は非特異的腰痛にフォーカスを当てて説明を行う。

　急性腰痛では疼痛が強いため、疼痛緩和が主体となる。この際、安静臥床で長期に過ごすことは、やむを得ない場合を除けばあまり推奨されない。市販の腰部サポーターも急性期の疼痛緩和として助けにはなるが、長期使用は患者の体幹筋力の低下を助長しかねない。腰部サポーターと患者との付き合いはほどほどにするよう促したほうがよい。基本的には日常生活を送っていただくので構わない。

患部を少し温めておくことで筋性スパズムを和らげる効果があるとされるため、ホッカイロなどを使うのも有益だろう[18]。

亜急性期・慢性期腰痛でリハは効果を発揮する。腰痛のリハの基本は体幹の安定性を向上させるものである。スポーツ整形外科学会が公開しているPDFが指導資料としても使いやすい（図6）。

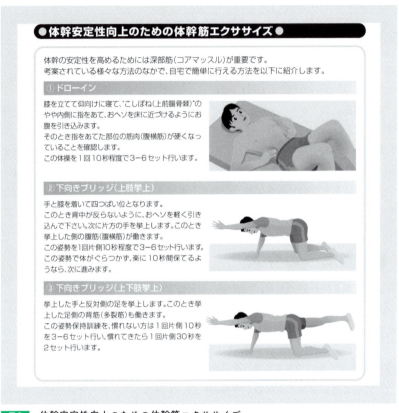

図6　体幹安定性向上のための体幹筋エクササイズ
（文献19より引用）

まずは、体幹筋力向上を目指すリハを指導し、病状や患者の体力に合わせて強度の高いものを加えていくのがよいだろう。アメリカ整形外科学会の推奨も参考になる[20]。

おわりに

この項ではリハのアプローチについて紹介をした。

ICFを用いて患者の現状を分析していき、そのうえで介入できるポイントを紐解く作業は慣れてくるととても楽しく、やりがいもある。リハについてはどのポイントに対して、どのくらいの介入にするかをあらかじめ設定したうえで、適宜見直しをして実施することが望ましい。

リハのリソースは地域によっても異なり、そして患者本人の希望もあるため、たくさんのアプローチが存在する。患者と対話をして工夫をした介入をしてほしい。

参考文献

1 ） Krug E, Cieza A. Strengthening health systems to provide rehabilitation services. Bull World Health Organ. 2017; 95: 167.
2 ） 鵜飼万実子, 岡田唯男. 退院後も欠かせない生活期リハ、地域での暮らしを支える地域リハ. その患者さん、リハ必要ですよ！！. 羊土社. 2016:31-37.
3 ） 若林秀隆, 他. 若手家庭医はリハビリテーション領域の臨床能力獲得に関してどのように考えているか─質的研究. 家庭医療. 2010; 15: 4-15.
4 ） National Center for Health Statistics: The ICF an Overview
https://www.cdc.gov/nchs/data/icd/icfoverview_finalforwho10sept.pdf
5 ） 上田　敏. リハビリテーションは障害をいかに克服するか. 上田敏: 目でみるリハビリテーション医学. 東京大学出版会. 1971: 4.
6 ） 上田　敏. 特別寄稿「障害の受容」再論. The Japanese Journal of Rehabilitation Medicine. 2020; 57: 890-897.
https://doi.org/10.2490/jjrmc.57.890, https://www.jstage.jst.go.jp/article/jjrmc/57/10/57_57.890/_article/-char/ja
7 ） 相田万実子. リハビリテーション「あとはリハだけ」は芸がない、リハはあなたと療法士との協働作業. 病院家庭医　新たなSpeciality. 南山堂. 2020: 76-83.
8 ） 高柳宏史. ICFによる評価方法. その患者さん、リハ必要ですよ！！. 羊土社. 2016: 80-85.
9 ） 勝田琴絵. 総合診療医視点にリハ視点を融合させた、ICFによる総合評価. これが総合診療流！患者中心のリハビリテーション. 羊土社. 2017: 73-81.
10） 石田隼音, 鵜飼万実子.【JAPEP presents 多職種連携でみる誤嚥性肺炎の治療と薬剤管理】Support 誤嚥性肺炎のリハビリテーション. 薬事. 2023; 65: 2278-2282.
11） Schwanbeck S, Chilibeck PD, et al. A comparison of free weight squat to Smith machine squat using electromyography. J Strength Cond Res. 2009; 23: 2588-2591.
12） ロコモ ONLINE　ロトコレ
https://locomo-joa.jp/check/locotre
13） 国立長寿医療研究センター在宅活動ガイド
https://www.ncgg.go.jp/hospital/guide/index.html
14） 自主トレばんく　筋トレ・ストレッチ・リハビリのイラスト資料.https://jishu-tre.online/
15） American College of Sports Medicine. ACSM's Guidelines for Exercis Testing and Prescription 11th edition, LWW 2021.
16） 厚生労働省. 2022年国民生活基礎調査　III世帯員の健康状況.
https://www.mhlw.go.jp/toukei/saikin/hw/k-tyosa/k-tyosa22/dl/04.pdf
17） 厚生労働省. 第14次労働災害防止計画.
https://www.mhlw.go.jp/content/11200000/001116307.pdf
18） French SD, et al. Superficial heat or cold for low back pain. Cochrane Database Syst Rev. 2006. 2006; (1): CD004750.
19） 日本スポーツ整形外科学会. 腰痛の運動療法. 2023: 20.
https://jsoa.or.jp/content/images/2023/05/s20.pdf
20） American Academy of Orthopaedic Surgeons. Spine Conditioning Program.
https://orthoinfo.aaos.org/globalassets/pdfs/2017-rehab_spine.pdf

PART

2

風邪診療における
対症療法の使いどころ

PART 2 風邪診療における対症療法の使いどころ

1 | 小児のかぜ症候群への対症療法

児玉和彦

　まず、「かぜ症候群」の定義が必要である。それを、「common cold」と同義とするならば、小児科のバイブルである『ネルソン小児科学』に記載されているのは「鼻汁や鼻閉が顕著な上気道の急性ウイルス感染症であり、頭痛、関節痛や発熱などの全身症状がないか軽いもの。感染性鼻炎とも呼ばれるが、副鼻腔粘膜にも広がることもあるので、鼻副鼻腔炎（rhinosinusitis）と呼んだほうが正確である」（筆者訳）[1]となる。日本の手引きによると、「『風邪』は、狭義の『急性上気道感染症』という意味から、『上気道から下気道感染症』を含めた広義の意味まで、様々な意味で用いられることがあり、気道症状だけでなく、急性（あるいは時に亜急性）の発熱や倦怠感、種々の体調不良を『風邪』と認識する患者が少なくないことが報告されている」[2]との記述がある。

　臨床現場では「喉のかぜ」「熱のかぜ」「鼻かぜ」「咳のかぜ」「おなかのかぜ」など、症状を示す言葉とともに小児の不調を表す広い意味で使われることが一般的である。このことは、患者が「かぜをひいた」と言って受診したときに、内容を確認することの重要性を示している。本項では、「（上気道・下気道を区別しない）急性気道感染症」のうち全身症状が軽く、自然軽快するウイルス感染を「風邪」として記述する。溶連菌性咽頭炎、インフルエンザウイルス感染症、肺炎など特異的治療があるものは対象外とする（ 表1 ）。

表1　風邪と鑑別すべき疾患（一部）と診断のポイント

風邪と鑑別すべき疾患	共通点	診断のポイント
アレルギー性鼻炎	鼻汁、咳嗽	掻痒感がある、季節性や誘因がある
急性副鼻腔炎	鼻汁、咳嗽、時に発熱	湿性咳嗽が10日以上続く、二峰性の悪化
気道異物	鼻汁、咳嗽、時に発熱	突然発症、鼻腔内も観察する
百日咳	鼻汁、咳嗽	発作性の咳嗽、予防接種歴
気管支喘息	咳嗽、時に鼻水、発熱	気管支拡張薬有効
インフルエンザ	発熱、鼻汁、咳嗽	強めの全身倦怠感
細気管支炎（RS,hMPVなど）	発熱、咳嗽、鼻汁	3日目以降に悪化する喘鳴
肺炎	発熱、咳嗽	4日以上続く発熱、多呼吸、肺ラ音
COVID19	発熱、咽頭痛	強めの全身倦怠感、鼻汁は少ない
溶連菌性咽頭炎	発熱、咽頭痛	鼻汁がない、軟口蓋の発赤
咽後膿瘍	発熱、咽頭痛	流涎、開口障害、炎症性斜頸
EBウイルス感染症	発熱、咽頭痛	肝脾腫、眼瞼浮腫、後頚部リンパ節腫脹
アデノウイルス性咽頭炎	発熱、咽頭痛	扁桃白苔、後頚部リンパ節腫脹
PFAPA	発熱、咽頭痛	周期的な発熱、頚部リンパ節腫脹
川崎病	発熱、眼球結膜充血	皮疹、BCG発赤、口唇発赤など

　実際には、風邪と診断するのが一番難しい。風邪の症状は、発熱、咳嗽、嘔吐、倦怠感などであり、それらは、他の緊急度の高い疾患でもみられる非特異的な症状である。また、心配した保護者は小児を連れて受診するタイミングが早い。しかも、年少児では、年間10回以上風邪をひく子もいて、受診回数も患者数も多く、短時間での判断が必要となる。まさに「藁の中から針を探す」診療であり、初診時診断を確定させることは困難である。本当の意味で診断ができるのは「治ったとき」である。 **図1** に小児のかぜ症候群に対する診断と治療のフローチャートを示す。

┃1┃対応の原則

● 風邪は治るまでは暫定的な診断名である。致命的疾患の除外をし、治ったときに風邪であったと診断できる

● 自然軽快するものが風邪であり、原則投薬は不要である

● 風邪に合併する他疾患投薬により効果があるアレルギーなどを診断し、必要な投薬を行うことで症状の軽減を目指す。

● ドクターショッピングを防ぐための、「無害な投薬」は検討すべきである。

● 小児の風邪に「有害な投薬」の代表的な 3 つは、抗菌薬、抗ヒスタミン薬、鎮咳薬であり、原則投薬を避けるべきである。

2 病歴聴取・診察

病歴聴取は、通常の診療と同様に、いつからどのような症状があるのかを聴く。特に症状の程度が重要である。具体的に「食べる・寝る・遊ぶ」のどの行動に異常があるのかを問う。「食欲が低下している」ならば、好きなものやおやつなら食べられるのか、ジュースなら飲めるのか、「眠れない」ならば、全く眠れないのか、寝てしまえば起きないのか、「遊べない」なら好きな遊びにも反応しないのかなどの**程度を聴く**。

症状を改善させるために治療法に関連する病歴を詳細に聴取する。治療できる疾患として、アレルギー性鼻炎、気管支喘息などアレルギー疾患の既往歴や症状を問い、流行状況からインフルエンザ感染症などの確率を見積もる。

身体診察でも、治療可能な疾患を意識して診察する。咽頭所見では、溶連菌性咽頭炎を見逃さないようにする。アデノウイルスや手足口病などと診断できれば、不要な投薬を減らすことができる。必ず鼓膜を耳鏡で確認する。聴診では呼吸音から肺炎や細気管支炎、気管支喘息などの下気道疾患を診断し、心音から心筋炎や弁膜症（小児では「乳児特発性僧帽弁腱索断裂」という重症疾患が風邪症状で受診する）などを鑑別する。腹部診察では、肝脾腫や腫瘤を意識して、EBウイルス感染症や腸重積症などに特異的な所見を探す。皮疹は頭から足の裏までくまなく観察する。

臨床検査については、RS ウイルス、ヒトメタニューモウイルス、アデノウイルス、COVID-19 などのかぜ症候群をきたすウイルスに対する迅速抗原検査があり、診断に役立つ。むやみに検査せず、病歴と身体診察から可能性が高いと判断したものに対して検査をする。特に乳児期早期（おおむね 6 か月未満）の RS 感染症は当初はただの風邪に見える例でも数日後に悪化することもあり、流行期には小児科医は早めの検査をしてリスク評価をしている。

血液検査は原則不要だが、尿路感染症などの細菌感染症と区別するのに役立つことがある。

ピットフォールとして気をつけたいのは、鼻水も咳もない発熱を風邪と診断しないことである。小児でも発熱性尿路感染症はコモンディジーズであるし、咳のない肺炎も稀にはある。川崎病を見逃したことがない医者はよほどの名医か、経験不足である。川崎病の初期診断は不可能であり、常に念頭に置きながら、経過観察する。唾液が呑み込めないあるいはよだれが普段より多い場合には、咽後膿

瘍や扁桃周囲膿瘍の検索が必要である。

筆者は「小児発熱診療の3のルール」として、以下のように考えている（表2）。通常のウイルス疾患であれば、3日以内に解熱する。4日目以降に発熱が続くときには、「何かある」と思って精査するのがよい。診断がつかないときに抗菌薬を投与してはいけない。特に、第3世代セフェムを小児科一般外来で処方する機会は皆無といっても過言ではない。3か月未満の発熱は、ただの風邪にみえても小児科医に紹介しておく方が無難である。

表2 小児プライマリ・ケア「3のルール」（筆者考案）

紹介を検討すべき時	コメント
生後3か月未満の発熱	局所症状がはっきりせず、全身状態がよさそうでも、重症細菌感染の可能性がある。特に生後60日未満は要注意で、小児科で精査が必要
3日以上の高熱	通常の風邪は3日以内に解熱する。それより長く続くときは風邪以外の病名がつく疾患である可能性が高い。診断名が思いつかないときは紹介が妥当
第3世代セフェムを使いたくなったとき	一般小児科外来で第3世代セフェムが第一選択になる疾患はない。原因がわからなくて、抗菌薬を使いたくなったときには小児科に紹介したほうがよい

3 治療

1）薬物療法

a）熱と痛みに関連する薬

小児に使用できる解熱鎮痛薬はアセトアミノフェンとイブプロフェンの2種類ある。アスピリンを水痘やインフルエンザに罹患中あるいは罹患後の小児に使用するとReye症候群のリスクが上昇するという警告がされて、その使用が減るとともに発生数が減少したことから、小児ではアスピリンを含めたNSAIDsを発熱時には原則使用しない。川崎病はアスピリンが第一選択になる数少ない疾患であるが、アスピリンによるReye症候群が疑われた症例報告もある[3]。イブプロフェンは小児が発熱したときに使用できるNSAIDsであり、アセトアミノフェンと併用することもできる。併用したり、交互に使用したりすることは体温を下げるためには有利かもしれないが、予後を改善するとは考えられていないので原則併用しない[4]。アセトアミノフェンは10〜15 mg/kg/回、投与間隔4〜6時間以上で投与できる（1日上限4 g）。イブプロフェンの投与量は、添付文書では「5〜7歳1日量200〜300 mg、8〜10歳1日量300〜400 mg、11〜15歳1日量

400 〜 600 mg を 3 回に分けて経口投与する」となっている。体重で言うと 20 kg 前後で 1 回 150 mg、30 kg 前後で 1 回 200 mg が目安であるが、3 回投与すると添付文書の量を超えることがあるので 1 回量や投与回数を適宜調整する。解熱剤は機嫌を回復させて水分摂取量を増やす効果が期待されるが、頻回の解熱剤投与と細菌感染増加との関係を示唆する論文もあり[5]、全面的に支持されるものではない。結論として、解熱剤は使用してよいが、一律に推奨するのではなく、睡眠や食欲に高熱の影響が大きいときに限って処方する。積極的に推奨されるのは、ミトコンドリア異常症や心・肺疾患などの基礎疾患があり、体温上昇に伴う代謝量の増加が悪影響を及ぼす場合である。投薬より大事なことは体温上昇についての患者教育である（4. 患者説明のポイント参照）。

b）鼻水に関連する薬

　風邪の鼻汁に抗ヒスタミン薬が処方される傾向があるのは成人と同様であるが、問題がある。成人では鎮静性抗ヒスタミン薬に若干の効果が示されているが、小児のシステマティックレビューでは効果は証明されていない[6]。逆に、鎮静性抗ヒスタミン薬が熱性けいれん（熱性発作）の持続時間を長くするリスクが懸念されている[7]。鎮静性がない抗ヒスタミン薬、一般的に抗アレルギー薬といわれているものについても、エビデンスはなく、臨床で使用してきた実感からも効果はない。結論として、小児の風邪には抗ヒスタミン薬は使用しない。

c）咳に関連する薬

■ 鎮咳薬

　非麻薬性鎮咳薬であるデキストロメトルファンは鎮咳薬としてよく使用・研究されているが、その効果は証明されていない。副作用として不眠[8]の他に吐き気や尿閉、昏睡などもあると指摘されており[9]、米国救急医学会は小児にデキストロメトルファンを含む鎮咳薬を使用しないように推奨している[10]。このような内容が、日本のガイドラインに記載されていないのは残念である[11]。

　麻薬系鎮咳薬（コデインなど）は 12 歳未満には使用しないように海外でも日本でも禁忌となっている[12]。結論として、小児の風邪に対しては鎮咳薬は処方しないことを推奨する。当院ではそもそも鎮咳薬を採用していない。薬局で買える OTC 薬も使用しないように説明している。

■ 去痰薬

　カルボシステインとアンブロキソールが去痰薬としてよく処方される。いずれも、2 歳未満では痰が増えることによる呼吸困難の悪化などのリスクがあり

ヨーロッパでは推奨されていない[13]。2歳以上では特に有害事象は示されていないので使用可能である。筆者は、2歳未満では投与しないか、アンブロキソールを投与している。アンブロキソールを投与する根拠は大変弱いものであるが、コクランレビューに引用されている下気道感染の論文の結果による[14]。

■ その他の薬

　ロイコトリエン拮抗薬や気管支拡張薬などを咳止めとして処方している症例を散見する。気管支拡張薬は貼付薬の剤形もあり、内服を嫌がる小児にも使いやすいという背景があることが理由であろう。しかし、ともに気管支喘息の治療薬であり、風邪の症状には一切効果がない。もし効果が顕著であるならば、気管支喘息が合併した可能性を再検討するべきである。筆者はこのような薬剤を処方したいときには、一度、気管支拡張薬の吸入を試みて効果があるようなら処方して効果を確認するという工夫をしている。第2世代以降の抗ヒスタミン薬、抗アレルギー薬も同様であり、著効するようであれば、アレルギー性鼻炎が主な原因であった可能性がある。

　抗菌薬も効果がないことは本書の読者にとっては周知のことであろう。筆者は、かぜ症候群の抗菌薬の適応は、合併した急性中耳炎、副鼻腔炎とPBB（protracted bacterial bronchitis：遷延性細菌性気管支炎）のみと考えている。それぞれの治療適応については、手引きを参照していただきたい[15]。

▌2）漢方・東洋医学的アプローチ

　漢方や鍼灸などの東洋医学アプローチは、「望・聞・問・切」の四診を行い、気血水や五臓の状態を見極めて処方する必要がある。漢方では証が決まれば処方が決まる「方証相対※」が重視され、例えば、脈が浮※であり、無汗で首筋のこりがあるものには葛根湯を処方し、脈が緊※で無汗で、関節痛が強いものに麻黄湯を処方する。「鼻閉に麻黄剤※」という短絡的な処方は本来の東洋医学ではないと考えて推奨しない。また、筆者は鍼灸を臨床に取り入れており、時にかぜ症候群への効果を実感することがある。いずれにせよ、東洋医学を取り入れるためには、西洋医学とは違う医療観を受け入れることが先決であり、ただ批判するのも、症状だけで漢方を処方するのも間違っていると思う。

※用語解説

方証相対（ほうしょうそうたい）：漢方における「証（診断）」に相対（あいたい）した処方（「方」）を選択することを指す。

脈が浮（みゃくが「ふ」）：橈骨動脈に軽く触れるだけで触知できる状態を「浮」と表現する。

脈が緊（みゃくが「きん」）：橈骨動脈を触知して、緊張が強くなった（立ち上がりが急な）状態をさす。

麻黄剤：構成生薬に麻黄が含まれる処方を「麻黄剤」と呼ぶ。

　エキナセアは、民間療法として西洋で広く受け入れられているが、かぜ症候群の治療にはエビデンスがない [16]。民間薬は副作用の懸念もあるため、一般に推奨していない。

3）非薬物療法

a）冷却

　物理的な冷却（ぬるま湯を浸したスポンジなど）によって小児の発熱が改善するかどうかについてのコクランレビューでは、文献の質と量が伴わず明確な結論はでていない。レビューでは、冷却した方が早く体温が下がるかもしれないが、体の震えや鳥肌は冷却群の方が多いとされる [17]。以前は、首筋や鼠径部を氷などで冷却する方法が推奨されていたが、風邪の発熱に対して効果を検証した論文はみあたらず、現在は推奨しているものは少ない。熱中症などの高体温症でない限り、外部からの冷却は生体防御としてのフィードバックが起こり体温の再上昇を引き起こし、振戦など不快な症状を引き起こすと推測される。結論として、筆者は積極的な冷却はおすすめしていない。ただ、「手当て」としての冷却を否定するものではないので、禁止しなくてもよい。

b）冷却シート

　上述を踏まえて、冷えピタ®などの冷却シートは病態生理的にも物理的にも効果がないことは自明である。そして、筆者は、冷却シートの使用は禁止している。理由は、冷却シートを貼付したまま寝てしまうと、窒息の恐れがあり危険であるからである [18]。どうしても使いたいなら、解熱目的ではなく、リラックス効果を期待する、あるいは手当として目の届く範囲で使用するのは検討してもよいかもしれない。

c）鼻汁吸引

　感冒症状としての鼻汁や鼻閉に鼻汁吸引を行うことの是非を検討した論文は筆者が検索した限りでは見つからなかった。細気管支炎に対して鼻汁吸引をした

論文では、手動のバルブ吸引と、電動のデバイスで再入院率などは変わらなかったとされる[19]。急性中耳炎の治療について、日本のガイドラインはエビデンスが十分ではないとしながらも、鼻処置は選択肢となるとしている[20]。筆者は医療機関での鼻汁吸引をするための過剰な身体的抑制により診察に強い恐怖感をもっている小児を頻繁に目にするため、病態生理的に効果が期待されても、明確なエビデンスがない現状では、感冒に対する鼻吸引は控えるべきと考えている。結論として、普段から鼻呼吸を主にしている乳児は鼻閉のデメリットが大きいため、乳児のRS感染症などで哺乳不良がある場合には鼻汁吸引を行うが、それ以外のケースでは身体的抑制が必要ならば行わないことを推奨する。家庭で保護者が愛護的に行う行為については問題ないと考えている。

d）ハチミツ

ハチミツは無治療や抗ヒスタミン薬、気管支拡張薬と比較して咳を和らげる効果がある[21]。しかも、1歳以上には副作用も特にない（そもそも食品である）ので、リスクの高い鎮咳薬を処方するくらいならハチミツを処方したほうが安全といえる。ハチミツは矯味薬として処方できる。1歳未満には禁忌である。

e）ヴェポラッブ

ワセリンと無治療の比較試験で、ヴェポラッブは鼻閉、咳嗽、夜間の睡眠に対して有意に効果があったという論文がある[22]。この研究での限界は、小児に塗布するときにワセリンとヴェポラッブは臭いなどでわかるので、厳密には盲検になっていないことで、症状改善の指標が親の報告であるところに限界がある。しかし、大きな害もなく薬局で手に入るので使いやすい。筆者は鼻づまりやそれによる睡眠障害があるときに推奨している。

4 患者説明のポイント

筆者は以下のように説明している。

① 発熱は体を守るためにわざわざ脳が指令を出して起こしている体温上昇です。体温が高い方が「ばい菌」をやっつける力、つまり抵抗力は強いとされています。したがって、感染症のときには熱を下げない方が有利と考えられていますので、熱を下げる薬（解熱剤）は原則不要です。といっても、熱が高くて水分が取れなかったり眠れなかったりしてはかわいそうですので、体温が高くてしんどそうであれば解熱薬を使っていただいてかまいません。体や頭

が痛いときにも同じ薬で痛みが和らぎます。体温の目安としては 38.5℃ 以上で使用してください。解熱薬を使ってもあまり体温が下がらず、0.5℃ くらいの変動になるかもしれませんが、体が楽になればよいと考えてください。おでこに貼るシートには解熱効果はありませんし、窒息のリスクがあるのでおすすめしません。氷枕などは体温を下げるためではなく本人が快適であればしてもかまいません。

② 鼻水や咳は、「ばい菌」を外に追い出すために必要な体の防御反応です。通常3日目くらいから鼻水や咳が増加してきますが、これは免疫反応がうまくいってウイルスを外に排出できるようになってきたことを示しますので悪化したわけではありません。鼻詰まりがひどい場合は、加湿をしてあげるのがよいでしょう。鼻水をやさしく吸ってあげるのもよいと思います。鼻詰まりが強いときは、生理食塩水（0.9％の塩水）を数滴鼻の穴に垂らしてから吸引してあげるとよいと思います。鼻水止めは効果がありませんし、けいれんのリスクが上がるので、おすすめしません。鼻詰まりに効くヴェポラップは薬局で買えます。

③ 咳がひどいと眠れなくてつらい思いをすると思いますが、咳で「ばい菌」を外に追い出しているのです。そのため、咳止めはほとんど効果がありません。1歳以上であればハチミツを1さじ寝る前に飲ませてあげると効果があるかもしれません。乾燥すると咳が出やすいので部屋を加湿しておくのもよいでしょう。咳が強いときは、体を少し起こして寝かせてあげると眠りやすいでしょう。縦抱きにしてあげると眠りやすいですが、親御さんは眠れないので、枕を高くするなどの工夫をしましょう。顔に枕などがかからないように気をつけてください。

おわりに

　正しい風邪治療は、「何もせず治るのを待つ」のを応援することであるが、それを理解してもらうのは難しい。保護者は仕事などのために早期の症状緩和を望み、ドクターショッピングともいえる複数の医療機関受診をする。それを否定することは、さらなる医療不信を生み、こどもたちのためにならない。時には、効かないとされていても対症療法薬を処方し、信頼関係ができてから、事実を伝えて薬を減らしていくという方法もよいだろう。しかし、医療はそんなに理想的にはならない。当院に受診している患者たちは「薬が処方されなくても、あるいは去痰薬だけでもいい」という人たちだけであり、「薬を飲まないと治らない」という強い信念のある患者さんは私の外来には通ってこない。すべての患者さんに理

想を押しつけるわけではなく、「わかってもらえる人に最小限の最良の医療を提供する」と心に決めて、自分自身の信念がある診療を続けることが重要であると思う。「患者が求めているから処方する」ということばかりやっていては、臨床力が鍛えられない。

コミュニケーション能力を含めて、学問と技術を絶え間なく進化させていく努力が臨床医には求められている。

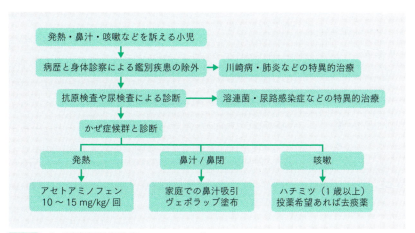

図1　かぜ症候群診断治療フローチャート

参考文献

1) Kliegman RM, et al. Nelson Textbook of Pediatrics 21th ed. E-Book. Elsevier. 2020: 2185.
2) 厚生労働省健康局結核感染症課（編）. 抗微生物薬適正使用の手引き 第二版. 令和元年12月5日. p7.
3) Lee JH, et al. Kawasaki disease with Reye syndrome: report of one case. Zhonghua Min Guo Xiao Er Ke Yi Xue Hui Za Zhi. 1992; 33: 67.
4) Wong T, et al. Combined and alternating paracetamol and ibuprofen therapy for febrile children. Cochrane Database Syst Rev. 2013; (10).
5) Sugimura T, et al. Risks of antipyretics in young children with fever due to infectious disease. Acta Paediatr Jpn. 1994; 36: 375-378.
6) De Sutter AIM, et al. Antihistamines for the common cold. Cochrane Database Syst Rev. 2015; (11): CD009345.
7) 日本小児神経学会. 熱性けいれん（熱性発作）診療ガイドライン2023. 診断と治療社. 2023. 80.
8) Paul IM, et al. Effect of Dextromethorphan, Diphenhydramine, and Placebo on Nocturnal Cough and Sleep Quality for Coughing Children and Their Parents. Pediatrics. 2004; 114: e85-e90.
9) Lam SHF, et al. Use of antitussive medications in acute cough in young children. J Am Coll Emerg Physicians Open. 2021; 2: e12467.
10) American College of Emergency Physicians（ACEP）. Use of Antitussive Medications in the Pediatric Population [Internet]. February 2020.
https://www.acep.org/patient-care/policy-statements/use-of-antitussive-medications-in-the-

pediatric-population.（2023年11月14日閲覧）

11） 日本小児呼吸器学会. 小児の咳嗽診療ガイドライン2020. 診断と治療社. 2020: 60-61.

12） 厚生労働省医薬・生活衛生局医薬安全対策課長. コデインリン酸塩水和物、ジヒドロコデインリン酸塩又はトラマドール塩酸塩を含む医薬品の「使用上の注意」改訂の周知について（依頼）. 薬生安発0709第11号. 令和元年7月9日.

13） Duijvestijn YCM, et al. Acetylcysteine and carbocysteine for acute upper and lower respiratory tract infections in paediatric patients without chronic broncho-pulmonary disease. Cochrane Database Syst Rev. 2009; (1): CD003124.

14） Chang CC, Cheng AC, et al. Over‐the‐counter (OTC) medications to reduce cough as an adjunct to antibiotics for acute pneumonia in children and adults. Cochrane Database Syst Rev. 2014 Mar 10.
https://doi.org/10.1002/14651858.CD006088.pub4.（2023年11月14日閲覧）

15） 厚生労働省健康局結核感染症課（編）. 抗微生物薬適正使用の手引き 第二版. 東京: 厚生労働省健康局結核感染症課; 令和元年12月5日.p66

16） Karsch-Völk M, et al. Echinacea for preventing and treatin.g the common cold. Cochrane Database Syst Rev. 2014; 2014: CD000530.

17） Meremikwu MM, et al. Physical methods versus drug placebo or no treatment for managing fever in children. Cochrane Database Syst Rev. 2003.
https://doi.org/10.1002/14651858.CD004264.（2023年11月14日閲覧）

18） 国民生活センター. 業務実績報告書 平成16年度. 2005: 27-28.

19） Schuh S, et al. Nasal Suctioning Therapy Among Infants With Bronchiolitis Discharged Home From the Emergency Department: A Randomized Clinical Trial. JAMA Netw Open. 2023; 6: e2337810.

20） 日本耳科学会, 他（編）日. 小児急性中耳炎診療ガイドライン 2018年版. 金原出版. 2018: 71.

21） Oduwole O, et al. Honey for acute cough in children. Cochrane Database Syst Rev. 2018; 4: CD007094.

22） Paul IM, et al. Vapor Rub, Petrolatum, and No Treatment for Children With Nocturnal Cough and Cold Symptoms. Pediatrics. 2010; 126: 1092-1099.

PART 2 風邪診療における対症療法の使いどころ

2 | 成人のかぜ症候群への対症療法

宮松弥生、谷崎隆太郎

| 1 | 成人のかぜ症候群の病態および診断

かぜ症候群とは、「咽頭痛、咳嗽、鼻汁、鼻閉が特徴の自然治癒する上気道感染症」と定義されている[1]。典型的な経過としては、ライノウイルスをはじめとした呼吸器ウイルスに感染して数日で症状が出現し、1〜3日でピークを迎え、7〜10日程度持続する[2]。場合によっては3週間程度症状が長引くこともあると言われている[2]。

成人のかぜ症候群の診断で重要なことは、かぜ症候群のように見える他疾患を除外するということに尽きる。咽頭痛、咳嗽、鼻症状が同時期に同程度存在する場合は典型的なかぜ症候群といえるが、これらの症状のうちどれかが際立って強い場合や、発熱のみで上気道症状を欠く場合などには、かぜ症候群と安易に診断せず、より詳細な問診や身体診察に加えて、必要であれば検査も検討する。

今回は典型的なかぜ症候群と診断したという前提で話を進めていくが、かぜ症候群を起こすウイルスは多岐にわたり、これらのウイルスに対する根本的な治療はない。そのため、かぜ症候群の治療というと症状緩和のための対症療法を指すのが一般的である。現状、かぜ症候群の対症療法に関する質の高いエビデンスは多くはないが、本邦で使用されることの多い対症療法薬を中心に、それぞれの使いどころを紹介していく。

2 成人のかぜ症候群への対症療法薬 （表1）

表1 成人のかぜ症候群に対する対症療法薬のエビデンス

*表中に記載のないものはプラセボとの比較。**SMD：standardized mean difference、***odds ratio

	文献	n（人）	使用薬剤名、用量、投与期間、観察期間*	結果	有害事象
アセトアミノフェン	(3)	64	アセトアミノフェン650mg 単回投与4時間後まで評価	● 投与前と比較した疼痛スコアの減少の平均値：プラセボ群と比較して有意差なし（介入群 0.87 点 vs プラセボ群 0.66 点）	
	(4)	392	アセトアミノフェン500mg〜1,000 mg 単回投与6時間後まで評価	● 頭痛、疼痛や熱による不快感：プラセボ群と比較して介入群で有意に改善（p<0.001） ● 咽頭痛：プラセボ群と比較して有意差なし	臨床的に有意な有害事象なし
	(5)	430	アセトアミノフェン1,000 mg+ プソイドエフェドリン60 mg2 回投与して投与前と投与2時間後に評価2回目は1回目の6時間後に投与	● 頭痛、鼻閉、鼻汁：プラセボ群と比較して介入群で有意に改善 ● くしゃみ、咽頭痛、咳嗽、倦怠感：プラセボ群と比較して有意差なし	代表的な有害事象：神経過敏介入群で増加（p=0.007）
	(6)	60	アセトアミノフェン500mg 1日4回7日間14 日目まで評価	● 頭痛、倦怠感、疼痛：プラセボ群と比較して有意差なし ● 鼻閉：プラセボ群と比較して介入群で有意に増加	
NSAIDs	(7)	174	ロキソプロフェン60 mg 1日2回7日間（両群ともメキタジンを併用）	● 罹病期間：プラセボ群と比較して有意差なし（介入群 8.9 ± 3.2 日 vs プラセボ群 8.4 ± 3.4 日、p=0.19） ● 日常生活が制限される期間：プラセボ群と比較して有意差なし（介入群 2.2 ± 2.1 日 vs プラセボ群 2.7 ± 2.5 日、p=0.17） ● 総症状スコア、頭痛、咽頭痛、発熱期間：プラセボ群と比較して有意差なし	代表的な有害事象：眠気、口渇介入群 9.5%vs プラセボ群 1.1%（p=0.051）

NSAIDs	(8)	1,069	ロキソプロフェン、イブプロフェン、ケトプロフェン等 単回投与〜7日間	●くしゃみ：プラセボ群と比較して介入群で有意に改善（SMD** -0.44、95% CI -0.75 〜 -0.12） ●頭痛：プラセボ群と比較して介入群で有意に改善（SMD -0.65、95% CI -1.11 〜 -0.19） ●耳痛、筋肉痛、関節痛：プラセボ群と比較して介入群で有意に改善（SMD -0.4、95% CI -0.77 〜 -0.03） ●症状全体のスコア、罹病期間、咳嗽、咽頭痛：プラセボ群と比較して有意差なし	有意差なし
抗ヒスタミン薬	(9)	4,342	抗ヒスタミン薬（薬剤は様々） 10日目まで評価	●投与1〜2日目の症状全体の改善率：プラセボ群と比較して介入群で有意に高い（介入群 45% vs プラセボ群 38%、OR 0.74、95% CI 0.60 〜 0.92） ●投与3日目以降の症状全体の改善率：プラセボ群と比較して有意差なし ●くしゃみ、鼻汁、鼻閉：プラセボ群と比較して有意差なし	代表的な有害事象：鎮静、眠気、脱力感、倦怠感 第1世代抗ヒスタミン薬 22% vs 第2世代抗ヒスタミン薬 12% vs プラセボ群 17.6%（有意差なし）
鎮咳薬・去痰薬	(10)	163	コデイン 30 mg 1日4回 4日間 コデイン 50 mg 単回投与 90分後に評価	●咳嗽：プラセボ群と比較して有意差なし	報告なし
		1,205	デキストロメトルファン 30 mg 単回投与 180分後まで評価	●咳嗽：報告によって様々	代表的な有害事象：嘔気、嘔吐、腹痛 報告によって様々。 介入群の方が高頻度。
		90	ブロムヘキシン 5 mg 1日3回4日間	●咳嗽：プラセボ群と比較して介入群で有意に改善（介入群 8.6% vs プラセボ群 15.2%、p<0.02）	報告なし

総合感冒薬 (11)	565	＜抗ヒスタミン薬＋鬱血除去薬＞ 薬剤は様々 3〜10日間	● 症状全体のスコア：プラセボ群と比較して介入群で有意に改善（OR[***] 0.31、95% CI 0.20〜0.48） ● 鼻閉、鼻汁、くしゃみ、咳嗽：プラセボ群と比較して有意差なし	有意差なし
	582	＜抗ヒスタミン薬＋鎮痛薬＞ アセトアミノフェン＋カフェイン＋クロルフェニラミン＋アスコルビン酸の合剤（介入群）vs アスコルビン酸（対照群） 6日間	● 症状全体のスコア：対照群と比較して介入群で有意に改善（OR 0.33、95% CI 0.23〜0.46） ● 鼻閉、鼻汁、咳嗽：対照群と比較して有意差なし	有意差なし
	191	＜鬱血除去薬＋鎮痛薬＞ パラセタモール＋フェニルプロパノールアミンと パラセタモール＋ジフェンヒドラミン（介入群）vs パラセタモール（対照群） 5日間	● 症状全体のスコア：対照群と比較して介入群で有意に改善（OR 0.28、95% CI 0.15〜0.52） ● 鼻閉、鼻汁、咳嗽：対照群と比較して有意差なし	代表的な有害事象：睡眠障害、消化器症状、神経過敏 介入群 17.7% vs プラセボ群 11.1% （OR 1.62、95% CI 1.18〜2.23）
	548	＜抗ヒスタミン薬＋鬱血除去薬＋鎮痛薬＞ 薬剤は様々	● 症状全体のスコア：対照群と比較して介入群で有意に改善（OR 0.47、95% CI 0.33〜0.67） ● 鼻閉、鼻汁、咳嗽：対照群と比較して有意差なし	有意差なし
抗菌薬 (12)	1047	様々	● 症状の持続時間：プラセボ群と比較して有意差なし	代表的な有害事象：嘔吐、下痢、皮疹 介入群で増加 （RR 2.62、95% CI 1.32〜5.18）

1）アセトアミノフェン [3-6,13)]

　成人のかぜ症候群において、アセトアミノフェンは解熱鎮痛薬として使用頻度の高い薬剤である。2013年のコクランレビュー[13)]では、4つの研究結果が検討されている[3-6)]。それぞれの研究で使用されたアセトアミノフェンの用量は500〜1,000 mg/回であり、そのうち1つ[5)]はプソイドエフェドリンを併用していた。3つの研究[3-5)]は単回もしくは2回投与の後、2〜8時間で評価されており、いずれも観察期間は短期間であった。残り1つの研究[6)]では7日間薬剤投与し、投与

開始から14日目まで比較的長期間の評価がなされていた。

評価方法はいずれも自覚症状をスコア化したもので、頭痛、疼痛や熱による不快感を有意に低下させた報告もあれば、頭痛、疼痛に有意差がなかった報告もあり、結果にはばらつきが見られた。有害事情に関しては、プソイドエフェドリンを併用した研究[5]では、プラセボ群と比較してアセトアミノフェン＋プソイドエフェドリン併用群で有害事象が有意に増加したが、アセトアミノフェン単独の研究[4]については臨床的に有意な有害事象は認めなかった。

以上のことから、アセトアミノフェンは頭痛や疼痛、熱による不快感を軽減させる可能性があり、重篤な有害事象が少ないため、解熱鎮痛薬として使用してもよいと考える。

> 処方例[※]：アセトアミノフェン1回10 mg/kg 発熱時、疼痛時頓用または、1回10 mg/kg 1日3回3日分（添付文書では急性上気道炎に対しては1,500 mg/日、鎮痛目的であれば4,000 mg/日が上限。）

2）非ステロイド性抗炎症薬（Non-steroidal anti-inflammatory drugs: NSAIDs）

NSAIDsはアセトアミノフェンと並んで解熱鎮痛薬として処方される機会のある薬のひとつである。本邦からの報告[7]では、ロキソプロフェン60mg 1日2回を7日間投与した群とプラセボ群を比較した結果、最高体温や、頭痛、咽頭痛、発熱の持続期間に有意差はなかった。また、咳嗽、鼻汁、鼻閉、くしゃみといった疼痛以外の上気道症状も改善は見られず、罹病期間や日常生活が制限される期間にも有意差は認めなかった。一方で、有害事象については介入群で9.5%、プラセボ群で1.1%（p=0.051）と有意差はないが介入群で多い傾向にあった。

また、2015年のコクランレビュー[8]においては、NSAIDsの使用は咽頭痛には効果はないが、頭痛や耳痛、筋肉痛、関節痛といった疼痛に関してはプラセボ群と比較して有意に軽減させたと報告されている。ただし、これらの疼痛症状を検討した研究で用いられたNSAIDsは、ナプロキセン400 mgローディング後に200 mg 1日3回（途中からは500 mg 1日3回に増量）や、イブプロフェン400 mg 1日3回であり、いずれも本邦の添付文書に記載されている1日最大量（ナプロキセン、イブプロフェンともに600 mg）を超えている。そのため、本邦で処方される用量で同様の効果が得られるかは不明である。また、症状全体のスコアや罹病期間はプラセボ群と比較してNSAIDs群は効果を示さなかった。

有害事象については、胃腸障害、皮疹、浮腫などが報告されているが、プラセ

ボ群と比較してその頻度に有意差はなかった。ただし、有害事象の検討に用いられている研究は参加者の年齢が 18 〜 65 歳であり、高齢者に関するデータはない。また、基礎疾患の有無についても評価されていないため、基礎疾患のある患者や高齢患者に使用する際は副作用のリスクも考慮して NSAIDs の必要性をより慎重に検討すべきである。

　まとめると、NSAIDs は咽頭痛以外の疼痛に対する鎮痛効果や解熱作用を期待して使用を考慮してもよいが、有害事象の観点からは同じ解熱鎮痛薬であるアセトアミノフェンを第一選択とする方が無難である。アセトアミノフェンを使用できない患者や、効果が乏しい患者に限って、基礎疾患や年齢を加味して処方する、というのが落としどころだろう。

> 処方例[※]：ロキソプロフェン 1 回 60 mg 発熱時、疼痛時頓用 3 日分（原則として 1 日 2 回までとし、1 日最大量は 180 mg とする。）
>
> イブプロフェン 1 回 200 mg 発熱時、疼痛時頓用 3 日分（原則として 1 日 2 回までとし、1 日最大量は 600 mg とする。）

3）抗ヒスタミン薬[9]

　成人のかぜ症候群において、抗ヒスタミン薬は鼻症状への効果を期待して処方されることが多い。2015 年のコクランレビュー[9]では、投与後 1 〜 2 日目のかぜ症状全体の重症度をプラセボ群と比較して軽減させるというデータはあるが、3 日目以降の中長期的な効果はないと言われている。また、鼻汁や鼻閉、くしゃみといった症状に対しては、その有効性は示されていない。投与後 1 〜 2 日目の症状改善を示した研究で使用されたのはトンジルアミン、トリプロリジン、ブロムフェニラミン、クロルフェニラミンと全て鎮静作用の強い第 1 世代抗ヒスタミン薬であり、その中で本邦でも使用できるのはクロルフェニラミンに限られる。

　有害事象については、鎮静、眠気、倦怠感、めまい、口渇、排尿障害などが報告されており、これらは第 2 世代抗ヒスタミン薬群やプラセボ群と比較して第 1 世代抗ヒスタミン薬を投与された群で多い傾向にあったが、有意差は認めなかった。ただし、有害事象の解析に用いられた研究には 65 歳以上の高齢者は含まれていないため、高齢者への投与は有害事象のリスクを上回る有益性がある場合にのみ検討すべきである。

　以上のことから、抗ヒスタミン薬は、短期的なかぜ症状全体の重症度を軽減させる可能性はあるが、有害事象の影響が少ない若年で、かつ症状の強い患者に限って最大でも 2 日間の使用にとどめるのがよいと考える。

処方例※：クロルフェニラミン1回2〜6mg1日2〜4回。d-クロルフェニラミン1回2mg1日1〜4回1〜2日分

4）鎮咳去痰薬 [10]

　本邦でも使用される鎮咳去痰薬としては、2014年のコクランレビュー[7]でコデイン、デキストロメトルファン、ブロムヘキシンが言及されている。

　コデインに関する報告では、1回30mgを1日4回、4日間投与して咳嗽症状を評価したものや、50mgを単回投与して90分後に咳嗽症状を評価したものがあるが、いずれもプラセボ群と比較して症状の改善は見られなかった。ちなみに、本邦では1回20mgを1日3回が最大投与量なので、その2倍の1日量を使用しても効果が見られなかったということになる。これらの報告では有害事象には言及されていないが、一般的には眠気、めまい、排尿障害、便秘などの副作用が知られており、かぜ症候群に対して使用するメリットは乏しい。

　デキストロメトルファンについては、30mgを単回投与した後の咳嗽症状を評価した報告がいくつかあるが、報告によってプラセボ群と比較して有意に咳嗽症状を改善させたものと、有意差がなかったものがあり、結果に一貫性はなかった。有害事象についても報告ごとにばらつきが大きいが、プラセボ群と比較すると介入群で嘔気、嘔吐、腹痛といった有害事象の頻度は多い傾向にあった。

　ブロムヘキシンは5mg1日3回を平均4日間投与した群をプラセボ群と比較すると咳嗽症状の改善が見られたと報告されているが、参加人数が99人と小規模な研究にとどまる。

　以上のことから、鎮咳薬を処方するのであれば、コデインは避けてデキストロメトルファンもしくはブロムヘキシンを選択することになる。ただしデキストロメトルファンやブロムヘキシンも効果にはばらつきがあるため、積極的に処方する根拠は乏しい。

処方例※：デキストロメトルファン1回15〜30mg1日1〜4回3日分。ブロムヘキシン1回4mg1日3回3日分。

※処方例はエビデンスをもとに、本邦の添付文書をふまえて現実的な処方量、処方期間を提案したもの。

5）総合感冒薬 [11]

　総合感冒薬として販売されている市販薬の効果を示すエビデンスは乏しいが、総合感冒薬の成分の中に含まれている抗ヒスタミン薬、鬱血除去薬、鎮痛薬の効果が検討された報告がある [11]。症状全体のスコアで見ると、抗ヒスタミン薬＋鬱血除去薬、抗ヒスタミン薬＋鎮痛薬、鬱血除去薬＋鎮痛薬、抗ヒスタミン薬＋鬱血除去薬＋鎮痛薬のいずれの組み合わせにおいても対象群と比較してスコアの改善が得られたが、鼻症状や咳嗽などの症状を個々に評価したスコアでは両群で統計学的な有意差は見られなかった。

　また、いずれの組み合わせでも、対象群と比較して介入群の方が有害事象の頻度が多い傾向にあり、特に鬱血除去薬＋鎮痛薬の組み合わせについては有意に有害事象が多いという結果であった。総合感冒薬はその種類によって含まれる成分や量が異なり、基礎疾患のある患者や高齢者では避けた方がよい成分もあるため、積極的に使用する意義は乏しいと考える。

6）抗菌薬

　かぜ症候群はウイルス感染症であるため、そもそも抗菌薬が効く病態ではない。では、対症療法薬としての効果がどうかというと、かぜ症候群に対する抗菌薬の投与はプラセボと比較して症状の持続時間を改善させる効果はないことが報告されている [12]。一方で、嘔吐、下痢、皮疹などの有害事象の頻度はプラセボと比較して有意に高い [13]。また、細菌性副鼻腔炎や細菌性肺炎などの二次性細菌感染症を予防するというエビデンスはなく、本邦の抗微生物薬適性使用の手引き [14] や米国内科学会の指針 [15] においてもかぜ症候群に対する抗菌薬の予防投与は推奨されていない。

3 その他の対症療法

1）蜂蜜

　1歳以上の小児のかぜ症候群に対しては、蜂蜜がプラセボ群と比較して副作用なく咳嗽を軽減させると言われている [16] が、成人では蜂蜜単独での効果は示されていない。ただし、3週間以上持続する感染後咳嗽の成人患者に対して、蜂蜜入りコーヒーを飲んだ群でプレドニゾロンや去痰薬であるグアイフェネシンを使用した群よりも咳嗽を軽減させたとの報告がある [17]。

蜂蜜入りコーヒーがかぜ症候群の急性期の咳嗽症状に対しても効果があるかどうかは不明だが、咳嗽症状に効果のある対症療法薬がないのも事実なので、鎮咳作用を期待して有害事象の懸念がない蜂蜜入りコーヒーを試してみる価値はあるかもしれない。ちなみに、上記の研究で使用された用量は蜂蜜 20.8 g とコーヒー 2.9 g を 1 日 3 回であった[17]。

2）亜鉛

　かぜ症候群に対する亜鉛の使用について検討された報告は多数存在する。結果にばらつきはあるものの、75 mg/ 日以上の亜鉛を内服した患者では、プラセボと比較して 2 ～ 3 割程度罹病期間が短縮すると言われている[18,19]。一般的なかぜ症候群の罹病期間が 7 ～ 10 日であることを考えると、だいたい 1 日半～ 3 日程度短縮させることになる。なお、75 mg/ 日より少ないと効果はなく[18]、190 mg/ 日以上では 75 mg/ 日と効果に差はない[19]。短期的な使用であれば重大な有害事象リスクは低いため、早期治癒を期待して使用してみてもよいだろう。

　亜鉛を含有した処方薬として本邦で使用できるのは、低亜鉛血症やウィルソン病に適応のある酢酸亜鉛製剤と、胃潰瘍に適応のあるポラプレジンクである。酢酸亜鉛製剤は 1 日量中に亜鉛 75 ～ 100 mg を含有しているが、ポラプレジンクは 1 日量中に亜鉛 34 mg しか含まれていない。そもそもどちらの薬もかぜ症候群には適応はないが、かぜ症候群への効果を期待するのであれば、ポラプレジンクは通常の 1 日量の倍以上の処方が必要である。

　亜鉛を含むサプリメントは多数販売されており、亜鉛の含有量は 10 ～ 20 mg 程度のものが多いようである。本邦の食事摂取基準における亜鉛摂取推奨量は、成人では約 10 mg であることから、日頃亜鉛の摂取量が不足している健康成人に補充する目的としては適正量だが、かぜ症候群の対症療法としてはサプリメントに記載されている量を超えて内服しなければ効果は期待できないことに留意する。

4 | 患者へ説明の処方

　疾患やセッティングにかかわらず、患者への説明はスムースな診療のために重要である。かぜ診療においても、患者への説明やコミュニケーションスキルに関するエビデンスが多数報告されている。

　例えば、プライマリ・ケアにおいて、インターネットでコミュニケーションスキルに関する講習を受講した場合、受講しなかった場合と比較して抗菌薬の使用率が減少した（受講群 36% vs 非受講群 45%、adjusted risk ratio 0.69、95% CI

0.54 〜 0.87）とされている[20]。また、救急外来を風邪で受診した患者で患者満足度を評価した結果、抗菌薬処方の有無で患者満足度は左右されなかったが、自分の病気についてよりよく理解できたと感じた患者の方が患者満足度は有意に高かった（OR 4.4、95% CI 2.0 〜 8.4）[21]。つまり、風邪患者への適切な説明は、抗菌薬の適正使用を促進するとともに、患者の疾患理解を促して患者満足度を上げる効果があると考えられる。

　実際にどのような説明をしたらよいのかというと、本邦の抗微生物薬適正使用の手引き[14]では、急性気道感染症の診療における患者への説明で重要な要素として 表2 のようにまとめられている。

表2　　急性気道感染症の診療における患者への説明で重要な要素

情報の収集
●患者の心配事や期待することを引き出す
●抗菌薬についての意見を積極的に尋ねる
適切な情報の提供
●重要な情報を提供する 　―急性気管支炎の場合、咳は 4 週間程度続くことがある 　―急性気道感染症の大部分は自然軽快する 　―身体が病原体に対して戦うが、良くなるまでには時間がかかる ●抗菌薬に関する正しい情報を提供する ●十分な栄養、水分をとり、ゆっくり休むことが大切である
まとめ
●これまでのやりとりをまとめて、情報の理解を確認する ●注意するべき症状や、どのようなときに再受診するべきかについての具体的な指示を行う

（文献14より引用）

1）情報の収集

　まずは目の前の患者は何が心配で、何を期待して病院を受診しているのか、つまり患者のニーズを理解することである。患者のニーズについて情報収集する際のスキルとして、頭文字を取って「FIFE[22]」という手法がある。F：Feeling（今どう感じているのか）、I：Idea（自分の病気に対してどう考えているのか）、F：Function（病気がどのように生活に影響しているのか）、E：Expectation（医療機関に何を期待しているのか）である。

　例えば、仕事を休めないため風邪を早く治してほしいと期待する患者と、幼いこどもや高齢者と生活しているため周囲へ感染させないようにどうすべきか教えてほしいと期待している患者では、説明の仕方は異なるだろう。

　前者であれば、「風邪の患者さんのほとんどは自然に治ります。ただし、1 〜 3

日でピークを迎えて7〜10日程度は時間がかかるものなので、その間、症状を和らげるお薬を出すことはできます。また、仕事を休めないという事情もわかりますが、かぜの原因であるウイルスをやっつけるためには患者さん自身の体力が必要なので、十分な栄養、水分、休息をとることも重要です」というように、治療や療養期間に関する説明が重要となるだろう。

　一方で、後者であれば、「風邪を起こすウイルスは患者さんの唾や鼻水を介して感染します。可能であれば症状が強いうちは食事のタイミングをずらしたり、寝室を分けたりして顔を合わせる時間を減らすのが望ましいでしょう。咳やくしゃみをするときにはマスクを着用したり、腕やティッシュで口と鼻を覆ったりして周囲に唾や鼻水を飛ばさないようにしましょう。また、患者さんの唾や鼻水がついた手でドアノブや冷蔵庫などに触れるとウイルスが付着し、周囲の人がそこに触れて感染することがあるため、患者さんも周囲の人もこまめに手洗いをして、よく触れるところはアルコール消毒をするとよいでしょう」というように、自宅での感染対策を丁寧に説明すると患者のニーズに応えることができる。

2）適切な情報の提供

　風邪に関して患者に情報提供する際に重要なことは、風邪の自然経過を理解してもらうことと、稀に風邪と同じような症状を示す他の疾患の可能性があるということを患者と共有することである。最初に述べた通り、一般的に風邪は1〜3日でピークを迎え、7〜10日程度で治癒する。場合によっては3週間程度症状が長引くこともある。この自然経過が伝わっていないと、診察の翌日に熱が下がらないという理由で患者が再受診するかもしれない。

　一方で、発症から3日以上経過しても症状がピークを超えない場合には、初診時に風邪と診断していたとしても、風邪のように見える他疾患（細菌性副鼻腔炎、細菌性咽頭炎、肺炎など）の可能性がある。初診の時点で、経過を見ていく中で再度診察や検査が必要になることがあるとあらかじめ説明しておくと、もし風邪以外の疾患だったとしても患者との信頼関係を損ねることなく継続して診療することができるだろう。

3）まとめ

　最後に、それまでの説明の要点を患者が理解できているかを確認するとともに、再受診が必要な状態について具体的に説明しておく。例えば、「悪くなったら来てください」といった曖昧な表現だと、どの程度悪くなったら受診すればよい

のか、どのくらいの時間様子を見ればよいのか、患者の主観に委ねられるため不必要な受診が増えたり、逆に我慢しすぎて重症化してしまったりするかもしれない。筆者は、風邪の患者に対しては「風邪の症状が強くて水分も取れない場合、3日経っても症状がピークを超えない場合、一度症状が改善した後に再度悪化した場合には病院を受診するようにしてください」というような指示をすることが多い。

おわりに

　かぜ症候群の診療フローチャートを 図1 に示した。咽頭痛、咳嗽、鼻汁、鼻閉がそれぞれ同程度存在すればかぜ症候群といってよいが、いずれかの症状が強い場合や上気道症状が目立たない場合にはかぜ症候群と安易に診断しないことが重要である。そして、かぜ症候群と診断した患者にはその患者のニーズに合った説明、情報提供を行い、そのうえで患者の希望があれば処方例を参考に対症療法薬の処方も検討する。ただし、今回紹介したように、かぜ症候群の対症療法薬として使用される薬剤の中にはその効果が示されていないものが多いため、むやみに対症療法薬を処方することは避けるべきである。一方で「何もしてくれない」と捉えられると、患者から医師への不信感やドクターショッピングにつながる可能性もあるため、患者に安心してもらうための丁寧な説明を心がけることが最も重要である。

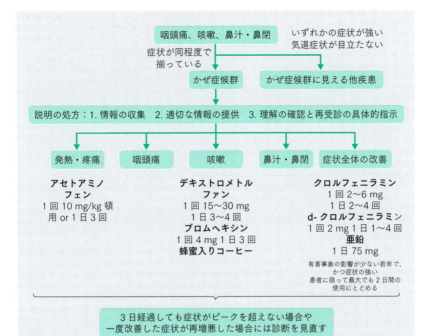

図1 かぜ症候群の診療フローチャート

参考文献

1) Eccles R. Common cold. Front Allergy. 2023; 4: 1224988.
2) Allan GM, et al. Prevention and treatment of the common cold: making sense of the evidence. CMAJ. 2014; 186: 190-199.
3) Ryan PB, et al. A double-blind comparison of fenoprofen, acetaminophen, and placebo in the palliative treatment of common nonbacterial upper respiratory infections. Current Therapeutic Research. 1987; 41: 17-23.
4) Bachert C, et al. Aspirin compared with acetaminophen in the treatment of fever and other symptoms of upper respiratory tract infection in adults: a multicenter, randomized, double-blind, double-dummy, placebo-controlled, parallel-group, single-dose, 6-hour dose-ranging study. Clinical Therapeutics. 2005; 27: 993-1003.
5) Sperber SJ, et al. Effectiveness of pseudoephedrine plus acetaminophen for treatment of symptoms attributed to the paranasal sinuses associated with the common cold. Archives of Family Medicine. 2000; 9: 979-985.
6) Graham NMH, et al. Adverse effects of aspirin, acetaminophen, and ibuprofen on immune function, viral shedding, and clinical status in rhinovirus-infected volunteers. Journal of Infectious Diseases. 1990; 162: 1277-1282.
7) Goto M, et al. Influence of Loxoprofen Use on Recovery from Naturally Acquired Upper Respiratory Tract Infections: A Randomized Controlled Trial. Intern Med. 2007; 46: 1179-1186.
8) Kim SY, et al. Non-steroidal anti-inflammatory drugs for the common cold. Cochrane Database of Systematic Reviews. 2015; (9): CD006362.
9) De Sutter AI, et al. Antihistamines for the common cold. Cochrane Database of Systematic Reviews. 2015; (11): CD009345.

10） Smith SM, et al. Over-the-counter (OTC) medications for acute cough in children and adults in community settings. Cochrane Database of Systematic Reviews. 2014; (11): CD001831.

11） De Sutter AI, et al. Oral antihistamine-decongestant-analgesic combinations for the common cold. Cochrane Database of Systematic Reviews. 2022; (1): CD004976.

12） Kenealy T, et al. Antibiotics for the common cold and acute purulent rhinitis. Cochrane Database of Systematic Reviews. 2013; (6): CD000247.

13） Li S, et al. Acetaminophen (paracetamol) for the common cold in adults. Cochrane Database of Systematic Reviews. 2013; (7): CD008800.

14） 厚生労働省健康局結核感染症課. 抗微生物薬適正使用の手引き. 第二版.

15） Harris AM, et al. Appropriate Antibiotic Use for Acute Respiratory Tract Infection in Adults: Advice for High-Value Care From the American College of Physicians and the Centers for Disease Control and Prevention. Ann Intern Med. 2016; 164: 425.

16） Cohen HA, et al. Effect of Honey on Nocturnal Cough and Sleep Quality: A Double-blind, Randomized, Placebo-Controlled Study. Pediatrics. 2012; 130: 465-471.

17） Raeessi MA, et al. Honey plus coffee versus systemic steroid in the treatment of persistent post-infectious cough: a randomised controlled trial. Primary Care Respiratory Journal. 2013; 22: 325-330.

18） Harri H. Zinc Lozenges May Shorten the Duration of Colds: A Systematic Review. TORMJ. 2011; 5: 51-58.

19） Hemilä H. Zinc lozenges and the common cold: a meta-analysis comparing zinc acetate and zinc gluconate, and the role of zinc dosage. JRSM Open. 2017; 8: 205427041769429.

20） Little P, et al. Effects of internet-based training on antibiotic prescribing rates for acute respiratory-tract infections: a multinational, cluster, randomised, factorial, controlled trial. The Lancet. 2013; 382: 1175-1182.

21） Ong S, et al. Antibiotic Use for Emergency Department Patients With Upper Respiratory Infections: Prescribing Practices, Patient Expectations, and Patient Satisfaction. Annals of Emergency Medicine. 2007; 50: 213-220.

22） Stewart M, et al（著）. 葛西龍樹, 若手医師によるグローバルにプライマリ・ケアを考えるための翻訳研究会（訳）. 患者中心の医療の方法 原著第3版. 羊土社. 2021.

3 | 抗アレルギー薬の使い所と使い分け

堀越 健

　本項では、抗アレルギー薬についてその薬理学的な背景や使用上の注意点を説明する。特に、外来診療を中心とした日常診療でよく遭遇する花粉症を含むアレルギー性鼻炎、蕁麻疹、気管支喘息などの使用場面を想定している。薬理学的な作用機序や副作用を理解することで日々の診療・薬剤選択の一助としていただきたい。

1 | 抗アレルギー薬の薬理学

1) 作用機序（図1）

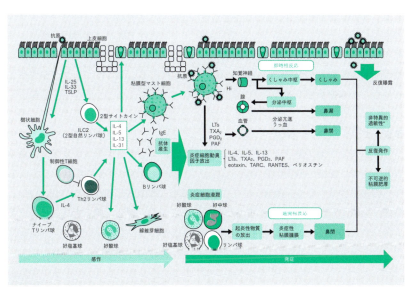

図1 アレルギー性鼻炎症状発現のメカニズム
（文献1を参考に作成）

アレルギー物質の主な産生細胞は，視床下部結節乳頭核に細胞体をもつヒスタミン神経、胃 ECL 細胞、マスト細胞、好塩基球などに存在する。ヒスタミンはマスト細胞や好塩基球の細胞内顆粒などに貯蔵されており、感作された状態で抗原の刺激を受けて脱顆粒が引き起こされ、遊離される。遊離される生理活性物質はヒスタミン以外にもプロスタグランジン類、PAF（血小板活性化因子）、インターロイキン、TNFα などがあり、これらの化学伝達物質が鼻粘膜や皮膚の神経や微小血管と作用して、鼻汁、くしゃみ、鼻粘膜腫脹による鼻閉、皮膚の紅潮、血漿成分の漏出による膨疹・痒みなどの症状が生じる。抗アレルギー薬は、この一連の機序の中のいずれかを阻害することで抗アレルギー作用を示す薬剤をいう。抗アレルギー薬というと、広義にはアレルギー疾患の治療薬全般を指すが，一般的にアレルギー疾患に使用され，H_1 受容体拮抗作用をもたない薬を狭義の抗アレルギー薬と呼び、ここでは抗ヒスタミン薬とは区別して考えることにする[1]。

a）抗ヒスタミン薬

ヒスタミン受容体には H_1 ～ H4 の 4 種類が知られており、抗ヒスタミン薬は主に H_1 受容体拮抗作用をもつものを指す。抗ヒスタミン薬はイタリアの薬理学者 Daniel Bovet により 1937 年に開発され、アレルギー疾患に効果が認められる一方、強い鎮静作用を示すため中枢神経系作用薬（抗精神病薬や抗うつ薬など）の原型にもなった。抗ヒスタミン薬は気管支や血管の平滑筋、血管内皮細胞、知覚神経に発現する H_1 受容体を阻害し、血管透過性亢進・平滑筋収縮、分泌亢進、くしゃみなどのヒスタミンによる作用を抑制する。即効性があり、服薬開始初期から効果を実感しやすいのも特徴である。

■ 第 1 世代抗ヒスタミン薬

初期に開発された第 1 世代抗ヒスタミン薬はアレルギー疾患への効果が認められる一方で、血液─脳関門を通過するために強い鎮静作用を有している。H_1 受容体への選択性は少なく，過剰な投与による心毒性の問題や、抗コリン作用（口渇，尿閉，頻脈）、抗セロトニン作用などが知られている。現在、第 1 世代抗ヒスタミン薬はその特徴から、アレルギー疾患の治療以外にも、中枢神経作用、抗嘔吐作用、局所麻酔作用、筋固縮減少作用を期待した用途に広く使用されている。

■ 第 2 世代抗ヒスタミン薬

第 1 世代抗ヒスタミン薬の重大な欠点を克服するため、H_1 受容体選択性が高く，脳内への移行性が低く，血漿中の半減期の長い第 2 世代抗ヒスタミン薬が開発された。親水性の官能基〔カルボキシル基（－ COOH），アミノ基（－ NH_2）〕

を導入し、これによって血液—脳関門を通過しにくくし、副作用として問題となっていた鎮静作用を低減している。それぞれ親水性の官能基の違いにより、H_1受容体との特異性に差が生じている。第1世代抗ヒスタミン薬と違い第2世代抗ヒスタミン薬ではマスト細胞からのメディエーター遊離やリンパ球におけるサイトカイン産生自体も抑制する作用をもち、アレルギー症状全般や鼻閉に対する効果は第2世代の方が優れているとされている。鎮静作用が強い方が効果も強いという誤解を生じがちだが、抗アレルギー作用と鎮静作用は全く異なるものであることに注意が必要である[2,3]。

b) 抗アレルギー薬

抗ヒスタミン薬との大きな違いは即効性の有無で、抗アレルギー薬は長期使用によって効果を実感することのできる薬剤である。それゆえに慢性経過をたどる症状のコントロールを目的に処方する使い方が中心となっている。

■ メディエーター遊離抑制薬〔クロモグリク酸ナトリウム（インタール®）など〕

マスト細胞からIgE依存性の機序によりヒスタミン・ロイコトリエン・血小板活性化因子、プロスタグランジンなどの種々のメディエーターが遊離するのを抑制する。

■ トロンボキサンA2阻害薬〔ラマトロバン、セラトロダスト（ブロニカ®）など〕

毛細血管上にあるトロンボキサンA2受容体に対して、受容体阻害薬と受容体拮抗薬に分けられる。

■ ロイコトリエン受容体拮抗薬〔モンテルカスト（キプレス®）など〕

システイニルロイコトリエンはマスト細胞、好酸球、好塩基球などから産生される。気管支平滑筋収縮・分泌の促進・血管透過性亢進、気道炎症リモデリングなどを生じさせる。また、鼻粘膜の血管拡張・血糖加勢亢進を生じ鼻閉をきたす。受容体を拮抗させることにより喘息や、アレルギー性鼻炎の鼻閉症状に効果を示す。

■ Th2サイトカイン阻害薬〔スプラタスト（アイピーディ®）〕

Th2サイトカインであるIL-4、IL-5、IL-13の産生を抑制し、IgE・好酸球を減少させる。

2）薬剤ごとの特徴

表1 抗ヒスタミン薬の注意すべき副作用・自動車運転への注意・相互作用

分類		一般名（主な商品名）	主な副作用	自動車運転※	相互作用
第1世代抗ヒスタミン薬	鎮静性[1]	ジフェンヒドラミン塩酸塩（レスタミン®）	発疹、動悸、めまい、倦怠感、頭痛、眠気、口渇、悪心、下痢	禁止	中枢神経抑制薬、アルコール、抗コリン作用のある薬剤、MAO阻害薬
		α-クロルフェニラミンマレイン酸塩（ポララミン®）	発疹、光線過敏症、鎮静、頭痛、口渇、食欲不振、排尿困難、低血圧、心悸亢進、溶結性貧血、肝障害、悪寒	禁止	中枢神経抑制薬、アルコール、抗コリン作用のある薬剤、MAO阻害薬、ドロキシドパ、ノルアドレナリン
		プロメタジン塩酸塩（ピレチア®、ヒベルナ®）	発疹、光線過敏症、肝障害、白血球減少、眠気、めまい、耳鳴、悪心、血圧上昇、低血圧、発汗	禁止	中枢神経抑制薬、アルコール、抗コリン作用のある薬剤、降圧薬
第2世代抗ヒスタミン薬	鎮静性[1]	ケトチフェンフマル（ザジテン®）	眠気（4.4%）、倦怠感（0.3%）、口渇（0.1%）、悪心（0.1%）、肝障害	禁止	中枢神経抑制薬、アルコール、抗ヒスタミン薬
	軽度鎮静性[2]	アゼラスチン塩酸塩（アゼプチン®）	眠気、倦怠感、口渇、悪心、苦味感、味覚異常	禁止	
		メキタジン（ゼスラン®、ニポラジン®）	眠気（2.2%）、倦怠感（0.5%）、口渇（0.4%）、光線過敏症、胃部不快感、排尿困難	禁止	中枢神経抑制薬、アルコール、抗コリン作用のある薬剤、メトキサレン
		セチリジン塩酸塩（ジルテック®）	眠気（2.6%）、倦怠感（0.2%）、口渇（0.2%）、浮動性めまい（0.1%）、頭痛（0.1%）	禁止	中枢神経抑制薬、アルコール、テオフィリン、リトナビル、ピルシカイニド
	非鎮静性[3]	フェキソフェナジン塩酸塩（アレグラ®）	眠気（0.5%）、腹痛（0.2%）、めまい（0.1%）、倦怠感（0.1%）、頭痛、嘔気		Al、Mg含有制酸剤、エリスロマイシン
		エピナスチン塩酸塩（アレジオン®）	眠気（1.2%）、口渇（0.3%）、倦怠感（0.3%）、胃部不快感（0.2%）、嘔気（0.2%）、頭痛、腹痛	禁止	
		エバスチン（エバステル®）	眠気（1.7%）、口渇（0.4%）、倦怠感（0.3%）、胃部不快感（0.2%）、めまい	禁止	エリスロマイシン、イトラコナゾール、リファンピシン
		レボセチリジン塩酸塩（ザイザル®）	眠気（2.6%）、倦怠感（0.3%）、口渇（0.1%）、浮動性めまい（0.1%）、頭痛（0.1%）	禁止	中枢神経抑制薬、アルコール、テオフィリン、リトナビル、ピルシカイニド
		ベポタスチンベシル酸塩（タリオン®）	眠気（1.3%）、倦怠感、口渇、悪心、胃痛、発疹、肝障害	禁止	

116

第2世代抗ヒスタミン薬	非鎮静性[3]	エメダスチンフマル酸塩（レミカット®、アレサガ®）	眠気（6.3%）、倦怠・脱力感（0.6%）、口渇（0.2%）、腹痛（0.1%）、適用部位紅斑（テープ剤）	禁止	中枢神経抑制薬、アルコール、抗ヒスタミン薬
		オロパタジン塩酸塩（アレロック®）	眠気（7.0%）、倦怠感（0.6%）、口渇（0.4%）	禁止	
		ロラタジン（クラリテン®）	眠気（0.7%）、腹痛（0.1%）、口渇（0.1%）、便秘（0.1%）		エリスロマイシン、シメチジン
		デスロラタジン（デザレックス®）	傾眠（1.0%）、白血球数増加（0.6%）、血中コレステロール増加（0.4%）		エリスロマイシン
		ビラスチン（ビラノア®）	眠気（0.6%）、口渇（0.3%）、頭痛（0.3%）		エリスロマイシン、ジルチアゼム
		ルパタジンフマル酸塩（ルパフィン®）	眠気（9.3%）、口渇（0.7%）、倦怠感（0.6%）、便秘、肝障害	禁止	エリスロマイシン、ケトコナゾール、グレープフルーツジュース、アルコール
		フェキソフェナジン塩酸塩/塩酸プソイドエフェドリン配合剤（ディレグラ®）	頭痛（0.6%）、発疹（0.6%）、疲労（0.3%）、口渇（0.3%）		Al、Mg含有制酸剤、エリスロマイシン、交感神経系に抑制的に作用する降圧薬、交感神経刺激薬、選択的MAO-B阻害薬

1）H₁受容体占拠率50%以上、2）H₁受容体占拠率20〜50%、3）H₁受容体占拠率20%以下
※禁止：添付文書に「自動車の運転等危険を伴う機械の操作には従事させないこと」と記載
　注意：添付文書に「自動車の運転等危険を伴う機械の操作に注意させること」と記載
（文献1より引用）

a）第2世代抗ヒスタミン薬

　第2世代抗ヒスタミン薬には異なる化学構造の分類が存在する。一方の構造の薬剤で効果が不十分であった場合、異なる構造の薬剤を使用することで効果が確認されることがあるとされている。実際の診療では個人差も大きく、構造のみで薬剤を決定することはないが、効果不十分などで薬剤を変更する際は参考にしてもよいであろう[4,5]。

■ カルボキシル基型

　ベポタスチン（タリオン®）、レボセチリジン（ザイザル®）、ビラスチン（ビラノア®）、フェキソフェナジン（アレグラ®）、オロパタジン（アレロック®）、セチリジン（ジルテック®）など

■ アミノ基型

　メキタジン（ゼスラン®）、エピナスチン（アレジオン®）、デスロラタジン（デザレックス®）など

■ プロドラッグ

抗ヒスタミン薬の中で、体内で H_1 受容体活性のある構造に変化するものを指す。代表としてエバスチン（エバステル®）はカルボキシル基型、ロラタジン（クラリチン®）はアミノ基型に変化する。

3）想定すべき有害事象

a）抗ヒスタミン薬の副作用

第1世代抗ヒスタミンの副作用として、眠気・胃腸障害・口渇・めまい・頭痛などがあげられる。特に、車の運転や危険な作業を行う者には、注意して投与する必要がある。さらに、抗コリン作用を認めるため第1世代抗ヒスタミン薬は、緑内障・前立腺肥大・気管支喘息には禁忌である。抗コリン作用のある薬剤（三環系抗うつ薬など）と併用する際も注意が必要となる。

抗ヒスタミン薬の中枢抑制作用の程度は、脳内 H_1 受容体占拠率に基づいて分類され、H_1 受容体占拠率が 50％以上の場合を「鎮静性」、20％以下の場合を「非鎮静性」としている。第1世代抗ヒスタミン薬は鎮静性に分類され、第2世代抗ヒスタミン薬はおおむね 30％以下であることが示されている。患者自身が気づかなくても、集中力、判断力、作業効率が低下することがあり、これは「インペアード・パフォーマンス」と呼ばれている。就業・学業・スポーツなどへの影響も示唆されており、見逃すことのできない問題である。非鎮静性抗ヒスタミンにおいては有意なインペアード・パフォーマンスは観察されていないとされている。第2世代抗ヒスタミン薬でも中枢への移行は薬剤によって異なり、脳内 H_1 受容体占拠率が低いビラスチン・フェキソフェナジンが後述する眠気・自動車運転への影響が少ない薬剤とされている。ただし、効果や副作用の個人差が大きいことに留意が必要である。

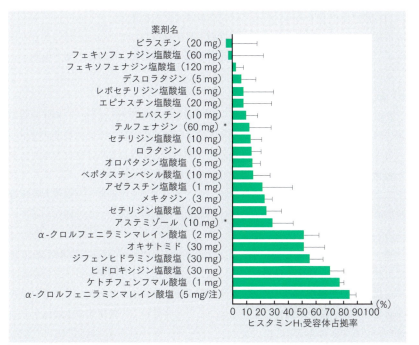

図2 脳内H_1受容体占拠率
(文献6より引用)

　2013年には厚生労働省から、自動車運転と危険作業に従事する者に対する注意と説明を徹底させるよう通知が出ている。抗ヒスタミン薬の種類によっては、添付文書に「自動車の運転等危険を伴う機械の操作について、投与中は従事させないよう十分注意すること（禁止）」もしくは「自動車の運転等危険を伴う機械の操作について、投与中は従事について注意させること（注意）」という記載がある場合がある。処方する前に、患者が自動車運転や危険な作業に従事しているかどうかを確認し、非鎮静性第2世代抗ヒスタミン薬の中でも、禁止または注意の記載がない薬剤（フェキソフェナジン・ロラタジン・ビラスチンなど）を優先的に処方するなどの工夫が必要となっている[7]。

　多剤との併用に関する注意事項として、中枢神経抑制薬やアルコールとの併用により中枢抑制作用が増強され、眠気やめまいなどの症状が強化される可能性があることに留意が必要である。特に高齢者では傾眠や転倒、外傷につながる可能性が高まるため、必要性の考慮とともに、必要な場合は最小限の処方にするなどの検討を行う。また、フェキソフェナジン塩酸塩はアルミニウム・マグネシウムを含む制酸剤と同時に服用すると吸収量が40%減少するとされており、同時の

服用は避けるべきである。さらに、マクロライド系抗菌薬のエリスロマイシンとの併用では代謝が阻害され、血中濃度の上昇が報告されている。同様の相互作用がエバスチン・ロラタジンなどでも報告されているため、注意が必要である。

b）抗アレルギー薬の副作用

　抗ヒスタミン薬以外の抗アレルギー薬での主な副作用としては、肝機能障害が報告されている。抗アレルギー薬は基本的に慢性疾患管理のために長期間使用されることが多いため、定期的な肝機能検査が必要となる。また、プランルカスト水和物での血液障害、間質性肺炎、好酸球性肺炎、横紋筋融解症、モンテルカストによるアナフィラキシー、血管浮腫、中毒性表皮壊死融解症などの重大な皮膚障害も報告されている。これらの副作用の頻度は低いものの、経過観察が必要である。

　モンテルカストに関して、米国食品医薬品局（FDA）が 2009 年および 2020 年に、神経精神的な症状の発言可能性について繰り返し注意喚起を行っている。うつ症状や自殺念慮などのリスクに対する懸念が高まっており、代替薬がない場合や必要性が高い症例に限定して使用することとしている。使用する際には十分な観察が必要である。

❷ 抗アレルギー薬の使い分け

1）適応病態と使い分け

　プライマリ・ケアで診療をしていて、抗ヒスタミン薬・抗アレルギー薬の使用に適応する病態について解説していく。

　頻用される抗ヒスタミン薬は薬理学から以下のように提案することができる。

1　成人から小児まで、即効性があり副作用の少ない非鎮静性第 2 世代抗ヒスタミン薬がアレルギー疾患の第一選択になりうる。
2　副作用の多い第 1 世代・鎮静性抗ヒスタミン薬はアレルギー症状への第一選択薬としない。
3　非鎮静抗ヒスタミン薬は臨床的には効果に差がないか、ほとんど差を感じない。使用感については患者ごとに意見が異なることが多い。
4　非鎮静性抗ヒスタミン薬における患者への大きな差異は作用時間（1 日 1 回投与か、1 日 2 回投与か）また、空腹時など、薬剤ごとの服用するタイミングを

確認する。

5　処方前に自動車運転や危険作業に従事していないかを確認する。該当する場合は添付文書に活動を禁止・注意させる記載がない薬剤を優先的に選択する。

6　効果が弱い症例には増量投与を検討する（添付文書を参照）さらに効果が弱い場合には他の抗ヒスタミン薬への変更、もしくは作用点の異なる他の抗アレルギー薬の併用を考える。

7　体内で代謝される薬（プロドラッグ）は単剤使用が原則。

8　粘膜への局所投与（点眼・点鼻）も非鎮静性抗ヒスタミン薬を使用。

9　夜に鎮静性抗ヒスタミン薬を使用すると翌日に鎮静作用を持ち越す危険性がある。

10　「眠くなる方が効果は強い」は誤解。

　これらの提案をもとに、個々の患者の状態や希望に応じて適切な処方を検討してもらいたい。

a）アレルギー性鼻炎

　ここまで抗アレルギー薬や抗ヒスタミン薬をテーマに話を進めているが、アレルギー性鼻炎の治療において、有効性が優れているのは鼻噴霧用ステロイド薬である。単剤使用でも鼻汁・くしゃみ症状の他、抗ヒスタミン薬では効果を期待しにくい鼻閉や眼の痒みといった症状まで改善効果を期待できる。また、長期使用による副作用の懸念も少なく、当然ながら抗ヒスタミン薬で問題視される眠気や運転、インペアード・パフォーマンスへの心配も必要ない。デバイスを使用できる年齢であれば小児から高齢者まで優先的に使用を検討してよいと考える。現状の日本ではアレルギー性鼻炎の薬物治療は抗ヒスタミン薬が中心となっているが、医療者から積極的に患者への啓蒙を行ってよいものと考える[8-10]。また、鼻噴霧型ステロイド薬と抗ヒスタミン薬の併用でより症状の改善を目指せるかを評価した研究では単独療法と併用療法で比較しても症状改善への効果は確認できなかったとされている[11]。

　鼻噴霧型ステロイド薬を薬物治療の基本に添えることで、さらに抗ヒスタミン薬を併用する際も、非鎮静性の中から服用回数や自動車運転の有無など患者の生活や希望を考慮して薬剤を選択すればよいことになる。抗ヒスタミン薬は種類が多く煩雑になりがちだが、筆者は1日1回の内服を希望する患者にはロラタジンやエピナスチンを処方することが多い。また、自動車の運転をする患者には添付文書に注意がないロラタジンやビラスチンを処方している。高齢な患者で、どうしても抗ヒスタミン薬が必要な場合、鎮静作用が比較的少ないフェキソフェナジ

ンを選択することが多い。長期間にわたる処方が必要な場合はジェネリック医薬品が存在する薬剤かどうかを意識している。実際の診療においては、地域ごとの医療の実情や採用薬などに適応する必要があるため、特定の銘柄に固執することは必ずしも重要ではないと考える。

b）蕁麻疹（急性・慢性）

　蕁麻疹には多くの病型が存在する。治療の基本は原因や悪化因子の除去・回避と、抗ヒスタミン薬を中心とした薬物療法である。原因が特定でき、除去・回避により改善できる蕁麻疹の場合、薬物療法の重要度は低く、十分な効果も認められないことが多い。逆に、原因が特定できない特発性の蕁麻疹においては、抗ヒスタミン薬の内服を継続することにより症状の出現を抑制・予防できる症例にも多く遭遇する。ただし、薬物療法がどれだけ治療において中心的な役割を果たすかはその病型や症例により異なるため、その判断が重要となる[12]。

　蕁麻疹に対する薬物治療は非鎮静性第2世代抗ヒスタミン薬からの開始を考慮する。通常量・通常の用法で治療を開始するが、原因の除去・回避と並行しても症状の改善が得られない場合は、現在使用中の抗ヒスタミン薬の増量を検討する。海外の報告では通常の4倍まで増量することで効果を確認したというものもあるが、日本国内においては通常の2倍までを目安に増量を検討することが現実的であろう。ただし、薬剤によっては、添付文書に症状に応じた増量を検討してよいという記載がないものも存在するため、どの薬剤でも増量が可能なものではないことに注意する。当然ながら副作用への注意がより必要となるため、H_1受容体占拠率の低い薬剤を選択する、増量して投与する期間も最小限で済むように定期的な観察を心がけるなどの取り組みが必要である。また、効果を期待して現在使用中の抗ヒスタミン薬を他剤へ変更することも検討する。第2世代抗ヒスタミン薬は薬剤によってカルボキシル基やアミノ基の構造差があることが知られており、別の薬剤へ変更する際には参考にするとよい。それでも十分な効果が得られない場合、蕁麻疹診療ガイドラインではH_2受容体拮抗薬や抗ロイコトリエン薬などの追加治療を候補にあげているが、蕁麻疹に対する保険適用は未承認であることに留意する。保険適用外の治療方法まで考慮する場合は専門医への紹介も検討する。

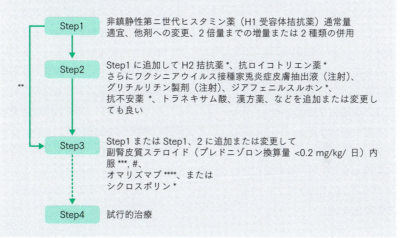

図3 特発性の蕁麻疹に対する薬物治療手順
(文献12を参考に作成)

c) 気管支喘息

　気管支喘息の国内外のガイドラインでは、患者の症状に基づいて段階的に治療を決めていくアプローチが提唱されている。気管支喘息の治療において、初期から中心的な役割を果たすのは吸入ステロイドである。抗アレルギー薬は補助療法として使用され、その中でも特にロイコトリエン受容体拮抗薬がコントロール薬として広く用いられている。吸入ステロイド単独ではコントロールが不良となるような症例への追加投与、もしくは初期からの併用投与を検討する。また、乳幼児期における気管支喘息では吸入ステロイドの積極的な使用が難しいことから、初期からロイコトリエン受容体拮抗薬を単独で開始することが多い。

　抗ヒスタミン薬の多くは気管支喘息への適応は持たないが、気管支喘息を有する患者には高い確率でアレルギー性鼻炎やアトピー性皮膚炎など他のアレルギー疾患の素因をもっている可能性がある。問診・診察でこれらの可能性を考慮しつつ、間接的にも気道症状の増悪を抑制するために抗ヒスタミン薬を検討することが一般的である。ただし、第1世代の鎮静性抗ヒスタミン薬は、喀痰の粘稠化や

去痰困難を引き起こすことにより喘息の悪化を起こすおそれがあるとして、喘息発作時には禁忌とされている。

d) かぜ症候群

　日本国内では以前から市販されている総合感冒薬の中に抗ヒスタミン薬が含まれているものが多く、そのパッケージには「鼻水に効く」とアピールされている。日常診療において「鼻水のかぜ薬をください」という相談が寄せられることもある。ただし、抗ヒスタミン薬や抗アレルギー薬をかぜ症候群に対して使用を推奨できるような報告は得られていない。NSAIDs との併用などによって病初期の自覚症状の軽減につながったという報告などは見られるものの、眠気やふらつき、インペアード・パフォーマンスの問題などの副作用を認める可能性が高く、やはり積極的な使用は推奨されない[13,14]。もちろんアレルギー性鼻炎など他のアレルギー疾患を有している患者で、かぜ症候群の症状へ間接的にアレルギー症状が関わり悪化させている場合もある。そのような場合は一定の効果を期待できる可能性もあり、個々の状況に合わせた処方を検討する必要がある。少なくとも患者の求めに応じるままにかぜ薬として抗ヒスタミン薬を処方することは望ましいとはいえない。

2）処方開始時の注意点と患者説明内容

a）処方時の注意点（特に抗ヒスタミン薬について）

　事前に病態を把握し、抗ヒスタミン薬を処方する段階で患者へ確認、説明するべきことをまとめる。

■ 非鎮静性第 2 世代抗ヒスタミン薬の選択にあたり

　過去に同系統の処方を受けたことがあり、効果も副作用も大きな問題がなかったということであれば、同様の処方を希望する患者も多い。また、作用時間の長さは薬剤ごとの大きな差異であり、1 日 1 回投与か 1 日 2 回投与が基本である。一般的には服薬回数が少ない薬剤が好まれる傾向があり、患者のライフスタイルに合わせて希望を確認するとよい。効果に関しては、複数のメーカーから同系統の処方がなされているが、臨床上は大きな差がないとされていること。ただし、効果や副作用について個人差が大きい薬剤であり、今回の処方で効果や副作用に満足ができなかった場合は必要に応じて変更や増量などの相談にのることが可能であることを説明する。

- 運転や危険を伴う作業の有無の確認
- インペアード・パフォーマンスについての説明
- アルコールや相互作用のある薬剤服用歴の確認

　日常的な運転や危険を伴う作業を行う場合は、鎮静性第2世代抗ヒスタミン薬の中でも運転に対する禁止・注意の記載がないものを選択する。また、学業や就業・スポーツなど高いパフォーマンスが要求される環境では、自覚症状なく作業効率が低下するインペアード・パフォーマンスの存在は決して無視できない。アレルギー性鼻炎であれば、第2世代抗ヒスタミン薬であってもあえて処方を避け、ステロイド点鼻薬の使用を勧めるなど、患者への影響を考慮した提案を行う。ただし、アレルギー症状＝アレルギーの内服薬という認識でいる患者は多く、患者の希望を確認しながら処方を一緒に考えていく姿勢が重要である。また、アルコール、睡眠導入剤など併用禁忌や食事との相互作用が知られており、飲酒歴、睡眠導入剤の使用歴などを確認する。フェキソフェナジンとマグネシウム製剤は効果を減弱させる可能性があり、同時服用を避けるよう説明する。

b）高齢者に対する傾眠・転倒の注意

　非鎮静性第2世代抗ヒスタミン薬であっても高齢者では眠気・転倒を起こす危険性が高くなる。さらに長期投与を行うことで認知機能の低下を不安とする報告もあり、処方の必要性は常に考慮する必要がある。どうしても処方が必要になる場合は、非鎮静性の中でも脳内 H_1 受容体占拠率の低いものを選択し、漫然と長期処方を行うことのないように注意する必要がある。処方開始時に、状況に応じて薬剤の減量や中止を検討していくことを説明しておく。

3）処方中止を検討するタイミング

a）強い副作用が出現した場合

　病態ごとに抗アレルギー薬や抗ヒスタミン薬の中止を検討するタイミングは異なるが、いずれの病態であっても前述の肝機能障害や眠気などの副作用が強く現れた場合、中止や他剤への変更を検討すべきである。

b）高齢で、長期間処方を受けている場合

　高齢者を中心に鼻水や痒みなどの自覚症状を理由に抗アレルギー薬や抗ヒスタミン薬を長期間継続している場合があるが、患者本人が治療効果を感じていないまま、服薬理由すら把握できなくなっている状況も散見される。加齢に伴い肝機能障害や眠気・転倒などの副作用がより大きな問題となるため、処方内容の見

直しや病態の再評価を行い、必要性の低い処方薬は積極的に中止を検討する。

c）アレルギー性鼻炎

　季節性アレルギー性鼻炎の代表例である花粉症では、原因となるアレルギー物質が飛散しやすい時期を確認し、該当する時期が終了し、症状が軽快したタイミングで処方を中止することを検討する。ハウスダストなど通年性アレルギー性鼻炎であっても。原因を特定し除去または回避することで、最小限の薬剤処方で対処できることを目指す。前述したように鼻噴霧型ステロイドにより症状の改善が得られた場合、抗ヒスタミン薬や抗アレルギー薬の休止を検討できる可能性がある。自覚症状が日常生活に及ぼす影響を確認しながら、必要に応じて処方を見直すことが重要である。

d）蕁麻疹

　急性蕁麻疹の治療目標は、急性期症状の消失と、その後の再燃を防ぐことにある。診察時に抗ヒスタミン薬が必要と判断された場合、皮疹が消退してから2〜3日程度内服を続けた後、中止を検討する。初診時に改善傾向が確認できていれば、初回の診断と数日間の処方によってその後再燃なく経過することも多い。慢性蕁麻疹の場合、薬剤を使用しながら自覚症状を軽減・消失させ、それを長期間維持することが当面の目標となる。急な薬剤の中止は再燃のリスクが高いため、時間をかけて徐々に漸減させる必要がある。 図4 で示すように国内のガイドラインでも、薬剤治療を1〜数か月間継続使用の後、症状の再燃がないことを確認しながら、数週間ごとに内服頻度を漸減させ、最終的に内服を中止することを目指すことを推奨している。

e）気管支喘息

　気管支喘息において、段階的治療アプローチでは、「コントロール良好な状態」が3〜6か月間持続している場合、呼吸機能や症状のコントロールが低下していない範囲内で、治療のステップダウンを開始する。このアプローチの目的は、患者ごとに最小限の薬剤を使用して効果的な治療法を見つけ、治療費や副作用の可能性を最小限に抑えることである。ロイコトリエン受容体拮抗薬を中心とした抗アレルギー薬は喘息治療において補助的な役割を果たす薬剤であり、ステップダウンの際には早期に中止を検討し、漫然と投与を継続しないようにする。

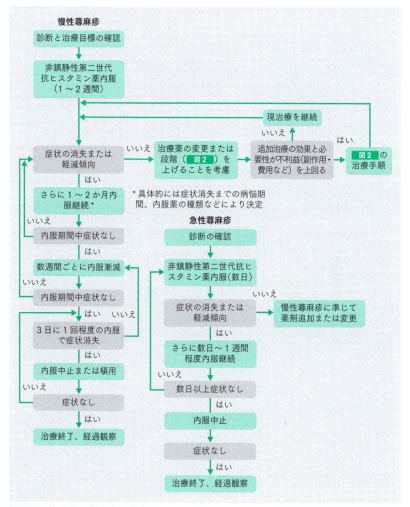

図4　特発性の蕁麻疹の治療手順
（蕁麻疹診療ガイドライン2018より引用）
（文献12を参考に作成）

参考文献

1) 日本耳鼻咽喉科免疫アレルギー感染症学会鼻アレルギー診療ガイドライン製作委員会. 鼻アレルギー診療ガイドライン通年性鼻炎と花粉症2023年版.
2) Kawauchi H. Antihistamines for Allergic Rhinitis Treatment from the Viewpoint of Nonsedative Properties. Int J Mol Sci. 2019; 20: 213.
3) Church MK, Church DS. Pharmacology of antihistamines. Indian J Dermatol. 2013; 58: 219-224.
4) Recto MT, et al. Selecting optimal second-generation antihistamines for allergic rhinitis and urticaria in Asia. Clin Mol Allergy. 2017; 15: 19.
5) Valk PJ, et al. Cognitive Performance Effects of Bilastine 20 mg During 6 Hours at 8000 ft Cabin Altitude. Aerosp Med Hum Perform. 2016; 87: 622-627.

6） 谷内一彦. 薬理作用から見た理想的な抗ヒスタミン薬治療. 日本耳鼻咽喉科学会会報. 2020; 123: 196-204.

7） Huang CZ, et al. Antihistamine effects and safety of fexofenadine: a systematic review and Meta-analysis of randomized controlled trials. BMC Pharmacol Toxicol. 2019; 20: 72.

8） Weiner JM, et al Intranasal corticosteroids versus oral H_1 receptor antagonists in allergic rhinitis: systematic review of randomised controlled trials. BMJ. 1998; 317: 1624-1629.

9） Yáñez A, Rodrigo GJ. Intranasal corticosteroids versus topical H_1 receptor antagonists for the treatment of allergic rhinitis: a systematic review with meta-analysis. Ann Allergy Asthma Immunol. 2002; 89: 479-484.

10） Nielsen LP, Dahl R. Comparison of intranasal corticosteroids and antihistamines in allergic rhinitis: a review of randomized, controlled trials. Am J Respir Med. 2003; 2: 55-65.

11） Anolik R; Mometasone Furoate Nasal Spray With Loratadine Study Group. Clinical benefits of combination treatment with mometasone furoate nasal spray and loratadine vs monotherapy with mometasone furoate in the treatment of seasonal allergic rhinitis Ann Allergy Asthma Immunol. 2008; 100: 264-271.

12） 日本皮膚科学会蕁麻疹診療ガイドライン改訂委員会. 蕁麻疹診療ガイドライン 2018.

13） KATHARINE C, et al. Treatment of the Common Cold. Am Fam Physician. 2019; 100: 281-289.

14） A IM De Sutter, et al. Oral antihistamine – decongestant – analgesic combinations for the common cold. Version published. 2022.

PART

3

作用機序から考える
痛みへの対症療法

PART 3 作用機序から考える痛みへの対症療法

medicine

1 | 解熱・鎮痛薬

古家紗帆、勝田雄太

解熱・鎮痛薬は、対症療法の主役のひとつと言えるほど使用頻度の多い薬剤である。痛みは QOL に直結するために、鎮痛は積極的に行うことが重要である。痛みのメカニズムは侵害受容性疼痛と神経障害性疼痛に分類されるが、両者は完全に区別できないことが多い。本項では、侵害受容性疼痛に対して薬効のある薬剤に焦点を置く。使用頻度の多い薬剤は、不適切に使用するとポリファーマシーを助長してしまうため注意が必要である。薬剤の作用機序から有害事象、各薬剤の使い分け、開始すべきポイントや中止を検討するときに考慮することを解説する。

1 | NSAIDs とアセトアミノフェンの薬理学的特徴

non-steroidal anti-inflammatory drugs（NSAIDs）とアセトアミノフェンはどちらも解熱鎮痛作用を示すが、抗炎症作用はアセトアミノフェンにはない作用である。それぞれの特徴を記す。

1）NSAIDs の作用機序 [1-3]

組織が損傷されると細胞膜に存在するリン脂質からホスホリパーゼ A2 によってアラキドン酸が生成される。アラキドン酸は、シクロオキシゲナーゼ（COX）によりプロスタグランジン（PG）を生成する。PG は、局所の炎症発現に関与するほか、痛みの過敏性や発熱に関与する。NSAIDs は、COX の活性を抑制することで PG の産生を抑制する。以下に NSAIDs の主な薬理作用を示す。

130

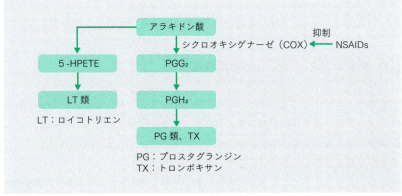

図1　アラキドン酸カスケードとNSAIDsの作用機序
(文献1を参考に作成)

a) NSAIDsの主な薬理作用

　抗炎症作用：炎症反応を誘発するPG類の産生を抑制することで抗炎症作用を示す。

　鎮痛作用：PGは直接的な発痛作用は弱いが、強い発痛物質であるブラジキニン（BK）による痛みの感受性を増強する。PGの産生を抑制することでBKの産生も抑制する。

　解熱作用：PG類は脳内の視床下部の体温調節中枢に作用して発熱を誘導する。PG類の産生を抑制することで解熱作用を示す。

b) COXの選択性について

　COXにはCOX-1とCOX-2の2つのアイソザイムが存在する。COX-1は、定常的にほとんどすべての組織や正常細胞に発現している。一方で、COX-2は炎症に伴って、炎症性サイトカインの刺激などによって刺激依存的に誘導される。多くは炎症などの刺激によって誘発されるが、腎臓や血管内皮には、常時発現することが知られている[2]。後述する「3．想定すべき有害事象」の項でも述べている通り、COXの選択性によって有害事象に影響を与える。

　非選択的COX阻害薬：非選択的COX阻害薬は、COX-1、COX-2をともに阻害するため、臓器恒常性を維持するのに必要な働きを阻害してしまう。COX-1は、胃の上皮細胞に定常的に発現しているため、阻害することによって、胃腸障害を引き起こす誘因となる。

　選択的COX-2阻害薬：選択的COX-2阻害薬は、炎症反応によって誘導されるCOX-2を選択的に阻害するため、胃腸障害の発生頻度は理論的には低くなる。一

方で、腎臓には恒常的に COX-2 は存在しているため、阻害することによって腎機能障害の誘因となることは、非選択的 COX 阻害薬と同様のリスクがある。

2）アセトアミノフェンの作用機序

　アセトアミノフェンの正確な作用部位や機序は明らかになっていない。解熱作用は、視床下部の体温調節中枢に作用して皮膚血管を拡張させて体温を下げる機序が想定されている。鎮痛作用の機序は、視床と大脳皮質の痛覚閾値を高める可能性が想定されている[4]。関連する詳細な作用機序は2つあり、中枢神経系に作用し、①プロスタグランジンの合成抑制、②カンナビノイド（CB）受容体またはセロトニン系への作用が関連していると考えられている[5]。

a）プロスタグランジンの合成抑制
　アセトアミノフェンは中枢でプロスタグランジンを産生させる COX を阻害すると考えられている。ただし作用は弱く、解熱、鎮痛作用は有しているが、有意な抗炎症作用はない。

b）カンナビノイド受容体への作用
　アセトアミノフェンは肝臓で代謝され、脳内へ移行し AM404 という物質へ変化する。AM404 は中脳水道周囲灰白質の CB1 受容体に結合し、脊髄でセロトニン受容体を刺激し下行抑制系経路を介して鎮痛作用を発現する[6]。

2 代表的な解熱鎮痛薬の特徴

　解熱鎮痛薬の種類は多岐にわたり、薬剤によって適応や使用回数が異なる。特徴によって使い分けを行うことが患者ごとの適切な治療につながる。

表1 NSAIDsとアセトアミノフェン含有製剤の特徴

酸性・塩基性	分類	一般名	COX選択性	剤型	使用回数	特徴	妊婦への投与
NSAIDs（酸性）	サリチル酸系	アスピリン	非選択性	末	3回	低用量で抗血小板作用	後期は避ける
	アントラニル系	メフェナム酸		Cp、細粒、水	4回		
	インドール酢酸系	インドメタシン		Cp、坐剤	2or3回		
	フェニル酢酸系	ジクロフェナク		錠、坐剤	3回		
				貼付剤	1回	がんでは3枚（225mg）まで、その他は2枚（150mg）まで	
	プロピオン酸系	イブプロフェン		錠、細粒	3回	小児に使用可	
		ケトプロフェン		注射	1〜2回		
		ナプロキセン		錠	2〜3回	腫瘍熱にエビデンスあり	
		ロキソプロフェン		錠	3回	鎮痛効果出現が早い	
		フルルビプロフェン		注射		癌または術後疼痛に限る	
	オキシカム系	ロルノキシカム	COX2選択性	錠	3回		
		メロキシカム		錠	1回	半減期が長い	
	ピラノ酢酸系	エトドラク		錠	2回		
	コキシブ系	セレコキシブ		錠	2回	消化器症状が少ない、心血管血栓塞栓症の可能性あり	
NSAIDs（塩基性）		チアラミド		錠	3回		
非NSAIDs		アセトアミノフェン	—	錠、注射	4回	1,500mg以上で用量依存的肝障害リスクあり	可
		トラマドール※アセトアミノフェン合剤	—	錠	4回	トラマドール37.5mg※アセトアミノフェン325mg配合	有益性投与

※前期、中期の使用時も注意が必要
（文献7を参考に作成）

1）NSAIDs の特徴

　NSAIDs は、「1　NSAIDs とアセトアミノフェンの薬理学的特徴」で述べた通り、抗炎症作用、鎮痛作用、解熱作用を有する。抗炎症作用を有することがアセトアミノフェンとの異なる点であり、NSAIDs は外傷性の炎症や、関節リウマチなどの炎症を伴う痛みにも鎮痛効果を期待することができる。また、がんにおける骨転移痛にも効果が期待できる。イブプロフェン以外の NSAIDs は、小児には使用が推奨されない。共通する禁忌事項は、消化性潰瘍（既往含む）、アスピリン喘息、重篤な腎機能障害、重篤な心機能不全、重篤な血液異常があげられる。以下に代表的な NSAIDs の各薬剤の特徴をあげる。

a）アスピリン

　通常量（成人に 1 回 0.5 g 〜 1.5 g、1 日 1 〜 4.5 g[8]）では非選択的に COX を阻害し、解熱、鎮痛、抗炎症作用を示す。低用量（1 回 0.1 g）では COX を不可逆的に阻害[2]し、TXA_2 阻害作用が強くなることで、血栓形成抑制作用が誘導される。低用量で抗血小板作用を有する薬剤は、バファリン® やバイアスピリン® である。

b）ジクロフェナク

　錠剤、坐剤、全身性の貼付剤と剤形が豊富である。全身性の貼付剤（ジクトル®テープ）は、経皮吸収型持続性疼痛治療剤であり、がんにおける痛みでは 1 日 1 回 2 枚（150 mg）を貼付し、3 枚（225 mg）に増量できる。腰痛症、肩関節周囲炎、頸肩腕症候群および腱鞘炎における鎮痛・消炎は 1 日 1 回 1 枚（75 mg）を貼付し、2 枚（150 mg）に増量できる[9]。

c）インドメタシン

　強力な COX 阻害作用を有しているが、副作用の発生頻度も高い。

d）イブプロフェン

　小児に比較的安全に使用できる NSAIDs である。イブプロフェン以外の NSAIDs は、インフルエンザ脳症や過度の低体温などの有害事象が報告されているため、安全性が確立されていない。

e）ナプロキセン

　腫瘍熱に効果が認められている NSAIDs である[10]。

f）ロキソプロフェン

本邦で最も使用されている NSAIDs である。速やかに吸収されるため、鎮痛効果の出現は早い。排泄も早く、半減期は短い。

g）フルルビプロフェン

本邦で使用できる数少ない NSAIDs の注射剤であるが、適応はがんにおける痛みと術後疼痛に限られる。

h）メロキシカム

選択的 COX-2 阻害薬であり、胃腸障害の副作用が比較的少ない。半減期は 20時間前後と長く 1 日 1 回製剤である。

i）セレコキシブ

選択的 COX-2 阻害薬であり、胃腸障害の副作用が比較的少ない。100 mg 錠と200 mg 錠が承認されているが、200 mg 錠が使用できる疾患は、関節リウマチと手術後、外傷後、抜歯後の消炎、鎮痛のみである。また、COX-2 阻害薬の投与により、心血管血栓塞栓症のリスクを増大する可能性があり、添付文書で警告として記載されている。禁忌として他の NSAIDs と共通するものの他に、冠動脈バイパス再建術の周術期患者では使用できない[11]。

2）アセトアミノフェンの特徴

アセトアミノフェンは、解熱・鎮痛作用を有しているが抗炎症作用は有していない。アセトアミノフェンは NSAIDs と同様の鎮痛効果は見込めないが、鎮痛に対する最大用量が 2011 年より 4,000 mg/ 日に変わり、鎮痛効果が期待できるようになった。妊婦や小児には使用しやすい。半減期が短いため、投与回数は多い。

1 日 1,500 mg を超えると用量依存的に肝障害のリスクが高まるため、長期投与には注意が必要である。トラマドールとの配合錠（トラマドール 37.5mg、アセトアミノフェン 325 mg 含有）や市販の風邪薬にも含まれているため、アセトアミノフェンの過量投与にならないよう処方時には注意が必要である。

また、2023 年 10 月に添付文書が改訂となった。従前禁忌に該当していた重篤な心機能不全のある患者、消化性潰瘍のある患者、重篤な血液の異常のある患者は削除となり、特定の背景を有する患者に関する注意の項で追記された。また、重篤な腎障害のある患者は禁忌解除となり、減量や投与間隔の調整を考慮する旨が追記された。「アスピリン喘息（非ステロイド性消炎鎮痛剤による喘息発作の誘発）又はその既往歴のある患者」は、禁忌解除となり、「1 回あたりの最大用量

はアセトアミノフェンとして 300 mg 以下」とすることが注意喚起として追記された[5,12]。

3 | 想定すべき有害事象

利点がある一方で、有害事象も薬剤ごとに特徴がある。そのため有害事象を考慮して薬剤選択をする必要がある。

1）NSAIDs

a）胃腸障害

胃腸粘膜に定常性に発現している COX-1 を阻害することにより、粘膜保護作用のあるプロスタグランジン E_2 の産生が抑制され、粘膜保護が脆弱となり、潰瘍や消化管出血が生じる。日本のケースコントロール研究では、NSAIDs 内服による上部消化管出血のオッズ比は 6.1 と報告されている[13]。それに対して、選択的 COX-2 阻害薬は胃粘膜保護に寄与する COX-1 阻害が非選択的 COX 阻害薬に比較して弱いため、胃腸障害を起こしにくい。

NSAIDs による胃腸障害のリスクとして、高齢者、潰瘍既往、NSAIDs の 2 剤併用、ステロイド製剤の併用、抗凝固薬・抗血小板薬の併用、ビスホスホネート製剤の併用が挙げられる。これらのリスクがある場合に予防として、まず NSAIDs の中止、NSAIDs の中止が難しい場合は選択的 COX-2 阻害薬への切り替え、プロトンポンプ阻害薬の使用が推奨されている[14]。また、本邦で消化性潰瘍の予防として保険適応になっている薬剤は、ランソプラゾール、ラベプラゾール、エソメプラゾール、ボノプラザンである。

b）腎障害

NSAIDs の COX 阻害によってプロスタグランジンの産生が阻害され、腎血流低下や尿細管障害をきたすことより、腎障害が[15]起こる。特に、高齢者、慢性腎臓病（chronic kidney disease：CKD）、併用薬の存在（利尿薬・レニン・アンジオテンシン系阻害薬・造影剤など）が薬剤性腎障害発症のリスクを上げるとされるため、それに該当する患者には極力使用を避ける。

なお、選択的 COX-2 阻害薬は胃腸障害のリスクを下げるが、腎障害のリスクは非選択的 COX 阻害薬と変わらない点に留意する[16]。

c）心筋梗塞、脳血管障害

匿名医療保険等関連情報データベース（NDB）を用いた NSAIDs の心筋梗塞及び脳血管障害リスクに関する調査結果の概要[17] から、全身作用が期待される NSAIDs（アスピリンを除く）の心筋梗塞及び脳血管障害リスクが示唆された。

この結果を受け、2024 年 10 月 8 日の添付文書が改訂された。全身作用が期待される NSAIDs（アスピリンを除く）の添付文書「11. 副作用」の「11.1 重大な副作用」の項に「心筋梗塞、脳血管障害」が追加された[18]。

2）アセトアミノフェン

a）肝障害

通常、アセトアミノフェンは多くがグルクロン酸抱合や硫酸抱合を受けて腎臓から排泄される。また、アセトアミノフェンのごく一部分は CYP2E1 という代謝酵素によって、毒性のある N- アセチル -p- ベンゾキノンイミン（NAPQI）に代謝されるが、NAPQI は肝臓でグルタチオン抱合を受け、無毒化される。しかし、アセトアミノフェンが過剰に摂取された場合には、通常の代謝経路が間に合わず、CYP2E1 による代謝を介して NAPQI の量が増えてしまい、さらに肝臓による NAPQI の無毒化が追いつかず、肝毒性が生じる。アセトアミノフェンによる肝障害は 1,500 mg/ 日以上の使用で用量依存的にリスクが上がるとされる。また、飲酒常用者や肝硬変患者、代謝酵素を誘導する抗てんかん薬使用患者などで発生しやすい。

b）胃腸障害

NSAIDs よりも胃腸障害が発生するケースは少ない。しかし、アセトアミノフェンも用量依存的に胃腸障害のリスクが上がる[19] と報告されているため、高用量を使用する際には注意が必要である。

c）腎障害

NSAIDs よりも腎障害は起こしにくく、解熱・鎮痛薬の中で高齢者や CKD 患者へ選択されやすい。ただし、安全性が確立されているわけではなく、アセトアミノフェンの代謝物が多少蓄積して[20]、用量依存的に腎障害を起こすリスクが増える[19] と言われている。そのため、高齢者や CKD 患者におけるアセトアミノフェンの使用は最小用量で短期間におさめるよう心がける。

3）小児での有害事象

イブプロフェン以外の NSAIDs は、インフルエンザ脳症や過度の低体温など
の有害事象が報告されているため、安全性が確立されていない。

4）妊婦での有害事象

アセトアミノフェンは有害事象が少ないため比較的安全とされ、妊娠初期から
後期に使用できる。ただし、近年、医薬品医療機器総合機構より、妊娠後期の投
与で胎児の動脈管収縮を起こすリスクがあると注意喚起[21]があった。それに対
して、「産婦人科診療ガイドライン2023」[22]では、アセトアミノフェンと胎児の
動脈管収縮の関連のエビデンスはまだ弱いとされ、依然として妊婦へ使用する解
熱・鎮痛薬にアセトアミノフェンが推奨されている。

NSAIDs に関して、妊娠後期の使用は、胎児の動脈管閉鎖の有害事象が報告さ
れていることから、使用するべきではない。妊娠後期以外の妊婦でも、胎児腎障
害や羊水減少などが報告されており、一般的に妊娠中は NSAIDs の使用を避けた
方がよい。

4 | 使い分けのコツ

各薬剤の適応病態と、同クラス内での使い分けのコツを紹介する。

1）NSAIDs

NSAIDs の使用が優れる病態として、①炎症病態が関与しているとき ②より
強い鎮痛効果を期待したいとき を挙げる。①COX系が関与した炎症病態（例え
ば、結晶性関節炎や関節リウマチなど）でNSAIDsを使用することで、鎮痛効果と
ともに局所の炎症も抑えることが期待できる。また、②鎮痛効果に関して、アセト
アミノフェンが1日最大4,000 mgへの用量が引き上げられたが、アセトアミノ
フェンを高用量使用したとしても NSAIDs と同等か劣るとされている[23]。よっ
て、より強い鎮痛効果を得たいときは NSAIDs を選択する。

2）アセトアミノフェン

アセトアミノフェンは、NSAIDsに比較して、小児科領域ではアスピリン喘息

や Reye 症候群、産科領域では動脈管閉鎖や胎児腎障害などのリスクが少ないとして、小児と妊婦の解熱鎮痛薬の第一選択薬として長年使用されてきた。

また、インフルエンザ脳症に関して、NSAIDs 使用との関連性があり、脳症の患者の大半は 15 歳以下の小児ではあるが、成人の発症も少数報告されているため、成人であってもアセトアミノフェンを選択する方が安全と思われる。

3）剤形ごとの使い分け

経口薬は一般的な剤形である。NSAIDs 経口薬として代表的なロキソプロフェンは、プロドラッグであり、吸収されるときは不活性で消化管の COX 阻害は行わず、血中で代謝されて活性化するため、理論的には胃腸障害を起こしにくいとされる。しかし、ロキソプロフェンにより胃腸障害を発生するオッズ比は 5.9 と報告されており[13]、依然として有害事象に対する注意が必要である。

坐薬は、経口服用が困難な患者で使用できる。また、直腸から速やかに吸収されるため、速効性を期待したいときに選択する。ただし、直接的に直腸粘膜と接することから、直腸潰瘍のリスクが高く、特にジクロフェナクナトリウム坐薬で注意が必要である。

貼付薬は、一般的に局所作用性であり、鎮痛効果は弱い。その分有害事象が少ないため、安全性が高い。ただし、ジクトル®テープに関しては、他の貼付薬とは異なり、全身作用性であり、かつ鎮痛効果と有害事象リスクが経口薬とおおむね同等である。

注射薬は、一般的に速効性や強い COX 阻害効力を認め、速やかで強い鎮痛効果が期待できる。

4）最高血中濃度到達時間・半減期とコンプライアンス

薬物動態で生じる時間は服用回数やコンプライアンスに影響する。最高血中濃度に到達する時間が短い薬剤は速効性が期待できる。また、半減期が短い薬剤は、有害事象が出現した際に対応しやすい。双方の時間とも短い特性をもつ NSAIDs 経口薬は、ロキソプロフェンとジクロフェナク（徐放剤以外）である。速効性を期待する尿管結石や片頭痛発作時などに選択しやすい。

それに対して、最高血中濃度到達時間や半減期が長いと服用回数が少なくなるため、コンプライアンス向上につながる。例えば、メロキシカムは半減期が 15 ～ 22 時間と長く、服用回数は 1 日 1 回で済むため使用しやすい。しかし逆にいえば、高齢者や腎機能低下した症例では、半減期が長いと体内に薬物が蓄積しやす

PART 3 作用機序から考える痛みへの対症療法

139

いため、有害事象の出現に注意する必要がある。

5）がん疼痛と腫瘍熱

NSAIDs はがん疼痛や骨転移に効果がある。がん疼痛は COX-2 が関与した炎症病態が影響しており、かつ、COX-2 により炎症がさらに悪化する疼痛の悪循環が生じる。そのため、長期経過のがん疼痛には、速効性には劣るが、選択的COX-2 阻害薬の方が炎症病態の悪循環や有害事象を考慮すると選択しやすい。それに対して、速効性や鎮痛効果の強さを期待する場合は、COX 選択性よりもCOX 阻害作用を基準にして選択する。

2021 年に発売された世界初の経皮吸収型 NSAIDs であるジクトル®テープは、当初の適応症はがん疼痛のみであったが、2022 年に腰痛症・肩関節周囲炎など疾患が追加された。全身性の貼付薬であり、1 日 1 回の貼付で 24 時間安定した血中薬物濃度を保ち、持続した鎮痛が期待できる。経口摂取困難な患者や注射困難な在宅医療の現場で活躍できる薬剤である。なお、一般的に貼付薬は鎮痛効果が弱い印象があるが、本剤はジクロフェナクナトリウムの経口薬とおおむね同等の効果があるとされる。ただし、有害事象のリスクも経口薬と同等にある点、血中薬物濃度が定常状態になるまで約 1 週間程度かかるため速効性はない点を留意する。

がんの緩和治療に関連して腫瘍熱についてあげる。腫瘍熱に対してナプロキセンが効果があると報告[24] されており、400 ～ 600 mg/ 日 分 2 ～ 3 で治療に使用するほか、がん患者の感染症か腫瘍熱か原因不明の発熱に対してナプロキセンテストを行い、解熱した場合は腫瘍熱と判断する方法がある。

5 処方開始の注意点と患者説明

これまで各薬剤の特徴について取り上げてきた。ここでは、臨床での処方する際の注意点や患者説明のポイントについてまとめる。

1）高齢者・慢性腎臓病患者への処方開始の注意点

75 歳以上の高齢者や eGFR < 30 mL/ 分 /1.73 ㎡の患者に対する解熱・鎮痛薬の使用は、健常者に比較して有害事象を起こしやすい。「CKD 診療ガイドライン2023」[25] によると、「eGFR<30 mL/ 分 /1.73㎡の症例および RA 系阻害薬、利尿薬、リチウム製剤使用中には NSAIDs の投与を避け、eGFR<60 mL/ 分 /1.73㎡の

症例では継続的な投与を避ける」ことが提案されている。なお、このような患者にはNSAIDsよりもアセトアミノフェンの使用が推奨されるが、アセトアミノフェンに関しても長期的な安全性は確立されていない。したがって、両者の薬剤とも少量から開始し、こまめに観察して有害事象の発現に注意しながら徐々に増量する。使用期間をできる限り短時間にとどめることが望ましい。

なお、上記を踏まえてもNSAIDsを長期的に使用せざるを得ないときは、選択的COX-2阻害薬を選択した方がよいだろう。セレコックスと他のNSAIDsを24週間比較した報告では、セレコックス1日200〜400 mgは、他のNSAIDsを比較して安全に使用しやすく、鎮痛効果も同様だったという結論に至っている[26]。

2）小児への処方開始の注意点

小児科領域におけるアセトアミノフェンの用量は、体重1 kgあたり10〜15 mgとし、1日総量として60 mg/kgを限度とする。体重40kg以上の小児には、体重換算では成人用量を超えるため、筆者は成人と同量で処方している。

また、熱性けいれんの予防にアセトアミノフェン坐薬とジアゼパム坐薬を併用する際は、2番目に挿肛した薬剤の吸収が阻害されるため、緊急性のあるジアゼパム坐薬を先に挿肛し、その30分後にアセトアミノフェン坐薬を挿肛するように保護者へ指導する。

イブプロフェンは、小児科領域の解熱・鎮痛薬の第二選択薬である。1回あたり3〜6 mg/kg、1日最大600 mg使用できる。ただし、添付文書上では4歳以下の乳幼児に対する使用経験数が少ないため、安全性は確立していない。筆者は小学生以上の片頭痛に対して、アセトアミノフェンを使用しても鎮痛効果が乏しい場合に選択している。

3）妊婦への処方開始の注意点

アセトアミノフェンに関して、有害事象の項で先に挙げた通り、妊娠後期の投与で胎児動脈管収縮の可能性が議題にあがり、しっかり安全性が確立されたわけではない。治療の有益性が危険性を上回るとされるときのみに少量から開始し、効果が得られる最小用量で短期間での使用が望ましい。妊婦患者へ処方する際は、リスクを説明のうえ用量を守って使用するように指導する。

6 処方中止を検討するタイミング

疼痛に関する患者の訴えは多く、特に高齢者においては解熱鎮痛薬がポリファーマシーに加担していることが多い。ポリファーマシーや有害事象を防ぐために適切な処方をするとともに、処方中止を検討するタイミングを見逃さないようにしたい。

1) 有害事象が疑われるとき

特に基礎疾患がある患者や高齢者で注意する。鎮痛効果が得られているかこまめに観察するとともに、浮腫などの身体診察、腎障害や肝障害などをきたしていないか定期的にフォローを行い、副作用が出現したら速やかに処方を中止する。

2) 効果が感じられないとき

効果が感じられない場合は疼痛の再評価を行い、当初の侵害受容性疼痛という判断が合っているのか、神経障害性疼痛の併存がないかを疑う。また、後述する慢性疼痛に移行している可能性を考慮する。

鎮痛効果が感じられないまま長期使用や頻回使用を続けると、有害事象のほうが目立って出現する危険性があるため、処方を中止する。また、患者の過多な服用によっては薬物乱用性頭痛など疼痛の悪循環に陥る可能性もある。医療者側も乱用の加担の一因として、解熱・鎮痛薬を過量に処方していないか注意する。複数の医療機関から処方されているケースもあり、他院からの処方内容も確認が必要である。

3) 長期間の使用が予想されるとき

NSAIDs において長期間の使用が予想される場合は、胃腸障害の少ない選択的COX-2 阻害薬をなるべく選択する。ただし、COX 選択性によらず胃腸障害以外の有害事象のリスクは減らないため、注意が必要である。

4) 慢性疼痛

「慢性疼痛診療ガイドライン」[27] によると、慢性疼痛とは 3 か月以上持続した疼痛と定義され、①侵害受容性疼痛　②神経障害性疼痛　③心理社会的疼痛などの分類があり、3 つの因子が複雑に絡みあっていることが多い。そのため、慢性疼

痛ではアセトアミノフェンや NSAIDs 単独での鎮痛効果は得られにくく、鎮痛補助薬の使用や他の薬剤への切り替えを検討する。

　また、姿勢・職業・家屋の状況などの生活習慣が疼痛の悪循環に影響していないか、不安・抑うつなどの心理社会的な背景が関与していないか、考慮する。必要な場合は、生活習慣の改善や、心理士・精神科医師の介入を検討する。

参考文献

1）　Emer M, et al. 鎮痛・下熱薬および痛風の治療に用いる薬物. Anne Burke グッドマン・ギルマン薬理書 第11版 上. 廣川書店. 2013: 837-883.
2）　田中千賀子, 他. 抗炎症薬およびその関連薬: In 成宮 周. NEW薬理学 改定第5版. 南江堂. 2008: 393-403.
3）　日本ペインクリニック学会. NSAIDs とアセトアミノフェン.
　　　https://www.jspc.gr.jp/igakusei/igakusei_keynsaids.html
4）　アルピニー®坐剤添付文書. 2023年2月改定第1版.
5）　カロナール®錠添付文書. 2023年10月改定第4版.
6）　Mallet C, et, al. Endocanabinoid and serotonergic systems are needed for acetaminophen-induced analgesia. Pain. 2008; 139: 190-200.
7）　伊藤真也, 他. 妊娠と授乳 改訂3版. 南山堂. 2020: pp233-239.
8）　アスピリン原末添付文書. 2024年10月改訂第2版
9）　ジクトル®添付文書. 2024年10月改訂第6版
10）　Zhang H, et al. Naproxen for the treatment of neoplastic fever A PRISMA-compliant systematic review and meta-analysis. Medicine. 2019; 98: 22(e15840).
11）　セレコックス®錠添付文書. 2024年10月改訂第5版
12）　厚生労働省. 使用上の注意改訂について. アセトアミノフェン経口剤. 医療安発1012題2号. 2023.
　　　https://www.pmda.go.jp/files/000264875.pdf
13）　Sakamoto C, et al. Case-control study on the association of upper gastrointestinal bleeding and nonsteroidal anti-inflammatory drugs in Japan. Eur J Clin Pharmacol. 2006; 62: 765-772.
14）　日本消化器病学会. 薬物性潰瘍, 消化性潰瘍診療ガイドライン2020. 2020: 105-122.
15）　平田純生, 他. NSAIDsによる腎障害－COX-2阻害薬およびアセトアミノフェンは腎障害を起こすか－. 日腎会誌. 2016; 58: 1059-1063.
16）　Chen BH. COX-2 inhibitors and renal function in elderly people. CMAJ. 2000; 163: 604.
17）　データベース調査結果の概要（NDBを用いた非ステロイド性抗炎症薬による心血管系イベント発現のリスク評価）: https://www.pmda.go.jp/files/000270714.pdf
18）　全身作用が期待されるNSAIDs（医療用）の「使用上の注意」の改訂について. 2024年10月8日 独立行政法人 医薬品医療機器総合機構
19）　Roberts E, et al. Paracetamol: not as safe as we thought? A systematic literature review of observational studies. Ann Rheum Dis. 2016; 75: 552-559.
20）　Prescott LF, et al. Paracetamol disposition and metabolite kinetics in patients with chronic renal failure. Eur J Clin Pharmacol. 1989; 36: 291-297.
21）　医薬品医療機器総合機構. アセトアミノフェン含有製剤（医療用）の「使用上の注意」の改訂について. 2019.
　　　https://www.pmda.go.jp/files/000145837.pdf
22）　日本産科婦人科学会. 胎児障害・形態異常に関する相談, 産婦人科診療ガイドライン2023
23）　Pincus T, et al. A randomized, double-blind, crossover clinical trial of diclofenac plus misoprostol versus acetaminophen in patients with osteoarthritis of the hip or knee. Arthritis Rheum. 2001; 44: 1587-1598.
24）　Zhang H, et al. Naproxen for the treatment of neoplastic fever: A PRISMA-compliant systematic review and meta-analysis. Medicine (Baltimore). 2019; 98: e15840.
25）　日本腎臓学会. 高齢者CKD. エビデンスに基づくCKD診療ガイドライン. 2023; 138-140.
26）　Clemett D, Goa KL. Celecoxib: a review of its use in osteoarthritis, rheumatoid arthritis and acute pain. Drugs. 2000; 59: 957-980.
27）　慢性疼痛診療ガイドライン作成ワーキンググループ. 総論. 慢性疼痛診療ガイドライン2021. 2021; 22-24.

PART 3 作用機序から考える痛みへの対症療法

medicine

2 | オピオイド鎮痛薬

坪谷綾子、髙木 暢

1 | 作用機序

　オピオイドとは、生体内のオピオイド受容体に親和性を示すアルカロイドおよびモルヒネ様活性を有する内因性または合成ペプチド類の総称である。オピオイドの中で、内因性ペプチドや麻薬拮抗薬を除くオピオイド受容体作動薬がオピオイド鎮痛薬である。

　オピオイドは、オピオイド受容体と結合し鎮痛のほか、呼吸抑制、血圧低下、幻覚、せん妄、掻痒感や腸管運動抑制など様々な作用を示す。オピオイド受容体には、薬理学的にμ（ミュー）、κ（カッパ）、δ（デルタ）の3種類があり、末梢神経や脳脊髄の神経細胞体および神経終末に広く分布している。中でも鎮痛作用に関して特に重要な役割であるのがμオピオイド受容体であり、2つのサブタイプが存在する（ 表1 ）。

表1 **μオピオイド受容体サブタイプの主な薬理作用**

μ受容体サブタイプ	薬理作用
μ1オピオイド受容体	脳における鎮痛、徐脈、縮瞳、尿閉、悪心・嘔吐や掻痒感などに関与
μ2オピオイド受容体	脊髄における鎮痛、鎮静、呼吸抑制や消化管運動抑制などに関与

　 図1 に示すように、μオピオイド受容体を介した鎮痛作用は、脊髄における感覚神経による痛覚伝達の抑制や視床や大脳皮質知覚領域などの脳内痛覚情報伝導経路の興奮抑制といった上行性疼痛伝達系の抑制に加え、中脳水道周囲灰白質、延髄網様体細胞および大縫線核に作用し、延髄－脊髄下行性ノルアドレナリンおよびセロトニン神経からなる下行性疼痛抑制系の賦活化などが関与している。また、中枢神経系作用として呼吸抑制作用（延髄呼吸中枢の直接抑制作用）、鎮咳作用（孤束核咳中枢への知覚入力抑制）、催吐作用（延髄化学受容器引き金帯への直接作用）などが、末梢神経系への作用として消化管運動抑制作用（腸管膜神経叢でアセチルコリン遊離抑制）などが知られている。

144

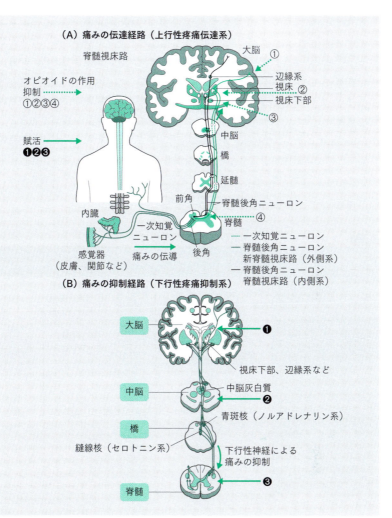

図1 痛みの伝達と抑制のメカニズム
(文献1を参考に作成)

2 薬剤ごとの特徴

　主な強オピオイド鎮痛薬の剤形と薬理学的特徴を **表2** に示す[2]。モルヒネは、代謝物であるモルヒネ-6-グルクロニド(M6G)に活性があり、腎機能低下時にはM6Gが蓄積し、意識障害などの副作用が出現しやすいため注意が必要である。オキシコドンは、主代謝物であるノルオキシコドンに活性がなく、腎機能の低下時においても、ほとんど影響を受けない。フェンタニルは、μオピオイド受容体に対す

る選択性が非常に高く、µ1オピオイド受容体への親和性が強いことからモルヒネやオキシコドンに比べ便秘の副作用が生じにくいとされている。モルヒネ、ヒドロモルフォンの主な代謝経路は肝臓におけるグルクロン酸抱合である。一方、オキシコドン、フェンタニル、メサドンは肝チトクローム P450（CYP）による代謝を受ける。CYPの阻害薬を併用することでオピオイド鎮痛薬の代謝が抑制されて血中濃度が上昇し、副作用の発現のリスクが高まるため注意が必要である。メサドンは、µオピオイド受容体を介して鎮痛作用を示すが、他のµオピオイド受容体作動薬との交差耐性が不完全という特徴がある。また、NMDA受容体拮抗作用を有していることからも、他のオピオイド鎮痛薬で治療困難な神経障害性疼痛や、耐性が発現している症例などに対して効果が期待される。

表2　主な強オピオイド鎮痛薬の剤形と薬理学的特徴

	モルヒネ	ヒドロモルフォン	オキシコドン	フェンタニル	メサドン
剤形	散剤・液剤 錠剤・注射剤	錠剤 注射剤	散剤・錠剤 注射剤	口腔粘膜吸収剤・貼付剤・注射剤	錠剤
主な代謝経路	肝臓 グルクロン酸抱合	肝臓 グルクロン酸抱合	肝臓 CYP3A4 CYP2D6	肝臓 CYP3A4	肝臓 CYP3A4 CYP2B6
代謝物 （鎮痛活性の有無）	M6G （有） M3G （無）	H3G （無）	ノルオキシコドン （無） オキシモルフォン （有）	ノルフェンタニル （無）	EDDP （無）
オピオイド受容体に対する結合親和性	μ_1、μ_2、κ	μ_1、μ_2	μ_1、μ_2	$\mu_1 \gg \mu_2$	μ_1、μ_2
NMDA受容体阻害作用	－	－	－	－	＋

M6G：モルヒネ-6-グルクロニド、M3G：モルヒネ-3-グルクロニド、H3G：ヒドロモルフォン-3-グルクロニド、EDDP：2-エチリデン-1,5-ジメチル-3,3-ジフェニルピロリジン、NMDA：N-メチル-D-アスパラギン酸

　各種オピオイド鎮痛薬の適応について　表3　に示す。がん疼痛には、様々な種類のオピオイド鎮痛薬が使用できるが、非がん性慢性疼痛に適応が承認されている医療用麻薬はオキシコンチン®TR錠・デュロテップ®MTパッチ・ワンデュロ®パッチ・フェントス®テープの4製剤のみである。これらの承認条件として、慢性疼痛の診断、治療に精通した医師に処方は限定されており、処方医師の登録、e-learningの受講、確認テストの合格、薬局での確認が必要とされている。メサドンは、海外における死亡例の報告、QT延長、呼吸抑制や薬物動態の個人差などの

問題から、流通規制があり、がん性疼痛の治療に精通した医師によってのみ処方・使用されるとともに、リスク等についても十分に管理・説明できる医師・医療機関・管理薬剤師のいる薬局のもとでのみ用いられ、それら薬局においては調剤前に当該医師・医療機関を確認したうえで調剤がなされるよう、製造販売にあたって必要な措置を講じることとされている。

表3　オピオイド鎮痛薬の適応

	慢性疼痛（非がん疼痛）	がん疼痛
リン酸コデイン	リン酸コデイン錠・散	リン酸コデイン錠・散
トラマドール	トラマール®OD錠	トラマール®注・カプセル・OD錠
	トラマドール/アセトアミノフェン（トラムセット®配合錠など）	
モルヒネ	モルヒネ塩酸塩錠・散	塩酸モルヒネ注、MSコンチン®錠、オプソ®内服液、アンペック®坐剤など
ヒドロモルフォン	適応なし	ナルベイン®注、ナルサス®錠、ナルラピド®錠
オキシコドン	オキシコンチン®TR錠 ※医師：e-learningの受講が必要	オキファスト®注、オキシコンチン®TR錠、オキノーム®散など
フェンタニル	デュロテップ®MTパッチ、ワンデュロ®パッチ、フェントス®テープ ※医師：e-learningの受講が必要	デュロテップ®MTパッチ、ワンデュロ®パッチ、フェンタニル1日用テープ、フェンタニル3日用テープ、フェントス®テープ、アブストラル®舌下錠、イーフェン®バッカル錠など
メサドン	適応なし	メサペイン®錠 ※医師：e-learningの受講が必要

※各製薬会社の専用webサイトで適正使用に関するe-learningを受講

3 | 想定すべき有害事象

　血中濃度と副作用との関係は重要である（**図2**）。嘔気・嘔吐や便秘は鎮痛必要量よりも少ない量で現れ、眠気や呼吸抑制は鎮痛必要量よりも多い量で現れる。鎮痛効果を十分に引き出すためには、副作用対策が重要である[3]。

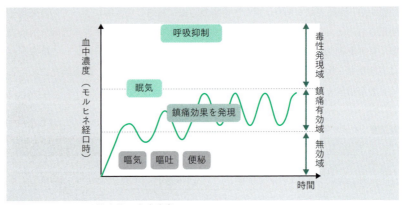

図2 オピオイド鎮痛薬の有害事象
（文献3より引用改変）

　嘔気・嘔吐は投与初期や増量時などに起こり、数日から約2週間で耐性が生じるため、制吐剤は不要になる場合が多い。対策としては、オピオイド以外に嘔気・嘔吐を発現する他の要因を鑑別し治療を検討する。嘔気・嘔吐の薬物治療としては、抗ドパミン薬、消化管運動亢進薬、抗ヒスタミン薬などが用いられる。薬物治療に難渋する場合は、他のオピオイドへの変更や投与経路の変更を検討する。

　オピオイドによる便秘は、十二指腸から小腸、大腸の蠕動運動低下、肛門括約筋の緊張により引き起こされる。耐性が生じにくいため、オピオイド使用中は常に便秘対策が必要となる。対策としては、便秘を発現する他の要因を鑑別し治療を検討する。便秘の薬物治療としては、大腸刺激性下剤、塩類下剤、浸透圧性下剤や末梢性μオピオイド受容体拮抗薬などが用いられる。オピオイド誘発性便秘症（opioid-induced constipation: OIC）に対し、国内で唯一適応のあるナルデメジンは、末梢性μオピオイド受容体拮抗薬であり、オピオイド受容体への特異的拮抗薬作用をもつオピオイド骨格に、血液—脳脊髄関門を通過しないよう設計された側鎖を有することにより末梢組織中のオピオイド受容体を阻害する。そのため、鎮痛効果には影響を与えず、対症療法である既存の下剤とは異なり、OICそのものを起きにくくする。Phase-R OIC試験（国内14施設の緩和ケアチーム・病棟によるリアルワールドレジストリ研究）によると、ナルデメジンを投与したOIC合併がん患者において、ナルデメジン初回投与後24時間以内の自発的排便が観察された患者は71.6％であり、ナルデメジン初回投与後1週間で自発排便（spontaneous bowel movement: SBM）回数が増加した患者は62.8％であった（1段階改善41.7％、2段階改善21.1％）[4]。

　トラマドールは、セロトニン・ノルアドレナリン再取り込み阻害作用を有して

おり、MAO阻害剤との併用によりセロトニン症候群（錯乱、激越、発熱、発汗、運動失調、反射亢進、ミオクローヌス、下痢など）や心血管系の重篤な副作用が発現するとの報告がある。そのため、「MAO阻害剤を投与中の患者又は投与中止後14日以内の患者」は禁忌とされている。三環系抗うつ剤、選択的セロトニン再取り込み阻害剤、セロトニン・ノルアドレナリン再取り込み阻害剤（SNRI）などもセロトニン症候群が現れるおそれがあるため併用に注意が必要である[5,6]。

メサドンは、消失半減期が約30～40時間と長いため、投与後徐々に血中濃度は上昇し、定常状態に達するまでに約1週間を要する。また、アルカリ尿でメサドンの腎排泄が遅延したり、自己酵素誘導を起こしたりすることも報告されている。メサドンは、呼吸抑制やQT延長といった重篤な副作用に注意する必要がある。メサドンの呼吸抑制に関して、Modesto－Loweらは、高齢、呼吸抑制を起こしやすい基礎疾患、肝あるいは肺疾患、睡眠時無呼吸、多剤併用、オピオイドナイーブ／低耐性、高用量や急速なタイトレーションをリスク因子として報告している[7]。

また、Abramsonらは、QT延長を起こすリスク因子として、高齢者、女性、器質的心疾患、HIV感染症、低カリウム、低プロトロンビン、高用量、CYP3A4阻害薬の併用、アルコールの使用、コカインの使用、ベースラインでのQTc延長、先天性QTc延長の家族歴、薬物誘発性torsades de pointesの既往歴、抗うつ薬の併用、抗精神病薬の併用、抗レトロウイルス薬の併用、抗菌薬の併用、カリウムを低下させる薬剤やマグネシウムを低下させる薬剤の併用をあげている[8]。

4 | 使い分けのコツ

1）処方する前に

痛みがある場合、その痛みの原因ががんであるのか、それ以外であるのかを評価する。痛み止めとしてNSAIDsを漫然と処方し続け、実は治療することができる病気に気がつかなかったということを聞くこともある。そのため、痛みの原因が何であるのかを評価することは非常に重要である。痛みの評価は、問診と身体診察が重要であり、血液検査や画像検査などを組み合わせて最終的な評価となる流れは、一般的な診療と何も変わらない。問診は糸統立てて聴取することが望ましく、痛みの部位や性状などを把握するためにOPQRST（表4）などがよく用いられる。血液検査や画像検査は、臨床現場のセッティングにより制限がある場合もあるが、スピード感が求められる場合もあり、地域のリソースを把握しておくなど日頃から他機関との連携も重要である。

表4	痛みの評価「OPQRST」
O	onset（発症様式）
P	provocation/palliative factor（増悪・寛解因子）
Q	quality/quantity（性質・強さ）
R	related symptom/region/radiation（随伴症状、局所、放散）
S	severity/scale（重症度、程度）
T	temporal factor/time course（時間的要素、経過）

　痛みは病態として大きく分けて、侵害受容性疼痛（体性痛、内臓痛）と神経障害性疼痛に分けられることが多い。痛みの原因疾患がわかれば、痛みが生じる機序も想像できることが多く、患者の訴える内容とすり合わせることができる。しかし、原因疾患が不明の場合や原因疾患と痛みの訴えが噛み合わないような場合もあるため、その場合は問診からその痛みが体性痛か内臓痛か神経障害性疼痛か、関連痛などのそれ以外のものなのか評価しなければならない。また、訴える痛みが長く続く持続痛と、一過性に間欠的に出現する突出痛のどちらなのか、混在しているのか、問診から評価しなければならない。その中で、痛みが和らいだり悪化したりする誘因があるのかどうか（寛解・増悪因子）、痛みの出現を予測できるかどうかも評価の助けになる。こういった痛みの性状の評価も、痛みの病態を評価する助けとなる。

　痛みの病態と性状を確認し、原因疾患が「がん」か「非がん疾患」か確認し、痛み止めを処方する。オピオイドは、非がん疾患では使用できる薬剤に制限があるが、e-learning を受講することで非がん疾患でも処方することができるオピオイドもあるため、確認が必要である（表2）。2018 年に「WHO 方式がん疼痛治療法」が改訂され、それまでの「がん疼痛治療 5 原則」に含まれていた「3 段階除痛ラダー」が削除された。これは、除痛ラダーに沿って効力の順に薬剤を選択する方法の項目が削除されたことによって、強オピオイドを最初から開始してもよいと解釈することができる（図3）。ただ、先述のアセトアミノフェン・NSAIDs を軽視するものでもなく、痛みの病態と性状に合わせて、アセトアミノフェン・NSAIDs を選択するのか、オピオイドを選択するのか判断しなければならない（表5）。

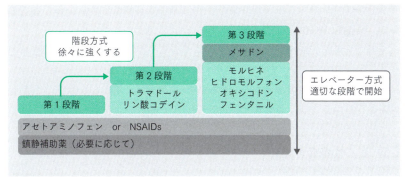

図3 WHO方式がん疼痛治療法

表5 鎮痛薬の選択

疼痛強度（NRS）	軽度（1〜3）	中等度（4〜6）	高度（7〜10）[※1]	突出痛
推奨	アセトアミノフェン NSAIDs	モルヒネ、ヒドロモルフォン、オキシコドン フェンタニル		レスキュー薬[※5]
条件付き推奨	ー	メサドン[※2]		経粘膜性フェンタニル（フェンタニル舌下錠
		コデイン、トラマドール[※3]、ブプレノルフィン[※4]	ー	またはバッカル錠）

※1：より早く鎮痛する目的で、オピオイドを持続静注または持続皮下注で開始してもよい。
※2：メサドン以外の強オピオイドが投与されているにもかかわらず、適切な鎮痛効果が得られないとき。
※3：患者の選好、医療者の判断、医療現場の状況で、強オピオイドが投与できないとき。
※4：高度の腎機能障害があるとき。他の強オピオイドが投与できないとき。
※5：経口モルヒネ・ヒドロモルフォン・オキシコドン速放性製剤、オピオイド注射薬のボーラス投与、オピオイド坐剤のいずれか。
（文献2を参考に作成）

2）非がん疾患による疼痛の場合

　まずは、NSAIDsやアセトアミノフェンを投与し、効果が乏しい場合にオピオイドを検討する。オピオイドには分類されていないが、ペンタゾシン、ブプレノルフィンはNSAIDsやアセトアミノフェンよりも強い鎮痛作用がある。しかし、注射薬であり、一時的な対応となってしまうことが多いため、使用する場合は投与後のことも見据えた対応が必要である。

　弱オピオイドは 表3 のように古くからコデインが有名であり、使われる頻度は少ないがアヘンや、近年ではトラマドールが処方可能となっている。「弱」オピオ

イドと分類されているが、やはり副作用として眠気、便秘などがあるため、患者の年齢、腎機能、基礎疾患を踏まえて、処方を開始しなければならない。

　それでも痛みが強い場合は、オピオイドとしてモルヒネ錠やモルヒネ散を検討する。徐放製剤ではないモルヒネ錠やモルヒネ散（状況によってはモルヒネ水）は、がん性疼痛への適応ももちろんあるが非がん疾患への適応もあり、うまく調整することで QOL を向上させることができる。

┃3）がん性疼痛の場合

　がんによる痛みがある場合、患者の多くは市販（OTC）の痛み止めや医療機関で処方されて手元にある NSAIDs やアセトアミノフェンをすでに内服している場合も多い。がんに対する痛みは、2018 年に改訂された「WHO 方式がん疼痛治療法」にあるように、痛みの様子によっては最初からオピオイドを投与してもよいことになっている。

　弱オピオイドであるトラマドールは 25 mg を 2 錠分 2 などから開始し、レスキューとして 1 回 25 mg で頓用するように指示する。頓用の使用回数で 25 mg を 4 錠分 4 にしたり、痛みの出方に応じて 25 mg を 6 錠分 4（1 − 1 − 2 − 2）などにしたり調整している。徐放製剤やアセトアミノフェンとの合剤もあるが、25 mg 錠を使用した方が微調整しやすい印象がある。上限が 400 mg/ 日であるため、患者へは「1 日に 16 錠飲むことができるから」と安心してもらうようにしている。そして、使用する錠数が増えてきた場合に、他のオピオイドへスイッチングする旨を伝えるようにしている。がんがどこにあるのか、管腔臓器なのか実質臓器なのか、神経を噛んでいるか、痛みの評価を行い、適したオピオイドや鎮痛補助薬を処方するようにしている。

　オピオイドの場合、開始前に便秘、嘔気、眠気などの副作用について説明し、ベースの増量は医師が判断すること、レスキューの必要性は患者の痛みの症状に応じて患者または家族が判断することなどの使い方を説明する。増量は痛みの様子をみながら、2 〜 3 日ごとに評価しなければならない。増量によるオピオイドの上限はないが、オピオイドの用量が多い場合は、他のオピオイドへスイッチングすることや、痛みの評価が正しいのか画像検査や専門医への紹介など精査・再評価をする必要がある。モルヒネやオキシコドンの徐放製剤は 1 日 2 回の内服であり、アドヒアランスやコンプライアンスが良好となり、患者の QOL の向上にもつながっている。近年登場したモルヒネの力価の 5 倍とされているヒドロモルフィンは 1 日 1 回の内服薬であり、患者の QOL はさらに向上している。ただ、どの徐放製剤でも教科書通りにいかず、モルヒネやオキシコドンの 1 日 2 回の徐放製剤

を1日3回の服用で疼痛コントロールする場合や、1日1回のヒドロモルフォンの徐放製剤を1日2回で服用をしている場合もあり、このような内服方法が必要となる明確な原因はわからない。このような場合は、徐放製剤をイレギュラーな飲み方で継続するか、規格が小さい製剤への変更や半減期が短くても細かな調整が可能な薬剤へのスイッチングを検討し、調整する場合もある。そのぐらい、疼痛コントロールは奥が深いと感じている。

また、オピオイドをスイッチングするなど工夫しても疼痛コントロールが得られない場合、経口摂取が可能であればメサドンへのスイッチングを検討する。メサドンは e-learning を受ければ処方することが可能であり、疼痛コントロールが難しい場合に有効である。

以下に、よくあるケースを挙げてみた。

a）呼吸困難

肺がんや肺転移、胸水がある場合は、将来的に呼吸困難が出現することを想定してモルヒネの徐放製剤を処方することが多い。これは、呼吸困難や激しい咳に対してモルヒネは適応があるためだが、徐放製剤の一番小さな規格が 10 mg であるため使いにくい一面もあり、オキシコドンの徐放製剤を使うことも少なくない。

b）骨の痛み

骨転移による痛みに対して、モルヒネの徐放製剤を使用することが多い。また、アセトアミノフェンやトラマドールよりも、NSAIDs の方が有効な印象がある。

c）お腹の張り

腹腔内臓器のがんでお腹が張っている症状や、腹水による腹満感がある場合は、腹部全体の疼痛に対してフェンタニルを使用することが多い。無効な場合、将来的に腸蠕動が低下する可能性もあるため、モルヒネよりもオキシコドンへスイッチすることが多い。しかし、コントロールが難しい疼痛の場合は、最終的にモルヒネに行き着く印象もある。

d）レスキュー　の使い方

突発痛が生じた場合に頓用することを指示する。ただ、労作により疼痛が増悪することがわかっている場合は、その労作の 15 ～ 30 分前にレスキューをあらかじめ頓用することを指示する場合もある。例えば、入浴の希望があるが入浴の動作で痛みが生じることがわかっている場合、入浴の 15 ～ 30 分前にレスキューをあらかじめ頓用してもらうことで、患者が希望する入浴が可能となる場合もある。

レスキューは、成分によって一対一の対応になっているが、剤形に違いがある。オキシコドンの徐放製剤をベースとして内服していても、散剤の内服難しいような場合は、他の成分の別の剤形をレスキューとして使用することもある。

e）注射製剤

多くのオピオイドで注射製剤があるため、経口摂取が困難となり内服もできなくなった場合、PCA（patient controlled analgesia：自己調節鎮痛法）ボタンのある注射用ポンプを用いた調整が可能となっている。注射製剤の中で、オキシコドン注とフェンタニル注は濃度の規格は１つだけであり、モルヒネ注とヒドロモルフォン注は濃度の規格が２つあるため、注意が必要である。

また、オキシコドン注やフェンタニル注で疼痛コントロールしていても、ポンプの容量や交換の頻度などにより交換が頻回となる場合や、オピオイドの用量が多くなる場合は、最終的には高濃度のモルヒネ注などに変更することもある。

⑤ 処方開始時の注意点と患者説明

痛み止めを使うそもそもの目標は、日常生活を今よりも過ごしやすくすることにある。持続痛の平均値を下げること、突発痛を速やかに抑えることが主となる。効果が得られれば、さらなるコントロールを目指して薬剤を調整する。また、特定の誘因により持続痛の増悪や突発痛を認めるような場合は、特定の誘因が出現するタイミングの前に薬剤を追加することを検討する。

オピオイドを処方する際には、「モルヒネに代表される医療用麻薬」という説明をしている。「モルヒネ」「麻薬」という単語に対して驚きや拒否反応を示す患者や、「モルヒネを使うぐらいがんが進行しているから、もうダメだ」と悲観する患者も多いが、「痛みを取り除き日常生活を送ることを優先するために使用する」ことを説明している。しかし、それでもオピオイドの使用に拒否的な場合は、「モルヒネよりも力は弱いが、NSAIDs よりは強いことが多く、中間の薬」として弱オピオイドについて説明している。わかりやすい説明と「疼痛をコントロールできた」という成功体験がオピオイドをスムーズに受け入れるためには重要であり、疼痛コントロールの開始時点が鍵を握る。

痛みは日常生活を妨げ、QOL の低下につながる。そのため、特に、夜間の睡眠を確保すること、安静時の痛みを取ることを優先する。注意すべきは、夜間に痛くて眠れないという訴えに対して、安易に痛み止めを増量することが必要かどうかの評価をしなければならない。痛みもあるが、夜間の不安感や排泄トラブルなど、別の問題も併存するために眠れない可能性もある。痛いという訴えだけに対

して薬剤の増量をすることは、薬剤の副作用も含め逆に患者の QOL の低下につながることもあるため、注意しなければならない。

一方で、QOL の低下を防ぐために痛みを取る必要があるものの、訴える痛みのすべてを取り除くことが難しい場合は多い。そのため、痛みの緩和目的に手術やリハビリテーション、放射線治療などの他の手段を併用することも必要である。がん性疼痛では、NRS で 8 だった痛みが 2 まで改善してもゼロにはならないなど、どうしても痛みが取り切れない場合もある。患者や家族へ説明するとともに、突出痛への対応など少しでも痛みを軽減する方法を模索しなければならない。

6 | 処方中止を検討するタイミング

オピオイドによる副作用が強かった場合は中止することを検討しなければならない。しかし、忍容性を得られるような薬剤の使用（便秘対策の下剤の調整、嘔気対策の内服調整など）が可能な場合は、患者さんやご家族に副作用を受容していただきながら、薬剤を継続することもある。効果が乏しい場合は、先述の通り、他のオピオイドへスイッチングすることや痛みの再評価を行わなければならない。

また、痛みが解消した場合は薬剤の漸減を考慮しなければならない。例えば、骨転移に対して放射線治療を行った結果、疼痛が軽減していれば、それまで使用していたオピオイドを漸減することはよくあることである。痛みをコントロールするということは、漫然とオピオイドを継続するようなことはせず、痛みの原因を取り除く方法を模索することも緩和治療を行ううえでは重要な視点である。

参考文献

1）　慢性疼痛に対する 適正使用ガイドブック（オキシコンチン TR 錠）: 18-19.
2）　日本緩和医療学会. がん疼痛の薬物療法に関するガイドライン 2020 年版. 2020: 99.
3）　日本医師会. がん性疼痛治療のエッセンス 2008 年版. 2008: 20.
4）　Masaki S, et al. Naldemedine for opioid-induced constipation in patients receiving palliative care: A real-world registry study (Phase-R OIC Study). J Clin Oncol. 2019; 37: 11582-11582.
5）　医薬品インタビューフォーム（トラマドール®）.
6）　Modesto-Lowe V, et al. Methadone deaths: risk factors in pain and addicted populations. J Gen Intern Med. 2010; 25: 305-309.
7）　Abramson DW, et al. Methadone − Associated QTc Prolongation: A Case Report and Review of the Literature. Prim Care Companion J Clin Psychiatry. 2008; 10: 470-476.

PART 3 作用機序から考える痛みへの対症療法

3 神経障害性疼痛治療薬

坪谷 綾子、髙木 暢

1 作用機序

　神経障害性疼痛に対する第一選択薬として使用される抗うつ薬、抗けいれん薬の作用機序を 図1 に示す[1]。脳内の神経細胞はシナプスを介して神経回路を形成している。神経終末から神経伝達物質が遊離され、神経細胞の受容体へ結合することで情報が伝達される。遊離された神経伝達物質の一部は再取り込みにより神経終末へ回収される。この再取り込みを阻害すると伝達に使われる神経伝達物質を増やすことができ、その神経伝達物質の働きを増強することができる。

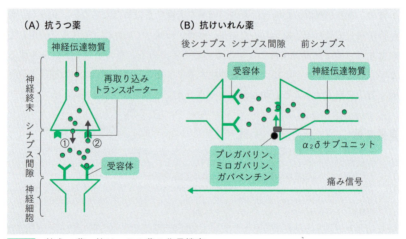

図1　抗うつ薬、抗けいれん薬の作用機序
A：抗うつ薬
　①神経伝達物質の放出促進
　②神経伝達物質の再取り込み阻害
　　・セロトニン ノルアドレナリン再取り込み阻害薬（serotonin noradrenalin reuptake inhibitor：SNRI）：デュロキセチン
　　・三環系抗うつ薬：アミトリプチリン，ノルトリプチリン，イミプラミン
B：抗けいれん薬
　Ca^{2+} チャネル $α_2δ$ リガンド：プレガバリン，ミロガバリン，ガバペンチン
（文献2を参考に作成）

三環系抗うつ薬（tricyclic antidepressant: TCA）は、シナプス間隙におけるモノアミン（セロトニン、ノルアドレナリン）の再取り込み阻害作用をもつ。セロトニン・ノルアドレナリン再取り込み阻害薬（serotonin noradrenaline reuptake inhibitor: SNRI）はセロトニンだけでなく、ノルアドレナリンの神経終末への再取り込みを阻害し、セロトニン濃度とノルアドレナリン濃度の両方を高める。Ca^{2+}チャネル$\alpha2\delta$リガンドは、電位依存性カルシウムチャネルの$\alpha2\delta$サブユニットに特異的に結合するリガンドであり、特に、神経障害性疼痛において重要な役割を担う$\alpha2\delta$-1サブユニットに対して結合する。$\alpha2\delta$リガンドは、カルシウムイオンの流入を抑制することで興奮性神経伝達物質の過剰放出を抑制し、鎮痛作用を発現すると考えられている。

　TCA、SNRIやCa^{2+}チャネル$\alpha2\delta$リガンドの鎮痛効果は、下行性疼痛抑制系のノルアドレナリン経路に対する活性化作用が関与していることが示唆されている。

2 薬剤ごとの特徴

　神経障害性疼痛薬物療法ガイドライン第2版の「神経障害性疼痛薬物療法アルゴリズム」では、第一選択薬としては、複数の神経障害性疼痛疾患に鎮痛効果があり、国内で鎮痛薬として承認されているCa^{2+}チャネル$\alpha2\delta$リガンド、SNRI、TCAが推奨されている。

　第二選択薬は、1つの神経障害性疼痛疾患に対して有効性が確認されている薬物であるワクシニアウイルス接種家兎炎症皮膚抽出液、オピオイド鎮痛薬のひとつであるトラマドールである。オピオイド鎮痛薬の中でもトラマドールは比較的QOLの改善効果が高く、精神依存形成の危険性が少ないため、第二選択薬に分類されている。トラマドール以外のオピオイド鎮痛薬は、複数の神経障害性疼痛疾患に対して有効であることが示されているが、長期使用における安全性への懸念があるため第三選択薬とされている。

表1　神経障害性疼痛に対する治療薬の選択

第一選択薬	Ca^{2+}チャネル$\alpha2\delta$リガンド（プレガバリン、ミロガバリン、ガバペンチン） セロトニン・ノルアドレナリン再取り込み阻害薬（SNRI）（デュロキセチン） 三環系抗うつ薬（TCA）（アミトリプチリン、ノルトリプチリン、イミプラミン）
第二選択薬	ワクシニアウイルス接種家兎炎症皮膚抽出液 トラマドール
第三選択薬	オピオイド鎮痛薬 （フェンタニル、モルヒネ、オキシコドン、ヒドロモルフォン、ブプレノルフィンなど）

（文献3を参考に作成）

PART 3　作用機序から考える痛みへの対症療法

③ 想定すべき有害事象

Ca^{2+}チャネルα2δリガンドは、投与開始初期の傾眠および浮動性めまいなどの副作用発現の懸念があるため、安全性の確保を考慮して漸増投与する必要がある。プレガバリン、ミロガバリンは、腎機能低下患者ではAUCの上昇が示されており、いずれの薬剤も腎機能障害の程度（クレアチニンクリアランス値）に応じ投与量、投与間隔を調整する必要がある[4,5]。プレガバリンの血液透析除去率は50%であり、血液透析を受けている患者では、クレアチニンクリアランス値に応じた1日用量に加えて、血液透析を実施した後に追加投与を行うこととされている。一方、ミロガバリンの血液透析除去率は15.3%であり、透析後の追加投与は不要とされている[4,5]。

SNRIの副作用としては、投与初期に嘔気、嘔吐が生じやすく、副作用の発現を抑制するためにデュロキセチンは20 mg/日から治療を開始し、1～2週間後に最適投与量（維持量）40～60 mg/日まで増量する[4]。ノルアドレナリン神経伝達の増強に伴う交感神経系の興奮、α1受容体刺激を介してもたらされる血圧上昇や動悸、尿閉・排尿困難も知られている。排尿困難に対しては、α1受容体拮抗薬が有効である。

三環系抗うつ薬の主な副作用として、抗コリン作用による口渇、便秘、排尿障害や眼圧上昇、抗ヒスタミン作用による眠気、ふらつきなどに注意が必要である。特に65歳以上の高齢者では、高用量の三環系抗うつ薬の投与はQTc延長による心毒性（心突然死）のリスクが高いことが報告されており[6]、リスクの高い患者では定期的な心電図検査の実施も考慮される。

表2 神経障害性疼痛治療薬の使用方法と有害事象

神経障害性疼痛治療薬 （適応症）	使用方法	治療効果判定期間	有害事象・注意事項
プレガバリン （**神経障害性疼痛**、線維 筋痛症に伴う疼痛）	初期量 25 〜 150 mg/ 日 最大 600 mg/ 日 1 週間以上かけて増量	4 週間	眠気、めまい、末梢性 浮腫、体重増加 腎機能障害では少量と する（クレアチニンク リアランス値を参考と して投与量及び投与間 隔を調節する）
ミロガバリン （**神経障害性疼痛**）	初期量 2.5 〜 10 mg/ 日 最大 30 mg/ 日 1 週間以上かけて増量	4 週間	
ガバペンチン （難治性てんかん）	初期量 100〜300 mg/ 日 最大 3,600 mg/ 日 1 〜 7 日ごとに 100 〜 300 mg 増量	用量漸増期間とし ての 3 〜 8 週間に加 え、最大用量で 2 週 間	
デュロキセチン （うつ病・うつ状態、**糖 尿病性神経障害**、線維 筋痛症、慢性腰痛症）	初期量 20 mg/ 日 最大 60 mg/ 日 1 週間以上かけて増量	4 週間	嘔気、嘔吐、 尿閉・排 尿困難 トラマドールとの併用 注意 禁忌：MAO 阻害剤を 投与中あるいは投与中 止後 2 週間以内の患者
アミトリプチリン （うつ病・うつ状態、夜 尿症、**末梢性神経障害 性疼痛**）	初期量 10 mg / 日 最大 150 mg/ 日 3 〜 7 日ごとに 10 〜 25 mg 増量	6 〜 8 週間とし、忍 容性の得られる最 大用量で 2 週間以上	抗コリン作用、QT 延 長、自殺リスク 二級アミン（イミプラ ミン）の方が副作用は 少ない トラマドールとの併用 注意 禁忌：緑内障、前立腺 肥大、心疾患 、MAO 阻害剤 * を投与中ある いは投与中止後 2 週間 以内の患者
ノルトリプチリン （うつ病・うつ状態）			
イミプラミン （うつ病・うつ状態、遺 尿症）			

＊ MAO（モノアミン酸化酵素）阻害剤：セレギリン塩酸塩、ラサギリンメシル酸塩、サフィナミ
ドメシル酸塩
（文献7を参考に作成）

4 使い分けのコツ

1）処方する前に

　神経障害性疼痛は「体性感覚系の損傷や疾患の直接的な結果として引き起こされる疼痛」と国際疼痛学会で定義されている。中枢神経系、末梢神経系のそれぞれの障害によって引き起こされるもので、非がん疾患としては中枢性神経障害性疼痛として脊柱管狭窄による圧迫性脊髄症などが、末梢性神経障害性疼痛として帯状疱疹後神経痛などがそれぞれあげられる。がんの場合、がんそのものによる神

経障害性疼痛、がん治療による神経障害性疼痛、がん・がん治療と直接関係のない神経障害性疼痛に大きく分けられる[8]。障害された神経支配領域に自発的な痛みや刺激によって誘発される痛みが生じることが主であり、その部位に感覚の異常を合併することもある。触れることで誘発されるアロディニアや痛覚過敏も多くみられ、「灼けるような」、「刺すような」、「ビリビリした」などの痛みの訴えとともに、しびれや感覚低下・過敏などの感覚障害を合併することもある。痛みも、すぐに消失することは少なく、持続することが多い。また、何もしていないのに痛くなったり、突然痛くなったり、うずいたり、痛みを感じる部位を動かしにくくなることもある。これらの痛みや症状をコントロールすることが難しく、周囲からの理解も得られにくいため、結果的に不安や抑うつ・不眠などを合併してしまうこともある。

　神経障害性疼痛を疑えば、**表3**の質問票[9]やOPQRST（p.150 **表4**）などを用いて痛みの性質と病態を評価し、身体診察で患者が訴える症状が障害神経の解剖学的神経支配に一致した領域に認められるかどうかを評価し、神経障害性疼痛を説明する疾患や神経損傷を血液検査や画像診断などから総合的に評価・診断し、治療を開始する。また、神経障害性疼痛が単独ではなく、侵害受容性疼痛による痛みも併存している場合もあるため、十分な診断ができない場合でも臨床所見から薬剤を中心とした治療を開始する。

表3　神経障害性疼痛スクリーニング質問票

以下の7項目の質問に対して5段階評価で回答する（全くない0点～非常に強くある4点）。0点～28点中、9点以上で神経障害性疼痛の可能性が高くなる。
① 針で刺されるような痛みがありますか？
② 電気が走るような痛みがありますか？
③ 焼けるようなヒリヒリする痛みがありますか？
④ しびれの強い痛みがありますか？
⑤ 衣類が擦れたり、冷風に当たったりするだけで痛みが走りますか？
⑥ 痛みの部位の感覚が低下していたり、過敏になっていたりしますか？
⑦ 痛みの部位の皮膚がむくんだり、赤や赤紫に変色したりしますか？

（文献9より引用）

2）非がん疾患に対する薬剤の使い方

　その痛みの原因が神経障害性疼痛であると診断した場合、プレガバリン、ミロガバリン、ガバペンチンのいずれかの薬剤から始める場合が多いが、それでも、NSAIDsやアセトアミノフェンから始めることもある。これは、神経障害性疼痛に

適応がある薬剤や使用される薬剤の副作用を考慮するためである。もちろん、NSAIDs やアセトアミノフェンによる効果が不十分な場合は、速やかにプレガバリン、ミロガバリン、ガバペンチンなどへ変更する。

それでも無効な場合は、病態と適応病名を見極めながらデュロキセチン、アミトリプチリンなどの抗うつ薬、次に、カルバマゼピン、フェニトイン、バルプロ酸などの抗けいれん薬を検討する。これらの薬剤は、非がん患者の神経障害性疼痛に対する有効性の報告がある。さらに、メキシレチンなどの抗不整脈薬は非がん患者の神経障害性疼痛（有痛性糖尿病性神経障害）に軽度の鎮痛効果があるとされている[1]。

3）がん疾患に対する薬剤の使い方

がん疾患に伴う神経障害性疼痛に対して押さえておきたい薬剤クラスの1つ目として、プレガバリン、ミロガバリン、ガバペンチンがある。がんによる神経障害性疼痛に対して単独で使用した場合、プレガバリン、ミロガバリンやガバペンチンは、他の薬剤に比べて有効な鎮痛効果を得るとされている。また、がんによる神経障害性疼痛に対してオピオイド単独による鎮痛効果が十分でない場合に、プレガバリン、ミロガバリンやガバペンチンをオピオイドと併用して使用することで鎮痛効果が有意に改善される[8]。プレガバリンは 150 mg/ 日から始めて 300 mg/ 日まで漸増し、最大量は 600 mg/ 日となっているが、薬剤の最小の規格が 25 mg 錠からあるため、症状や副作用に応じて調整しやすい利点がある。ガバペンチンは初日 600 mg/ 日から始めて漸増し、1,200 〜 1,800 mg/ 日を維持量として最大 2,400 mg/ 日まで増やすことができるが、1日 3回と服用回数が多く、適応病名にも注意を要する。プレガバリン、ミロガバリン、ガバペンチンいずれも、使いやすい印象を受けるが腎機能に応じた調整や、併用注意の薬剤もある一方で、自動車運転などの機械操作を避ける必要がある点など日常生活への影響にも注意が必要である。そのため、いずれの薬剤も少ない量から開始するが、日中の傾眠などを避けることを目的として、プレガバリンであれば朝 25 mg、夕 75 mg というような処方内容の工夫をすることもある。また、ミロガバリンは初日 10 mg/ 日から始めて漸増し最大量が 30 mg/ 日である。使いやすい印象を受けるが、薬剤の最小の規格が 2.5 mg でプレガバリンに比べて調整の幅が狭いので注意が必要である。なお、有効性を示唆する報告は今後増えることが見込まれるが、臨床経験から神経障害性疼痛を緩和すると考えられている。

2つ目として、セロトニン・ノルアドレナリン再取り込み阻害薬（SNRI）であるデュロキセチンがある。抗うつ薬であり、糖尿病性神経障害などに使われるが適

応病名に注意を要する。がんに関連した神経障害性疼痛に関しては、化学療法による神経障害性疼痛対して有効とする報告がある。腎機能障害がある場合は処方量に注意を要するが、特に、うつ病患者への使用の際には病状を悪化させる可能性があるため慎重を期す必要がある。

3つ目として、アミトリプチリンやイミプラミンなどの三環系抗うつ薬があり、適応病名に注意を要する。がんに関連する神経障害性疼痛への有効性に関する報告は限られているため慎重な投与が望ましい。

その他に、カルバマゼピン、フェニトイン、バルプロ酸などの抗けいれん薬は、がんに関連する神経障害性疼痛に関する報告は少ない。リドカイン、メキシレチンなどの抗不整脈薬は、がんに関連する神経障害性疼痛に対する有効性は明らかではない。そのため、これらの薬剤を使用する場合は、有効性を慎重に評価する必要がある。また、NMDA受容体拮抗薬であるケタミンは、がんに関連する神経障害性疼痛に対して有効であるとされていたが現在では否定的な意見もあり、使用を検討する際には専門家との相談が必要とされている。

以下に、よくあるケースをあげてみた。

a) 抑うつ傾向や不眠が強い場合

がんそのものやがん性疼痛、がんに関連する神経障害性疼痛などによって、抑うつ傾向や不眠が強く認められる場合がある。そのような場合は、抗うつ薬として使用されるデュロキセチンやアミトリプチリンを少量から開始すると、神経障害性疼痛だけでなく抑うつ傾向や不眠に対しても有効な場合がある。ただし、抑うつ症状が増悪する場合もあるため、使用しながら抑うつ症状などを定期的に評価する必要がある。

b) 肛門を中心として会陰部の痛み

直腸がんなどにより肛門を中心とした会陰部の痛みで疼痛コントロールに難渋するケースがある。このような場合、オピオイドを増量しても効果を得られなければ、がんに関連する神経障害性疼痛を考えなければならない。腹腔内や骨盤腔内へがんによる転移や播種があり、それらが仙骨神経叢を巻き込んでいるような場合は、会陰部や肛門周囲に神経障害性疼痛として痛みを引き起こしていることが考えられ、プレガバリンなどをオピオイドに併用すると有効な場合がある。

c) 尿道留置カテーテルによる違和感や痛み

病状によっては、尿道カテーテルの留置が必要な場合があるが、その際にカテーテルの違和感や痛みを訴える場合がある。その場合、がんに関連する神経障害性疼痛ではないが、上記b)と同じように仙骨神経叢へのアプローチとしてプレガバ

リンなどを使用すると症状に対して有効な場合がある。

d）がんによる神経への圧迫や炎症による症状の場合

頭蓋内圧亢進や神経の圧迫による症状に対して、コルチコステロイドを使用すると障害のある部位の浮腫や炎症などが軽減し、症状を軽減することができる場合がある。

5 処方開始時の注意点と患者説明

神経障害性疼痛は単一の疾患を指すものではなく、複数の発症機序を基盤として様々な症状や徴候によって構成される症候群であるため、評価・診断と治療が難しい。血液検査や画像検査を行っても診断に行き着くことが難しいことが多く、患者にとってみれば「理解してもらいにくい痛み」であり、オピオイドの頁（p.144）と同様に評価と診断が非常に重要である。そして、仮に原因を診断されても、有効な内服治療が難しい場合も多く、日常生活や仕事などに影響が出て ADL や QOL が低下することが多い。そのため、複数の医療機関を受診することや、結果的に医療費が高くなってしまうこともあり、これらの社会的な痛みによって患者や家族が抑うつ症状を呈してしまう場合もあるため、痛みの評価だけに終わらないような注意も必要である。

神経障害性疼痛の原因は、栄養・代謝性、外傷性、虚血性、中毒性、感染性、圧迫／絞扼性、免疫性、腫瘍性、変性疾患など多岐にわたる。具体的には、非がん疾患では、糖尿病性神経障害、動脈塞栓症などの血流障害、帯状疱疹後神経痛、三叉神経痛、椎間板ヘルニア、脊柱管狭窄症などである。これらの原因を取り除くことができれば、神経障害性疼痛も治癒させることができるが、現実的には原因を取り除くことは難しい場合が多い。そのため、原因の除去・治療ができない場合の神経障害性疼痛に対する治療は、薬物治療が中心となり、神経ブロック、脊髄刺激療法などの侵襲的な治療や、リハビリテーションや鍼灸などによる様々なアプローチも必要となる。患者や家族が神経障害性疼痛によって、何ができなくて困っているのか、どうしてほしいのか、具体的に聞き出したうえで治療目標を共有することが重要である。

また、原因疾患や ADL の低下によって姿勢が悪くなっている場合や、ある特定の姿勢しかとることができない場合などもあり、その影響で神経障害性疼痛を発症している場合もある。姿勢や生活習慣を工夫することで、薬剤を使用せずに神経障害性疼痛を改善することができる可能性もあるため、患者の訴えを聞くとともに詳細な問診が重要である。

処方の際には、薬物間相互作用にも注意が必要である。特に、がん疼痛に対し強オピオイドを使用している患者では、平均7.8剤の薬剤が投与されており、CYP3A4阻害剤または誘導剤が投与された患者が10%以上いるという報告もある[10]。オピオ

イドの中でもトラマドールはセロトニン再取り込み阻害作用があり、同様の作用がある抗うつ薬（SSRI、SNRIなど）を併用するとセロトニン症候群（不安、焦燥、振戦、発汗や発熱など）を発症する場合がある。CYP3A4誘導剤のカルバマゼピンやフェニトインをオピオイド（フェンタニル、オキシコドンやメサドン）と併用した場合、オピオイドの作用が減弱する。オキシコドンはCYP2D6による代謝も受けるため、CYP2D6阻害作用を有するパロキセチンやデュロキセチンとの併用で作用が増強する。

難治性疼痛の場合、複数の薬剤を併用する場合があり、薬物間相互作用により副作用が増強したり、オピオイドの効果が減弱したりすることも念頭に、患者の服薬内容を把握することが重要である。

なお、神経障害性疼痛治療薬の中には保険適用外の薬剤もあり、投与時には患者への十分な説明と同意が必要である。

⑥ 処方中止を検討するタイミング

神経障害性疼痛の治療に用いられる薬剤は、どれも眠気やふらつきなどの副作用が報告されており、自動車運転などの機械操作を控えなければならない薬剤も少なくない。原因疾患によってADLが低下している状態や高齢者やフレイルな状態に対して、これらの薬剤を使用することで転倒を引き起こすなどQOLを低下させることがないように注意しなければならない。このように、副作用が強い場合は使用している薬剤を中止することを検討しなければならない。

また、 表2 に示すように、投与後、漸増して効果を評価する薬剤も多いが、漸増して副作用が出る場合は漸増を中止して副作用が出ない量まで戻さなければならない。一方、漸増しても効果を得られない場合は速やかに中止しなければならない。なお、中止に際して、離脱症状が現れることがあるので、投与を中止する場合には、漸減して中止する必要がある薬剤もある点に留意する。

参考文献

1） 日本ペインクリニック学会. 神経障害性疼痛薬物療法ガイドライン 改訂第2版 追補版. 2022.
2） 日本ペインクリニック学会. 抗うつ薬、抗痙攣薬.
　　https://www.jspc.gr.jp/igakusei/igakusei_keyutsu.html（2024年12月23日閲覧）
3） 日本ペインクリニック学会: 神経障害性疼痛薬物療法ガイドライン 改訂第2版. 2016. p.49.
4） 医薬品インタビューフォーム（リリカ®）.
5） 医薬品インタビューフォーム（タリージェ®）.
6） Ray WA, et al. Cyclic antidepressants and the risk of sudden cardiac death. Clin Pharmacol Ther. 2004; 75：234-241.
7） 日本ペインクリニック学会. 神経障害性疼痛薬物療法ガイドライン 改訂第2版. 2016. pp76-77.
8） 日本緩和医療学会. がん疼痛の薬物療法に関するガイドライン2020年版. 2020.
9） 小川節郎. 日本人慢性疼痛患者における神経障害性疼痛スクリーニング質問票の開発. ペインクリニック. 2010; 31: 1187-1194.
10） Kotlinska-Lemieszek A, et al. Polypharmacy in patients with advanced cancer and pain：a European cross-sectional study of 2282 patients. J Pain Symptom Manage. 2014; 48: 1145-1159.

PART 3 　作用機序から考える痛みへの対症療法

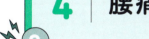

4 　腰痛症へのアプローチ

西迫　尚

　腰痛は84.1％の成人が人生において経験し、28.4％の人が現在も抱えるといわれる[1]、まさしくcommon diseaseといえる。しかし、総合診療医・家庭医を含め、"腰痛"と聞いて苦手意識をもつ医師は意外と多い。その理由として、
①鑑別が多岐にわたる
② criticalな疾患も鑑別にあがる
③病名および診断基準が必ずしも統一されておらず、専門医に診断を仰いでも医師により判断が異なることがある
④一般外来では診る機会が限られるため経験値を重ねにくい
⑤対症療法以上の治療計画を立てにくい
などがその理由であろうか。しかしそもそも腰痛を診る機会の多い整形外科医も、体系だった診断学のトレーニングは受けていないため、③のような結果になるのは当然であり、また診断も自身の限られたillness scriptの範疇に収めようとすると availability biasに陥りやすくなってしまう。腰痛の診療に従事する医師が限定されている現状には多くの課題があると考えるが、一般医による腰痛診療の標準化、腰痛診療自体の一般化には、そのような課題が克服できる可能性を秘めた、非常に重要な意義があると考えており、本項がその一助になれば幸いである。

1 　対応の原則

　なんとか診断名をつけたいという生真面目さは、腰痛診療において医師の診療に対する心理的な抵抗感の元凶となる。診断名に固執することは、患者の病態理解の過程においても大きな障壁を生み出す原因となり、特に慢性腰痛症の診断においては、その傾向が顕著である。そのため医師としてはまず、診断を詰めることよりも、緊急性・重大性の有無の判断に重点を置くべきである。異論もあろうが[2]、やはりred flag signのような基準をもっておくことが重要である[3]。また、患者に対しても診断名よりも原因の大まかな分類（例：筋骨格系かそれ以外の疾患も考えなければならない状態か）と患者の今後の経過についての理解（例：急性腰痛症→1週間程度で改善す

るが背景によっては亜急性・慢性への移行に注意、慢性腰痛症→多彩な要因の影響を受けるため治癒にこだわらない）が治療を進めるうえで大きな助けとなる。

2 | 病歴聴取・診察

まずは red flag sign に該当するかどうか、筋骨格系由来かそれ以外かを鑑別するように習慣づけることが重要である。端的にいえば血管・尿管・消化管など管由来の痛みや悪性腫瘍、感染症と後述する若年・高齢者の隠れ骨折を見逃さないことである。これはむしろ一般医の得意とすることであるため、慣れれば、時間的にも精神的にもこの作業を負担に感じることはないであろう。

表1 Red flag sign

症候	想起される異常	微候	想起される異常
18歳未満（特に成長期の日常的な運動）	先天性異常、骨折（腰椎分離症）	肛門括約筋低下	馬尾症候群
50歳以上（閉経後女性、悪性腫瘍のリスクや既往）	骨折、悪性腫瘍	腱反射亢進	脊髄圧迫
抗凝固薬の使用	血腫	腱反射減弱・消失	馬尾症候群
発熱	感染症、悪性腫瘍	下肢筋力低下	脊髄圧迫、馬尾症候群
排尿障害、性機能障害	馬尾症候群	サドル（肛門周囲）知覚脱失	馬尾症候群
免疫低下状態	骨折、感染症		
経静脈的違法薬物の常用	感染症		
直近の手術や硬膜外麻酔	感染症、血腫		
外傷を契機とする疼痛	骨折、血腫		

（文献3を参考に作成）

該当するものについては MRI を中心とした画像診断を行い、対応を行うことが望ましい。特に common にもかかわらず見逃されやすいのが、成長期・思春期における腰椎分離症（小学生でも疑う）、高齢者における椎体骨折は、レントゲンで顕在化する前に対処できることが予後に大きく影響するため、MRI の撮影をためらわずに行っていただきたい。本書の目的に合わせ、診断が明確なこれらの病態の対応については他に譲り、腰痛全般の診断や対応についても、詳細は他を参照していただきたい。本項は腰痛症のうち85%以上を占めるといわれる[4]、器質的疾患が明確にならない筋骨格由来の非特異的腰痛を、急性腰痛症（いわゆるぎっくり腰）と亜急性期・慢性期腰痛症に分けて述べる（急性期＜4週、亜急性期4〜12週、慢性期＞12週とする）。

一言で腰痛といっても、人により訴えている部位が異なり、また診察してもどこが痛いか、患者自身も上手く示すことができないこともある。そのため、患者の訴える

①部位を具体的に絞り込み、

②症状の再現を試みる

　ことから、診断を絞り込んでいく必要がある。一般的に、筋骨格系の要因であれば姿勢などによる②症状の再現性はあることが多い。また、慢性腰痛症の場合、全例においてうつ状態が背景にないかの問診を含めた、適切なメンタルヘルスマネジメントの介入を怠らないように心がける。再現性があっても病態的に非器質・心理的要因が原因であることもあり、その際には "Waddell's sign" が有用なことがある[5]。

表2 Waddell's sign：5つのカテゴリー中のいずれか3項目以上あれば陽性

1	Overreaction during physical examination	身体診察時の過剰な反応（軽い刺激による過剰な疼痛やその都度変化する身体診察結果）
2	Superficial or widespread tenderness	広範囲の圧痛（表面を軽く触れたりつまむだけで腰の広範囲に痛みが走る） 境界が解剖学的に説明困難な深く広範囲へ圧痛が及ぶ
3	Inconsistent supine and seated (distracted) straight leg raise test	気をそらせた際の下肢伸展挙上試験（SLRテスト）の結果が一致しない （座位にて気を紛らわせている間に行うと下肢伸展挙上試験 が陰性化する）
4	Unexplainable neurologic deficits	デルマトームに合わないストッキング型の疼痛 神経学的に一貫性のない、突然の脱力や固縮による膝崩れなどの筋力低下症状
5	Pain on simulated axial load (top of head pressure)	軸方向の圧迫による強い痛み（立位での頭頂部からの軽い圧迫） 肩と骨盤を水平に同時回旋させたとき強い痛みを訴える（30度で痛みがあれば陽性）

3 治療

　筋骨格系の対応を中心に急性腰痛症と亜急性　慢性腰痛症に分け対応を述べていきたい。

【急性腰痛症】最も重要なことは時間経過による改善であり、そこに薬物療法（ブロック注射を含む）を補助的な治療として用いる。

【亜急性・慢性腰痛症】 Red flag sign の再チェックが必要である。心理社会性因子、器質的因子、生活様式を契機とし発生した疼痛を、中枢と末梢性に認知しており、時間をかけてでも医師と患者がこの病態を理解し、共有することが何よりも最優先す

べきことである。その中で治療のオプションとして薬物療法が補助的に使われるのであり、薬物療法で治癒させようとする姿勢を医師も患者ももってはならない。

急性腰痛症が心理社会・生活様式因子の背景により、亜急性から慢性腰痛症に移行することもあるため、普段の腰痛の有無や職業など患者の背景を簡単に確認しておく[6]。

なお、慢性腰痛症は他項「機能性ディスペプシア」（P.308）と非常に似通っており、ぜひ参考にしていただきたい。

1）薬物療法

急性期、亜急性期・慢性期ともに薬剤の選択肢としては共通である。

特に急性期は NSAIDs に筋弛緩薬や無効時にトラマドールなどを追加または変更して用いることが多く、亜急性・慢性期では SNRI が有効なオプションとなりうる。

また、その効果に対するエビデンスは一定していないが[7]、急性期から慢性期を通じて NSAIDs の外用薬はよく用いられており、特にテープ製剤が患者に好評である。実際に筆者もその満足度と安全性から多用しているが、かぶれやトラブルが起きても連用し続ける方も多くいるため、皮膚の状態については診察の都度、直接確認したほうがよい。

a）NSAIDs（非ステロイド性抗炎症薬）

当然腎機能・肝機能障害、胃粘膜障害（peptic ulcer disease: PUD ）に対する注意が必要である。長年その安全性からアセトアミノフェンが第一選択となってきたが、近年腰痛症に対する治療効果が疑問視され、2016 年から 2023 年のコクランレビューではプラセボに対する優位性がなかったという高レベルのエビデンスが出されている[8]。そのため確実な鎮痛効果が確認されている NSAIDs が、改めて第一選択として推奨されるようになっている[9]。効果には個人差もあり、特に使用困難例や高齢者ではアセトアミノフェンも有効な選択肢であるとは考える。いずれにせよ、痛みが軽減したら漫然とした定時内服や半永久的な処方継続を避けるよう、当初から理解を得る必要がある。

①ロキソプロフェン（ロキソニン®）（60 mg）3 錠分 3
②セレコキシブ（セレコックス®）（100 mg）2 錠分 2
③アセトアミノフェン（カロナール®）（500mg）3 〜 6 錠分 3：NSAIDs 使用困難例

b）筋弛緩薬

　NSAIDs の補助的効果を期待して投与する。薬によっては眠気やふらつきなどを訴えることがあるため、あらかじめ十分な説明を行い、症状出現時の中止や減量を含めた治療計画をたてておくことが重要である [10]。

①チザニジン塩酸塩（テルネリン®）（1 mg）3 錠分 3
②エペリゾン塩酸塩（ミオナール®）（50 mg）3 錠分 3

c）抗うつ薬

　SNRI（セロトニンノルアドレナリン再取り込み阻害薬）であるデュロキセチン（サインバルタ®）は慢性腰痛症に対し一定の効果が確認されており [11]、「慢性腰痛症に伴う腰痛」で保険適用がある。補助治療として慢性腰痛症における中枢性の疼痛感受性を緩和することが期待されるが、20 mg から開始し 1 週以上の間隔をあけて徐々に増量する必要がある。血中濃度が安定するまで 1 か月程度治療用量である 60 mg に達するまで眠気やめまい、嘔気などの副作用により継続困難になることも多い。特に高齢者では転倒リスクも含めて注意が必要である。

デュロキセチン（サインバルタ®）カプセル
①20 mg　1 カプセル分 1　（眠前）から開始し、眠気などの症状がなければ 1 ～ 2 週間ごとに
②30 mg　1 カプセル分 1
③20 mg　2 カプセル分 1
④30 mg　2 カプセル分 1　のように増量していく。
治療用量は 1 日 60 mg であるが、症状の緩和が目的であり、治療効果が実感できるのであれば本人の受容可能な用量に保ち、必ずしも増量にこだわらなくてもよいと考える。

d）トラマドール

　嘔気やふらつき、眠気などの副作用をきたすこともあり、少量から漸増していく。特に高齢者では転倒リスクも含めて注意が必要である。嘔気に対し、制吐剤を併用することもある。特に急性期に NSAIDs で効果が不十分の際に検討される。精神依存・身体依存を引き起こすリスクがあり、慢性期では SNRI の方が好んで使われる。

①トラマドール塩酸塩（トラマール®）（トラマドールの速放性製剤）
1）25 mg　4錠分4（が基本であるが、特に高齢者では眠前1錠から試して緩徐に増量）
2）50 mg　4錠分4
25 mg・50 mg製剤があり最大400 mg/日まで

②トラマドール塩酸塩（ワントラム®）（トラマドールの徐放性製剤）1回/日
1）100 mg　1錠分1から開始　最大400 mgまで

③トラマドール塩酸塩（ツートラム®）（トラマドールの徐放性＋速放性製剤）2回/日
1）25 mg　2錠分2から開始
25 mg・50 mg・100 mg・150 mg製剤があり最大400 mgまで

④アセトアミノフェン（トラムセット®）（アセトアミノフェン375 mg＋トラマドール37.5 mgの合剤）
1）4錠分4（が基本であるが、特に高齢者では眠前1錠から試して緩徐に増量）
2）50 mg　4錠分4
25 mg・50 mg製剤があり最大400 mg/日まで

2）漢方・東洋医学的アプローチ

　漢方薬は西洋医学的なアプローチに限界がある場合、治療のオプションとして有効である。腰痛症はまさしくそのような対象になりうる。患者さんから求められることも多く、筆者は自らの知識と経験ともに乏しく、対応に限界があるためシンプルに記されたこちらを参考にさせていただくことが多い[12]。②の芍薬甘草湯は文字通り甘草が含まれており、漫然とした長期連用は避ける。

　急性期：①＋②を合わせて用い、慢性化した際には①のみとする。

　亜急性・慢性期：①から開始し効果が不十分であれば③または④に変更する。場合によっては併用も可。

①疎経活血湯
②芍薬甘草湯
③当帰四逆加呉茱萸生姜湯（間欠性跛行や冷えなどがあるとき）
④牛車腎気丸（しびれ、足底の違和感、坐骨神経痛様の症状があるとき）

＊1-8「東洋医学的アプローチ」をご参照いただくことをお勧めします。

3）非薬物療法

非薬物療法としては
①ブロック注射やトリガーポイント注射 [13]
②リハビリテーション [14]
③鍼灸・電気治療などの物理療法 [15]
④コルセット固定 [16]

などがある。これらはいずれも実践的には行われていることであるが、効果を示唆する限定的な研究しかなされていないため、積極的な推奨とはされてこないことが多かった。

実際には①の一部や④以外、一般医が実践するには難しいことが多いが、リハビリテーションについては急性期から慢性期への移行の予防効果が認められており [17]、筆者も実際に効果を感じている。身体的な評価に基づく指導も当然であるが、多様な背景を抱える患者が、毎回20分以上の時間を確保しながら担当者が寄り添えることも大きな効果となっているのではないかと思われる。リハビリ設備や理学療法士などのリハビリ専門スタッフがない施設では、自分で行う運動療法に対する一般的な説明および対処法を記載したパンフレットなどを用いることも有効な手段である。亜急性期以降の非特異的腰痛には効果が期待できるため、可能なら近隣にアクセスしやすい理学療法士のいる施設を探しておけるとよいかと思う。またブロック注射については近年、超音波検査の技術的進歩や普及により手技が手軽になったこともあり、特に椎間関節由来の急性腰痛症に対する椎間関節ブロックなど、劇的な効果を実感する手技もある。

4 患者説明のポイント

1）急性腰痛症

「急性腰痛症は時間経過で改善する」、「内服薬や外用薬は"早く治す"目的ではなく、症状が強い急性期の症状を緩和するために用いる」ことを伝え、理解してもらう。説明のポイントとして、

①おおよそ1週以内に症状は改善してくることが多いこと、
②なるべく通常の生活を続けていた方が早期に回復し予後が良いが、痛みを誘発する動作・姿勢を無理にしないこと、
③もともと腰痛や強い肩こりがある場合は慢性化予防のため、リハビリを考慮すること

④予防目的に漫然としたコルセットの連用や内服の連用は避けること

⑤痛みの増悪や性状の変化、しびれや発熱などがあれば早めに診察をうけること

などである。

2）亜急性・慢性腰痛症

①"痛みは痒みと同様、意識すればより強く、より長期間消失しにくくなるものである"

ということを理解してもらう。そのうえで、

②薬物療法を含めた種々の治療は、痛みをなくすためではなく、痛みを和らげて本人が生活しやすい状態にすることを目標としている。

③痛みがなくならなくても、痛みを受け入れることができれば、生活に支障がなくなり、いつのまにか痛みを意識しないでいられるようになることが多い。

④症状が強くなる場合や変化する場合、1か月以上痛みの改善がないなどの場合は、MRIなどの画像検査や血液検査などを行うこと。

⑤薬物療法だけでなく、ブロック注射やトリガーポイント注射などの選択肢もあり、必要や希望があれば紹介も可能

であることを説明しておく。

注）自宅で患者が実施できる腰痛への体操などについては、NHKの番組ページ「腰痛を解消！室内でできる体操 原因別の治療＆予防法」（https://www.nhk.or.jp/kenko/special/yotsu/sp_1.html）が参考になる

おわりに

　繰り返しになるが、腰痛症には明確な診断に至るものと至らないものがあり、大部分は後者である。後者の中にも経過において診断に至るものがある。診断名をつけることに固執すべきではないが、経過の中で本当に診断のつかない腰痛なのかどうかは常に自問し続けなければならない。フローチャート（ 図1 ）に則り、常に見逃しがないか、注意を払いながら診療を行っていただきたい。

　急性、亜急性、慢性、いずれの時相においても、注意深く見逃しを意識していることを伝えることで患者の不安感を取り除くとともに、医師と患者が患者背景から推測されるアセスメントと今後の経過予測を、その都度理解・共有することで、患者の納得感、満足感は驚くほど変わるものである。痛みを完全に取り除くことができなかったとしても、患者のQOLは治療開始前後で劇的に改善する。筆者は実際にこの方針で腰痛診療を行っているが、長年悩んでいた数年来の腰痛がほぼ消失したとおっしゃる方も多い。実際には痛みが消失したというよりは、患者

自身の理解と受容ができたことで、生活への支障がなくなったということであろう。ぜひ一人でも多くの医師に、患者と理解を共有することで劇的なQOLの改善が得られるという、腰痛診療の成功体験を得ていただければ幸いである。

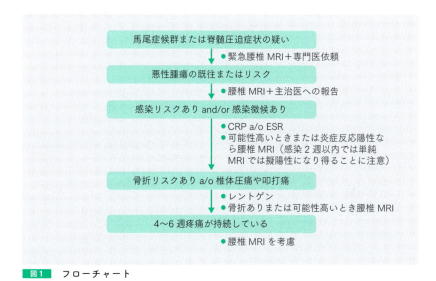

図1　フローチャート

参考文献

1) Cassidy JD, et al. The Saskatchewan health and back pain survey. The prevalence of low back pain and related disability in Saskatchewan adults. Spine.1998; 23: 1860-1867.
2) Hooten WM, Cohen SP. Evaluation and Treatment of Low Back Pain: A Clinically Focused Review for Primary Care Specialists. Mayo Clin Proc. 2015; 90: 1699-1718.
3) DePalma MG. Red flags of low back pain. JAAPA. 2020; 33: 8-11.
4) Deyo RA, Weinstein JN. Low back pain. N Engl Med. 2001; 344: 363-370.
5) Waddell G, et al. Nonorganic physical signs in low-back pain. Spine. 1980; 5: 117-125.
6) Hill JC, et al. Comparison of stratified primary care management for low back pain with current best practice (STarT Back): a randomised controlled trial. Lancet. 2011; 378: 1560-1571.
7) Derry S, et al. Topical analgesics for acute and chronic pain in adults - an overview of Cochrane Reviews. Cochrane Database Syst Rev. 2017; 5: CD008609.
8) Cashin AG, et al. Pharmacological treatments for low back pain in adults: an overview of Cochrane Reviews. Cochrane Database Syst Rev. 2023; 4: CD013815.
9) Friedman BW, et al. Ibuprofen Plus Acetaminophen Versus Ibuprofen Alone for Acute Low Back Pain: An Emergency Department-based Randomized Study. Acad Emerg Med. 2020; 27: 229-235.
10) Chou R. Systemic Pharmacologic Therapies for Low Back Pain: A Systematic Review for an American College of Physicians Clinical Practice Guideline. Ann Intern Med 2017; 166: 480-492.
11) Querleu D, et al. [Intra-amniotic transmission of the human voice]. BMJ. 2021; 372: m4825.
12) 新見正則. フローチャート漢方薬治療. 新興医学出版社. 2011; 102-109.
13) Chou R, et al. Interventional therapies, surgery, and interdisciplinary rehabilitation for low back pain: an evidence-based clinical practice guideline from the American Pain Society. Spine (Phila

Pa 1976). 2009; 34: 1066-1077.

14) Hayden JA, et al. Exercise therapy for treatment of non-specific low back pain. Cochrane Database Syst Rev. 2005; 2005: CD000335.

15) Liu L, et al. Acupuncture for low back pain: an overview of systematic reviews. Evid Based Complement Alternat Med. 2015; 2015: 328196.

16) van Duijvenbode IC, et al. Lumbar supports for prevention and treatment of low back pain. Cochrane Database Syst Rev. 2008; 2008: CD001823.

17) Hill JC, et al. Comparison of stratified primary care management for low back pain with current best practice (STarT Back): a randomised controlled trial. Lancet. 2011; 378: 1560-1571.

PART

4

コモンな神経症状への
対症療法

PART 4 　コモンな神経症状への対症療法

1 　慢性頭痛への対症療法

永井健太郎

はじめに～片頭痛の疫学

　慢性頭痛の対症療法を行ううえで最も出合う頻度が高く、患者から相談も多い疾患は片頭痛であろう。Sakai らの 15 歳以上を対象とした日本全国調査では、片頭痛の年間有病率は 8.4％（前兆のない片頭痛 5.8％、前兆のある片頭痛 2.6％）と報告されている[1]。片頭痛の有病率は 20～40 代の女性で高く、30 代女性での有病率は 20％程度で、約 5 人に 1 人は片頭痛をもっている計算になる。片頭痛は典型的には 1 か月に 1～2 回の発作があり、嘔気や嘔吐を伴い頭の片側がズキズキと痛むといった特徴があるが、何よりも重要なのは頭痛が重度で、日常生活に支障をきたすということである。頭痛により仕事や学業の効率が下がり、家族や友人との大切な時間に費やせる時間も減る。患者の多くは市販薬などで対処して他の人から見れば頭痛に悩まされている様子もないまま過ごしているが、重度の頭痛で市販薬が効かないケースや、不適切な鎮痛薬の使用により連日の頭痛を抱えて医療機関を受診するケースも多い。医療機関を受診したとしても不十分な服薬指導などが原因で頭痛が改善しないどころか悪化する場合もある。本項で主に片頭痛に対する対症療法を解説し、少しでも多くの患者が片頭痛に悩まされる日々から救われることを期待する。

1 　片頭痛の病態

　片頭痛の病態として最も有力なメカニズムとして、「三叉神経血管説」が広く受け入れられている。まず何らかの刺激によって頭蓋内組織に存在する三叉神経終末から CGRP（calcitonin gene-related peptide）などの神経ペプチドが分泌され神経原性炎症が引き起こされる。それが疼痛シグナルとして中枢へと伝達し大脳皮質で疼痛として自覚されるようになる[2]。

　典型的な片頭痛では、頭痛の起こる数時間から 2 日前くらいに食欲亢進、疲労感、あくび、知覚過敏などの予兆期と呼ばれる時期を経て、頭痛期に至る。頭痛期は悪心、嘔吐、光過敏、音過敏などの随伴症状を伴い数時間から数日持続し徐々に

回復期へ移行する。前兆を伴う例は頭痛の起きる 5 〜 60 分前に閃輝暗点、視野欠損、半身のしびれなどを自覚する。

2 片頭痛診断の流れ

片頭痛の診断は「国際頭痛分類 第 3 版（ICHD-3)」に基づいて行う。

表1　前兆のない片頭痛 診断基準

A. B 〜 D を満たす発作が 5 回以上ある（注❶)
B. 頭痛発作の持続時間は 4 〜 72 時間（未治療もしくは治療が無効の場合）（注❷、❸)
C. 頭痛は以下の 4 つの特徴の少なくとも 2 項目を満たす
①片側性 ②拍動性 ③中等度〜重度の頭痛 ④日常的な動作（歩行や階段昇降など）により頭痛が増悪する、あるいは頭痛のために日常的な動作を避ける
D. 頭痛発作中に少なくとも以下の 1 項目を満たす
①悪心または嘔吐（あるいはその両方） ②光過敏および音過敏
E. ほかに最適な ICHD-3 の診断がない

注記
❶1 回あるいは数回の片頭痛発作を症候性の片頭痛様頭痛発作と鑑別することは時に困難であると考えられる。また、1 回あるいは数回の頭痛発作では特徴を把握することが難しい場合もある。したがって、発作を 5 回以上経験していることを診断の要件とした。発作回数が 5 回未満の例は、それ以外の 1.1「前兆のない片頭痛」の診断基準を満たしていても、1.5.1「前兆のない片頭痛の疑い」にコード化すべきである。
❷片頭痛発作中に入眠してしまい、目覚めたときには頭痛を認めない患者では、発作の持続時間を目覚めた時刻までとみなす。
❸小児および思春期（18 歳未満）では、片頭痛発作の持続時間は、2 〜 72 時間としてよいかもしれない（小児においては未治療時の発作持続時間が 2 時間未満でありうることのエビデンスは未だ立証されていない）。
（文献 3 より引用）

表1 に前兆のない片頭痛の診断基準を示す。片頭痛は頭痛発作の持続時間が 4 〜 72 時間で、頭痛の特徴として片側性、拍動性、中等度以上の頭痛、日常的な動作で悪化するというもののうち 2 項目を満たし、頭痛発作中に悪心・嘔吐または光過敏・音過敏を伴うものとされる。特に重要なこととして、片頭痛でも患者の訴えの中では片側性でないことや拍動性でないことは多々あるが、日常的な動作で悪化、日常的生活への影響が大きいという点はより片頭痛らしい特徴であり個人的には重視している。また、これらの特徴を満たす発作が 5 回以上あるという点も重要であり、たった 1 回、ないし 2 回の発作で安易に片頭痛と決めつけないことが大切で、その場合は二次性頭痛やその他の一次性頭痛の可能性を常に念頭に置くべきである。

片頭痛の診断を行う過程で、危険な二次性頭痛の除外を必ず行う必要がある。二次性頭痛の鑑別に重要なキーワードとしては、①突然の頭痛、②今までに経験したことがない頭痛、③いつもと様子の異なる頭痛、④頻度と程度が増していく頭痛、⑤50歳以降に初発の頭痛、⑥神経脱落症状を有する頭痛、⑦がんや免疫不全の病態を有する患者の頭痛、⑧精神症状を有する患者の頭痛、⑨発熱・項部硬直・髄膜刺激徴候を有する頭痛、などがある[4]。頭痛で来院した患者全員に頭部MRI検査をすることなどは困難であり、またその必要もない。頭痛の問診を行ううえでこれらの二次性頭痛を疑うキーワードがないかどうか的確に聴取し、もし二次性頭痛の可能性が疑われれば積極的に画像検査等の精査を行う。

③ 片頭痛の治療

　片頭痛の薬物治療は主に急性期治療と予防療法の2つに分かれる。それぞれについて述べることとする。

1) 急性期治療

　今まさに頭痛がある、そのときに対処するのが急性期治療である。「頭痛がきたら怖いから念のため飲んでおこう」は急性期治療ではない。

　急性期治療薬として主に使用するものとして、アセトアミノフェンやNSAIDs、トリプタン、そして最近新たに急性期治療薬として加わったラスミジタンに代表されるditan系がある。急性期治療薬の中でNSAIDsを使うべきかトリプタンを使うべきか頭痛診療を行う医師であれば迷うことがあると思う。NSAIDsは使いやすく、安全性も高く、何よりも安価であるが、重度の頭痛には効果が乏しいことと、安価で気楽に処方できる薬剤であるがゆえに自然と服用頻度が増え薬物乱用に陥りやすい。一方で、トリプタンは高価ではあるが重度の頭痛にも効果が高い。ただし、使用するタイミングが非常に重要で、せっかく処方してもうまくタイミングが合っておらずトリプタンの効果が発揮できていない症例は多く見受けられる。また、当然トリプタンの頻用による薬物乱用頭痛も多くあり、急性期治療薬の適切な服薬指導は大切である。まず安全性が高く安価な薬剤を選択する方法を"Step care（段階的治療）"といい、NSAIDsを使ってみて効果がなければトリプタンを選択するという方法があげられる。一方で、片頭痛の重症度に応じて急性期治療薬を選択する方法を"Stratified care（層別治療）"といい、軽度～中等度の頭痛にはNSAIDs、中等度以上の頭痛や、軽度の頭痛でも過去にNSAIDsの効果がなかった場合ははじめからトリプタンが推奨される[5]。

基本的には頭痛の診療ガイドライン上も症状の強さや一次治療の効果を踏まえた急性期薬剤選択を推奨としており、Stratified care をベースとした治療が推奨されている。筆者も Stratified care をもとに急性期治療薬の選択を行っているが、小児例や妊娠、授乳中、トリプタンが慎重投与となる症例やトリプタンが費用面で負担となる場合など Step care が適している場合もあると考える。

　以下に急性期治療で用いる各薬剤に関して述べる。

a）アセトアミノフェン

　アセトアミノフェンは安価で安全性が高いことから小児例や軽度〜中等度の頭痛症例、妊娠中の急性期治療としてよく用いられる。体重などにもよるが、成人では 1 回 400 〜 1,000 mg、1 日量は 4,000mg まで使用可能である。ただし、高用量ないし高頻度の使用により肝障害などをきたす恐れがあり注意が必要である。

b）NSAIDs

　アセトアミノフェンと並んで安価で使用しやすい急性期治療薬として NSAIDs がある。頭痛の診療ガイドライン上でエビデンスの確実性は A となっており、多数の RCT やコクランレビューがあり有効性が明らかなものはイブプロフェン、ナプロキセン、アスピリンがある[6]。ロキソプロフェンは頻用されるが、エビデンスの確実性は C となっている。イブプロフェンは小児・思春期片頭痛の急性期治療薬として第一選択で、筆者も小学校低学年はアセトアミノフェンを主体で用いるが小学校中学年以降はイブプロフェンを主体で用いている。イブプロフェンは成人では 200 mg/ 回、小児では 5 〜 10 mg/kg/ 回（200 mg/ 回を超えない範囲で）を目安に使用する。

　ナプロキセンは他の NSAIDs に比し半減期が約 14 時間と長く筆者は月経時の頭痛など頭痛の持続時間が長い場合などに使用している。

　この他、胃腸が弱く胃粘膜障害のリスクがある患者には COX-2 選択的阻害薬であるセレコキシブなどを用いる。

c）トリプタン

　中等度〜重度の頭痛ないし NSAIDs 無効例などにはトリプタンを用いる。

　下に各製剤の用量と T_{max}、T1/2 をまとめた表を示す（ 表2 ）。

表2 各トリプタン製剤の比較

製剤名	剤形	1回投与量 （1回投与最大量）(mg)	T_{max}（時間）	T1/2 （時間）
スマトリプタン（イミグラン）	錠剤	50（100）	1.8	2.2
	皮下注射	3	0.18	1.71
	点鼻	20	1.3	1.87
ゾルミトリプタン（ゾーミッグ®）	錠剤	2.5（5）	3	2.4
	口腔内崩壊錠	2.5（5）	2.98	2.9
エレトリプタン（レルパックス®）	錠剤	20（40）	1	3.2
リザトリプタン（マクサルト®）	錠剤	10	1	1.6
	口腔内崩壊錠	10	1.3	1.7
ナラトリプタン（アマージ）	錠剤	2.5	2.68	5.05

　いずれの製剤も T_{max} は1～2時間程度であるが、イミグラン皮下注は T_{max} が0.18時間と速効性が期待できる。T1/2はいずれも1.5～3時間程度であるが、アマージは5時間と遅いため片頭痛が短時間で再燃しやすい場合や月経時片頭痛など持続時間が長い頭痛に対し有効である。

　筆者は、まず使いやすさという点からは内服を第一選択とし、その中で特に速効性を期待したい場合は T_{max} の短いエレトリプタン（レルパックス®）、リザトリプタン（マクサルト®）を選択している。また、会議中や授業中、出先などで容易に水分をとれない環境なのであれば口腔内崩壊錠のあるゾルミトリプタン（ゾーミッグ®）、リザトリプタン（マクサルト®）を選択する。スマトリプタン（イミグラン）点鼻は嘔気が強く内服しても嘔吐してしまうようなケースで適している。

　トリプタンの内服タイミングは意外ときちんと指導されていないケースもあり、せっかく高価なトリプタンを使用していてもそのポテンシャルが発揮できていない例も多く見受けられる。トリプタンの服用タイミングは頭痛が起きてからである。頭痛の起きる前、予兆期や前兆期に使用しても支障はないが、無効である可能性があり、そのような使用により容易に薬物乱用に陥る可能性があるためおすすめできない。頭痛が軽度もしくは片頭痛早期、発症して1時間くらいまでに服用することが効果的とされている。逆に我慢服用も問題であり、トリプタンがなくなると困る、副作用が怖い、高価なのでもったいない、といった理由で服用のタイミングを逃してしまうこともあり、薬物乱用頭痛のリスクを踏まえつつも我慢服用は避け、できる限り早期服用することでトリプタンの最大限の効果が発揮される。

　トリプタン製剤はいずれも選択的セロトニン受容体作動薬であり5-HT$_{1B}$、5-HT$_{1D}$、5-HT$_{1F}$ 受容体に作用する。この中で5-HT$_{1B}$ 受容体への作用は血管収縮を

引き起こすため、心血管系危険因子などをもつ患者には使用できない。トリプタンの副作用としては血圧上昇、胸部不快感、息苦しさ、徐脈、頻脈、体熱感、倦怠感、咽頭灼熱感、顔のほてりなどがあり、筆者の印象としては 10 人に 1 人程度は何らかの副作用の訴えがある。軽度のものでは慎重に使用を続けるが中等度以上の症状や胸部不快感で虚血が疑われる場合などは投与を中止して必要な精査、処置を行う。

d) ラスミジタン

ラスミジタン（レイボー®）は 2022 年 6 月発売された新たな片頭痛急性期治療薬である。$5-HT_{1F}$ 受容体に選択的に結合し、片頭痛抑制作用を示す薬剤で、それまでトリプタンであった血管収縮作用がなく、心血管系危険因子をもつ症例にも使用可能である。また、服用のタイミングによる効果の差は示されておらず、服用が遅くなっても効果あり、服用のタイミングがうまくつかめない人に適していると考えられる。用量はラスミジタンとして 1 回 100 mg を片頭痛発作時に内服する。患者の状態に応じて 1 回投与量は 50 mg または 200 mg 投与することも検討する。頭痛の消失後に再発した場合は、24 時間あたり総投与量が 200 mg を超えない範囲で再投与可能である。副作用として、浮動性めまい（12 〜 18%）、傾眠、異常感覚などがある [7]。めまいは用量依存性であり、筆者はまず 50 mg から使用し副作用の有無を見ながらその人に合った 1 回量を決めるようにしている。

2）予防療法

片頭痛発作が月に 2 回以上、あるいは生活に支障をきたす頭痛が月に 3 日以上ある患者では予防療法の実施について検討してみることが勧められる [8]。予防療法の目的は、発作頻度の減少、重症度の軽減と頭痛持続時間の短縮、急性期治療への反応性の改善、生活機能の向上と生活への支障の軽減である。

2023 年 9 月現在予防療法で用いる薬剤は、経口薬では抗てんかん薬、抗うつ薬、β 遮断薬、Ca 拮抗薬など、注射製剤では CGRP 関連薬がある。

以下に片頭痛予防療法で用いる経口薬をまとめた表を示す（ 表3 ）。

PART 4 コモンな神経症状への対症療法

| 表3 | 予防療法で用いる経口薬のまとめ | | | | |

	抗てんかん薬		抗うつ薬	β遮断薬	Ca拮抗薬
	バルプロ酸	トピラマート	アミトリプチリン	プロプラノロール	ロメリジン
用量	400～600 mg/日、血中濃度21～50μg/mL が至適	50～200 mg/日	10～60 mg/日	20～30 mg/日で開始し、効果不十分な場合は60 mg/日まで漸増	10～20 mg/日
副作用	肝障害、高アンモニア血症、溶血性貧血、汎血球減少、急性膵炎、間質性腎炎、Fanconi症候群、振戦、体重増加	傾眠、めまい、腹痛、便秘、嘔気、体重減少、緑内障、腎尿管結石、しびれ感	眠気、不眠、不安、口渇、尿閉、体重増加、悪性症候群、セロトニン症候群	うっ血性心不全、徐脈、無顆粒球症、血小板減少症、気管支けいれん、脱力感、疲労感、脱毛	抑うつ、めまい、眠気、ふらつき、悪心、下痢、同期、倦怠感、錐体外路症状
注意点	妊娠中の使用は禁忌、妊娠可能年齢の患者には他の予防薬を考慮し、バルプロ酸を第一選択としない	保険適応外催奇形性リスク増加の可能性あり		喘息合併例には禁忌、糖尿病合併例への使用も要注意、リザトリプタンとの併用禁忌	妊娠中禁忌
備考			緊張型頭痛合併例などに良い適応	高血圧、冠動脈疾患合併例などに良い適応	安全性が高く、小児例などにも使用しやすい、前兆のある片頭痛には経験的に有効

a) 抗てんかん薬

抗てんかん薬では、よく用いるものにバルプロ酸（デパケン®）とトピラマート（トピナ®）がある。バルプロ酸（デパケン®）は片頭痛にも適応があり、400～600 mg/日の用量で用いる。副作用として肝障害、高アンモニア血症、中毒疹などがある。催奇形性の点から妊娠中の使用は禁忌で、妊娠可能な年齢の患者には他の予防薬を考慮し、バルプロ酸（デパケン®）は第一選択とはしない。一方で、片頭痛予防効果としては高い効果が期待できることから筆者は男性の場合は経口薬の第一選択で使用することが比較的多い。てんかんで使用する場合とは異なり低用量で用い、血中濃度50 μg/mL を超えない範囲で十分な効果が得られるはずである。

トピラマート（トピナ®）は保険適用外だが、50～200 mg/日、多くは100 mg/日までの用量で効果がある。副作用として傾眠、めまい、しびれ、尿路結石などが有名なものとしてある。

b）抗うつ薬

　三環系抗うつ薬であるアミトリプチリン（トリプタノール®）は片頭痛に対し保険適応外であるが適応外使用が認められている。5 mg ないし 10 mg から開始し、10 〜 60 mg、多くは 30 mg/ 日以下で十分な効果を認める。片頭痛だけでなく緊張型頭痛にも効果が高く、両者の合併例などによい適応と考えられる。抗コリン作用による便秘、口渇などに注意が必要である。

c）β 遮断薬

　β 遮断薬では、プロプラノロール（インデラル®）が用いられる。20 mg で開始し、60 mg まで使用できる。副作用としては徐脈、気管支けいれんなどがあり、喘息合併例に使用できないことと、糖尿病合併例への使用にも注意が必要である。また、トリプタン製剤の中でリザトリプタンとの併用は、リザトリプタンの血中濃度を上昇させるため禁忌であり、注意が必要である。高血圧合併例などでよい適応と考えられる。

d）Ca 拮抗薬

　Ca 拮抗薬ではロメリジン（ミグシス®）がよく用いられる。副作用が少なく、筆者は小児例などでよく使用している。また、前兆のある片頭痛に対しては経験的に有効で、前兆のある片頭痛には第一選択で用いることもある。用量は 1 回 5 mg　1 日 2 回（10 mg/ 日）から開始し 1 回 10 mg　1 日 2 回（20 mg/ 日）まで増量可能である。筆者は低体重例や小児例では 1 回 2.5 mg　1 日 2 回（5 mg/ 日）から使用することもある。中枢の血管に選択性が高く、血圧低下などの頻度は高くないが、実際の臨床現場では、めまい、ふらつきなどの副作用は経験するため、注意が必要である。

e）CGRP 関連抗体薬

　CGRP は 1990 年代初頭にカルシトニン遺伝子から選択的スプライシングを経て産生される 37 個のアミノ酸から構成されるペプチドとして発見された。CGRP は三叉神経終末の無髄 C 線維から放出され、A δ 線維上にある CGRP 受容体に結合し血管拡張作用、炎症メディエーターの産生・分泌促進作用、疼痛亢進作用を示す。近年 CGRP や CGRP 受容体へ作用しその生理活性を抑制する薬剤として CGRP 関連抗体薬が登場し、2024 年 4 月現在本邦では 3 剤の CGRP 関連抗体薬が使用可能である。 表4 に各 CGRP 関連抗体薬の特徴を示す。

表4	各CGRP関連抗体薬のまとめ		
一般名	ガルカネズマブ	フレマネズマブ	エレヌマブ
作用点	CGRP		CGRP受容体
商品名	エムガルティ®	アジョビ®	アイモビーグ®
製薬会社	日本イーライリリー 第一三共	大塚製薬	アムジェン
1回投与量	120 mg （初回のみ 240 mg）	225、675 mg	70 mg
投与頻度	1か月ごと	4、12週間ごと	4週間ごと
投与ルート	皮下注		
薬価 （2024年4月現在）	120 mg シリンジ 42,451円/筒	225 mg シリンジ 39,090円/筒	70 mg　38,980円/筒

　各薬剤の臨床試験成績は各メーカーの公表データを確認していただきたいが片頭痛予防療法としていずれも非常に優れたデータが得られている。作用点がエレヌマブのみCGRP受容体である点が異なることと、ガルカネズマブは初回のみ2本打つという点、フレマネズマブは4週ごとの投与以外に12週に1回3本打つ方法が選択できる点がポイントである。3剤とも非常に高い効果が期待できるが、いずれも費用はそれなりにかかる。CGRP関連薬はいずれも、厚生労働省から最適使用推進ガイドラインが示されており、投与対象となる患者は、反復性片頭痛ないし慢性片頭痛と診断がされており、本剤投与開始前3か月以上において、1か月あたりの頭痛日数が平均4日以上となっている。また、適切な非薬物療法、生活指導を施行したうえで、既存の予防治療で効果不十分、忍容性が低い、禁忌、副作用などの観点から安全に使用できない場合に適応ありとされている。投与開始後3か月間を目安に（フレマネズマブで12週に1回投与の患者は3か月または6か月後）治療上の有益性を評価して、継続するのか、中止するのか判断することとなっている。また、使用するにあたっては、初期研修終了後5年以上の頭痛診療経験を有し、日本神経学会、日本頭痛学会、日本内科学会（総合内科専門医）、日本脳神経外科学会の各学会の専門医資格を有する治療責任者が配置されていること、3か月以上における1か月あたりの平均頭痛日数、投与要件などを診療報酬明細書の概要欄に記載する決まりとなっており、投与する際は留意する必要がある。

f) 漢方薬
　漢方薬は日々の頭痛診療の中でもよく用いる薬剤であり頓服として用いるほか、予防薬に併用して、あるいは予防薬に抵抗があったり副作用で使用できなかったりする場合などに適している。普段筆者が臨床の場でよく用いる漢方薬をいく

つか紹介する。

■①呉茱萸湯
「呉茱萸」はミカン科ゴシュユの果実で温補、止嘔、鎮痛の３つの作用がある。そこに吐き気止めの効果のある「生姜」と胃を温める作用のある「人参」が加わった薬剤であり、**吐き気を伴う片頭痛**に効果的である。頓服として使用するほか定期的に内服することで予防薬としても効果を期待できる[9]。

■②五苓散
五苓散には利水効果のある「茯苓」など複数の「水」を調節する生薬が含まれる。
薬理学的には脳のアクアポリン４（AQP4）の働きを阻害し脳浮腫を改善させる効果がある。**雨の日など低気圧が近づくと悪化するタイプの頭痛やむくみ、口渇などを伴う頭痛**に効果的である。電解質異常の原因となる甘草は含まれておらず安心して使用でき、筆者は小児例にもよく用いている。

■③葛根湯
「葛根」はマメ科クズの根で発汗を促進し後背部の凝りをとる作用がある。主に緊張型頭痛に有効であり、筆者もよく用いているが、「麻黄」が含まれており長期投与での血圧上昇などのリスクもあり漫然投与は避けるべきである。

■④釣藤散
「釣藤鈎」というアカネ科カギカズラのとげであり、インドールアルカロイドを含み鎮痙、鎮痛、降圧作用をもつ。**主に緊張型頭痛**に用いる。生薬の一部に六君子湯に含まれる成分があり、胃弱の人でも安心して服用できる。

おわりに〜患者への説明のポイントとフォローアップの注意点〜

最後に片頭痛診療の流れをフローチャートで示す（ **図1** ）。

PART 4 ｜ コモンな神経症状への対症療法

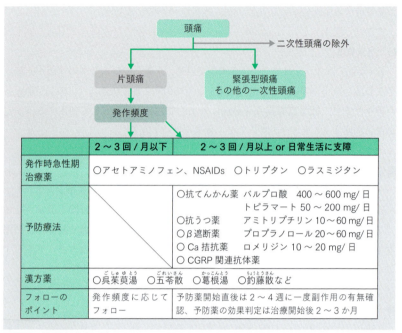

図1 片頭痛診療の流れ

　まず、初診の頭痛を見たら問診および適宜画像検査を行い、二次性頭痛を除外する。そのうえで片頭痛の診断基準等を活用し、片頭痛あるいは緊張型頭痛、その他の一次性頭痛の鑑別を行う。片頭痛と診断したら頭痛の発作頻度を確認する。2〜3回/月以下の少ない頻度で急性期治療薬への反応も良好であれば、発作時に急性期治療薬を使用するのみで加療できる。一方で2〜3回/月以上あるいは発作回数は少なくても日常生活に支障がでるような頭痛であれば、急性期治療薬乱用による薬物乱用頭痛などのリスクが高くそのままでは患者のQOLを悪化させてしまう。そのため、予防療法を行うことが必要である。前述の経口予防薬あるいはCGRP関連抗体薬を用いて頭痛の頻度低下、発作強度の減弱などを目指す。急性期治療薬のみの処方であれば、発作頻度に応じて外来フォローの予定を組むが、予防薬を開始した場合、特に開始直後は眠気やふらつき、その他の副作用がないか適宜血液検査なども行いつつ、こまめにフォローアップする。患者によっては予防薬を開始しても効果がすぐに出ないことを理由に早期に服薬を自己中断してしまう例も多いが、予防薬の効果判定は治療開始後2〜3か月継続した時点で行うのが適切で、継続困難な副作用がない限り根気強く続けることを患者にアドバイスするとよい。予防薬の効果が出るまでは比較的時間がかかるため、その間

筆者は漢方薬などを併用ししのいでいる。

　片頭痛の管理は長期にわたり患者の生活習慣、生活環境なども踏まえてその人に合った治療薬選択が必要であり、日々の診療の中で短時間でも患者の訴えを傾聴し方針を患者と一緒に考えていくことが重要である。

　簡単に片頭痛診療の対症療法について述べてきたが、頭痛診療は一筋縄ではいかないことも多く、二次性頭痛が疑わしい、頭痛の診断に苦慮している、予防療法の治療選択に困っている、その他慢性頭痛で管理が困難である場合など、いつでも頭痛専門医を頼っていただければ幸いである。

参 考 文 献

1) SAKAI F, IGARASHI H. PREVALENCE OF MIGRAINE IN JAPAN : A NATIONWIDE SURVEY. CEPHALALGIA 1997; 17: 15-22.
2) 柴田　護. 片頭痛の病態生理. 日本生理人類学会誌. 2020; 25: 55-60.
3) 日本頭痛学会・国際頭痛分類委員会（訳）. 国際頭痛分類第3版. 医学書院. 2018: 3-5.
4) 日本頭痛学会. 慢性頭痛の診療ガイドライン. 2013: 6-8.
5) 日本神経学会, 他（監）.「頭痛の診療ガイドライン」作成委員会編集. 頭痛の診療ガイドライン 2021. 医学書院. 2021: 141-145.
6) 日本神経学会, 他（監）.「頭痛の診療ガイドライン」作成委員会編集. 頭痛の診療ガイドライン 2021. 医学書院. 2021: 134-139.
7) 柴田　護. 片頭痛の最新治療. 日本内科学会雑誌. 2021; 110: 2449-2457.
8) 日本神経学会, 他（監）.「頭痛の診療ガイドライン」作成委員会編集. 頭痛の診療ガイドライン 2021. 医学書院. 2021: 194.
9) 五野由佳理. 慢性頭痛の診療ガイドラインに沿った定番の漢方治療. 日本頭痛学会誌. 2018; 45: 132-134.

PART 4 | コモンな神経症状への対症療法

2 めまいへのアプローチ

永井健太郎

はじめに

めまいは急性に起こるものから慢性のものまで、どの時期においても対症療法の占める割合は非常に大きく、その選択次第で患者の日常生活へも大きく影響するため、適切な対症療法薬の選択、非薬物療法指導を行うことが大切である。

「目がぐるぐる回る」「動いていないのに自分が回ったり、動いている感じがする」といった訴えは回転性めまい（vertigo）、「ふわふわ雲の上を歩いている感じ」「地に足がついていない感じ」などといった訴えは浮動性めまい（dizziness）を指し、一般的にはこの2つの症状が狭義の「めまい」と捉えられる。しかし、実際には「歩行が安定しない」「安定せずよく転倒する」といった平衡障害を疑う訴えや「急に目の前が真っ暗になる」（眼前暗黒感）、「立ちくらみがする」など脳循環障害を疑う訴えも患者からしてみればすべて「めまい」として訴えることが多い。危ない「めまい」か、そうでない「めまい」なのかを鑑別することが重要であることはもちろんのこと、対症療法を行うとしてもその鑑別により疾患別に特異的治療を講じたうえでの対症療法となるため、まずはきちんと鑑別、診断を行うことが大切である。本項では、簡単にめまい症の診断について述べた後、疾患別の特異的治療、次に対症療法について解説することとする。

1 めまいの診断

めまいの病態は、一言でいってしまえば「自己と周囲の位置感覚上のミスマッチから起こる異常感覚」である。空間の中で自己の位置や姿勢、運動は前庭系、視覚系、体性感覚系からの入力により認知される。一方、随意運動に際しては、経験的に獲得された予測される動きの身体イメージと、それらの感覚情報からの入力との間での対比が行われている。この対比における不一致が「めまい」として自覚される。

前庭系、視覚系、体性感覚系、いずれの障害が起きてもめまい症状は起きるためそれぞれのシステムのどこがやられているか系統的に考察しつつ、実際の臨床の場では時間軸で分けて再発性、単発性、持続性のどれに分類されるかを検討すると

わかりやすい。

　以下にそれぞれの時間軸で分けためまいの鑑別フローチャートを示す。これはあくまで代表的な疾患を鑑別するもので、すべての疾患を網羅しているわけではないことと、例外の存在もあること、また、中枢性めまいの鑑別にあたっては機械的にフローチャートにあてはめるのではなく、随伴症状の有無の検討、末梢性めまいとして非典型的な眼振の有無、歩行障害の有無等で総合的に判断する必要があるため、以下の図はあくまで参考にとどめていただきたい。

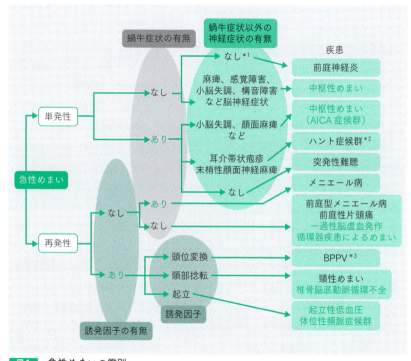

図1　急性めまいの鑑別
*1 強い歩行障害や末梢性めまいとして非典型的な眼振などを認めた場合は中枢性の可能性も考慮する必要がある
*2 ハント症候群では聴覚障害の目立たないこともあり注意が必要
*3 中枢性疾患でも頭位変換でめまいを生じることはあり、眼振の出方などで鑑別する必要あり
（文献1を参考に作成）

　まず、単発性めまいにおいては中枢性めまいとの鑑別が重要となる。単発性めまいの鑑別においては蝸牛症状の有無は必ず確認すべき項目である。蝸牛症状があれば、中枢性めまいの可能性はかなり低くはなるが、一部AICA症候群のように難聴を伴う脳卒中もあるため注意が必要である。蝸牛症状のない末梢性めまいで

は前庭神経炎が代表的である。前庭神経炎は、末梢性めまいの中では BPPV、メニエール病に次いで 3 番目に多い疾患であり、単発で突発的に回転性めまいで発症する。40 ～ 50 代での発症が多く、1 ～ 2 週間前に上気道症状が先行することが多い。発症当初は非常に重度のめまいで日常生活もろくにできないことも多いが、自然経過でも数日の経過で症状は軽減し、2 週間程度経過すればめまいはほとんどなくなるのが特徴である。蝸牛症状のある単発性末梢性めまいでは、突発性難聴に伴うめまいとハント症候群がある。突発性難聴に伴うめまいでは蝸牛症状以外の神経症状を一切伴わないことが特徴で、めまいを伴う突発性難聴は一般的に難聴も重度であることが多い。ハント症候群は耳介部帯状疱疹、末梢性顔面神経麻痺、第Ⅷ脳神経症状を三徴とする疾患であるが、村上らの報告によると三主徴揃うのは全体の 57.6%、めまい症状を呈するのは約 30% とされ、筆者の経験でもめまいより顔面神経麻痺を主訴に来院されるケースが多いように思われる[2]。帯状疱疹に特徴的な水疱がみられれば診断は明らかであるが、初期には水疱を伴わないこともあり注意が必要である。単発性めまいで蝸牛症状がなく、構音障害、麻痺、失調、感覚障害などの神経症状の合併があれば積極的に中枢性めまいの精査を行う。

　何度も繰り返し起こる再発性めまいでは、誘発因子の有無に着目する。頭位変換で誘発されるめまいの大部分は良性発作性頭位めまい症（benign parxysamal postial vertigo: BPPV）であり、特徴的な眼振の有無を確認する。具体的には後半規管型であれば、右下あるいは左下懸垂頭位で回旋性眼振が出て、座位に戻すと眼振が反対向きになる。外側半規管型半規管結石症であれば、右下および左下頭位で方向交代性向地性眼振が出現し、外側半規管型クプラ結石症では方向交代性背地性眼振が出現する。頭位変換でめまいが誘発されるものの、BPPV で特徴的な眼振が出ない場合やクプラ結石症でみられる背地性眼振は一部の中枢性めまいでも見られることがあり、他の神経症状の有無や歩行障害の有無などを見極め鑑別をする必要がある。頸部捻転で誘発されるめまいは、椎骨脳底動脈循環不全（vertebrobasilar insufficiency: VBI）によるものや頸性めまいがある。頸性めまいは、頸部交感神経系の障害などが原因といわれているが、現在のところその概念は確立されたものはなく診断は慎重に行う必要がある。起立により誘発されるめまいは起立性低血圧（orthostatic hypotension: OH）、体位性頻脈症候群（postural orthostatic tachycardia syndrome: POTS）などがある。Schellong 試験などで確認する。誘発因子がなければ、蝸牛症状の有無を確認する。蝸牛症状があれば、メニエール病が鑑別としてあがる。蝸牛症状がなければ前庭型メニエール病、前庭性片頭痛、一過性脳虚血発作（transient ischemic attack: TIA）、循環器疾患によるめまいなどが鑑別にあがる。前庭性片頭痛は反復する前庭症状に片頭痛を合併するものであり、めまい発作の 50% 以上において片頭痛症状の合併があることが診断基準に盛

り込まれている。TIAはもちろん単発で出現することも多いため初回症状の時点でそれと判断し適切な評価、予防療法がなされるべきであるが、繰り返して同様の症状が生じる場合は、責任領域の脳梗塞を生じる前段階の警告症状と捉え、より慎重に検査を行うべきである。TIAだけでなく中枢性めまいの鑑別で最も重要なことは、めまい以外の神経症状の合併である。脳幹・小脳症状で出ることが多いため、構音障害、嚥下障害、片麻痺、顔面四肢感覚障害、失調などがあれば中枢性を強く疑う。構音障害をきっかけに中枢性めまいが判明することは多く、筆者は病歴聴取の際に呂律が回っているかどうかそれとなく気にするようにしている。もちろん高血圧、糖尿病、脂質異常症などのリスクファクターを確認することも必要である。胸痛や動悸を伴い生じるめまいは循環器疾患による中枢循環不全の結果生じている可能性があり、不整脈や心筋虚血などが疑われれば速やかに循環器内科への紹介を要する[3]。

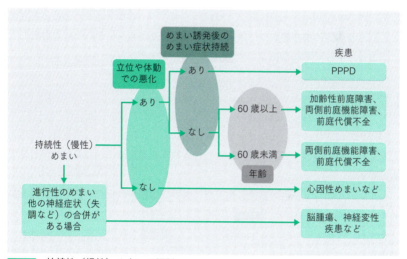

図2 持続性（慢性）めまいの鑑別

3か月以上めまいが続く場合を持続性（慢性）めまいと定義される。八木らは慢性めまいを主訴に受診した患者のうち23％がPPPD（persistent postural-perceptual dizziness：持続性知覚性姿勢誘発性めまい）であり持続性めまいの中で最多であったと報告している[4]。PPPDは2018年に国際疾病分類ICD 11に収載された慢性めまい疾患であり、3か月以上持続する浮動感（dizziness）、不安定さ（unstableness）、非回転性めまい（non-spinning vertigo）を主訴とし、1日のうち大部分で症状を認めるのが特徴である。他の慢性めまいの鑑別で重要となる一側前庭障害後の代償不全、両側前庭機能障害、加齢性前庭障害などとの症状のうえでの鑑別点は、いずれのめまい症も立位姿勢・歩行、能動的あるいは受動的な体動、

動くものや複雑な視覚刺激で増悪するのは特徴的であるものの、PPPD以外は瞬間的な増悪であるのに対し、PPPDでは増悪がしばらく持続する点である。心因性めまいとPPPDの鑑別では、PPPDでは体動や視覚刺激により悪化するのが特徴ではあるが、心因性めまいではそれらの刺激でめまいが誘発されることはない点も重要である。また、忘れてはならないのは慢性めまいの中には緩徐に進行したり失調などの神経症状を伴う例もあり、脳腫瘍や多系統萎縮症などに代表される神経変性疾患などを鑑別にあげる必要がある。

2 疾患ごとの特異的治療

　めまい症に対してはいわゆる特効薬などがないことが多く、対症療法の出番が多い症状ではあるが、それぞれの疾患ごとに特徴的な治療法も存在する。ここではあえて「特異的治療」と呼ばせていただく。まずは、診断をきちんと行ったうえでこれら特異的治療を施しつつ対症療法を行う必要があり、それぞれの疾患ごとに提案されうる特異的治療について紹介する。

1）BPPV

　BPPVでは症状に合わせた対症療法も行われるが、病態的にも半規管内に迷入した耳石の卵形嚢内への排出を目的とした各種耳石置換療法が特異的治療として有効である。

　BPPVの半数以上を占める後半規管型においては眼振の出現の仕方で病側を決めたのち、Epley法を行う（ 図3 ）。

　例えば、左後半規管型の場合、座位から左45度頸部捻転位とし、左45度懸垂頭位とする。眼振が消失したら右45度懸垂頭位とし、眼振が消失するまで維持する。懸垂頭位を維持したまま、体全体を90度右に回転し、頭位は右下135度で維持する。30秒〜2分程度維持したら座位に戻し、頭部を45度前屈し、やはり30秒〜2分程度維持する。

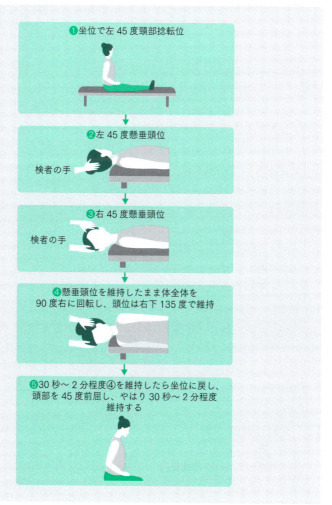

図3 Epley法

　外側半規管型は自然治癒例も多いが、各種耳石置換療法がある。半規管結石症において有効なLempert法や、半規管結石症、クプラ結石症いずれでも有効なVannucchi法〔forced prolonged position: FPP〕、Gufoni法がある。具体的な方法は成書を参考にされたい。

2）メニエール病

　メニエール病は前庭型メニエール病を除いて難聴を伴い、聴力の評価等が必要

なため神経内科医である筆者はメニエール病を疑ったら基本的には耳鼻咽喉科へ紹介し加療をお願いしている。そのため治療に関しては一般的な記載にとどめさせていただく。

メニエール病急性期においては7%炭酸水素ナトリウム注射液点滴静注や制吐剤静注、抗不安薬投与、抗めまい薬や抗ヒスタミン薬などの対症療法が行われる。

メニエール病の原因は内リンパ水腫とされ、メニエール病発作間欠期においてはストレス回避などの生活指導を行うとともに、浸透圧利尿薬による治療が行われる。具体的にはイソソルビドを90 mL/日分3で開始し最終めまい発作から6か月間は続ける。再発時にはその都度再投与することを考慮する[5]。メニエール病に対する利尿薬の有効性に関しては、いくつかのシステマティックレビューはあるものの、プラセボを対象としたRCTは実施されておらず有効性についてエビデンスの有無を結論づけることはできないとされている。ガイドラインにおいては、めまいの抑制、難聴の進行抑制効果を期待し、推奨度C1（行うことを考慮してもよいが、十分な科学的根拠がない）としている。

また、メニエール病は難聴疾患であり、突発性難聴に準じたステロイドの治療も行われるが、突発性難聴に対するステロイド治療の有効性自体も明確なエビデンスはない。参考までに『急性感音性難聴診療の手引き2018年版』（日本聴覚医学会編）では突発性難聴に対するステロイドの全身投与は、エビデンスはないが選択肢のひとつとして実施することを提案する（推奨度C1）としている。

各種治療を行っても有効でない場合は中耳加圧治療、外科治療などが選択される。

3）突発性難聴

突発性難聴は突然（72時間以内）に発症する原因不明の難聴であり、難聴の発生と前後してめまいを生じることがある。めまいを伴う突発性難聴はめまいを伴わない突発性難聴よりも聴力予後が悪いことが知られており、聴力障害が高度な場合はめまいの合併が多く、長期的にもめまいの後遺症を残しやすい。突発性難聴は上述のメニエール病と同様に聴力の詳細な評価などが必要であり、加療に関しても筆者は耳鼻咽喉科へお願いしている。突発性難聴の治療でエビデンスの確立したものは存在しないが、ステロイド全身投与、プロスタグランジンE1製剤などの投与が行われる。ステロイドは通常PSL換算で1 mg/kg程度から漸減して投与する[6]。また、めまいに対しては抗めまい薬、制吐剤なども対症療法が主体となる。

4）ハント症候群

　ハント症候群は、耳介帯状疱疹、顔面神経麻痺（末梢性）、第Ⅷ脳神経症状（難聴、めまい）を三主徴とする疾患で、膝神経節などの神経節に潜伏している水痘・帯状疱疹ウイルス（varicella zoster virus: VZV）の再活性化により発症する。顔面に特徴的な水疱形成があれば診断は容易であるが、皮膚症状に先行して顔面神経麻痺や第Ⅷ脳神経症状が出ることがあり、注意が必要である。特異的治療としては、まずは神経浮腫軽減を図るためにステロイドの投与が重要である。軽症例でプレドニゾロン 30 mg/ 日を 10 日間で漸減終了、中等症ではプレドニゾロン 60 mg/ 日を 10 日間で漸減終了とする。また、水疱・帯状疱疹ウイルス増殖抑制のため抗ウイルス薬の投与も行う。バラシクロビル 3,000 mg/ 日ないしファムシクロビル 1,500 mg/ 日、またはアメナメビル 400 mg/ 日の投与を 7 日間行う。高度顔面麻痺ではステロイド、抗ウイルス薬投与は入院のうえ点滴で行う[7]。バラシクロビル、ファムシクロビルは腎機能により用量調節が必要であり注意を要する。ステロイドに関しても抗ウイルス薬に関しても発症早期に投与開始した方がよく、ステロイドは麻痺発症 10 日以内に、抗ウイルス薬は麻痺発症から 7 日以内に投与開始することが推奨されている。この他対症療法としてビタミン B12、ATP 製剤、循環改善薬の投与も行う。

5）前庭神経炎

　前庭神経炎では急性期に非常に強いめまい症状が生じる。急性期〜慢性期に一般的なめまいの対症療法は行うが、ステロイドの投与に関しては議論の分かれるところである。前庭神経炎に対するステロイド投与に関する海外のメタアナリシスで治療早期の半規管麻痺改善率には差を認めたが、1 年後には差がなかったと報告している[8]。しかし、ステロイド投与により前庭代償を促進する報告もあり、本邦のガイドラインでは推奨度 C1（行うことを考慮してもよいが、十分な科学的根拠がない）とされている[9]。入院の場合、点滴でプレドニゾロン 200 mg/ 日投与し 10 日間で漸減終了、外来の場合、プレドニゾロン 60 mg/ 日から開始し 9 日間で漸減終了とする。

6）前庭性片頭痛

　前庭性片頭痛は反復する発作性前庭症状を認め、めまい発作の 50％以上において片頭痛症状を認める。めまい症状に対する対症療法を行うとともに片頭痛に対

する治療が必要であり、片頭痛の頻度、程度に応じて治療を選択する（片頭痛の治療に関しては本書の慢性頭痛への対症療法を参考にされたい）。

3 めまい症に対する対症療法

　上述の疾患特異的治療を踏まえたうえでめまい症に対する対症療法を行う。対症療法に関しては疾患ごとというよりもめまい症の病期に応じて薬剤を選択することも多いと考えられるため、病期ごとに記載する。

1) 急性期治療 [10]

a) 制吐薬

　めまい症急性期には強い悪心・嘔吐を自覚する。これは様々な方面からの刺激が嘔吐中枢に伝わるためで、例えば前庭が刺激されるとヒスタミン H_1 受容体、アセチルコリン（ムスカリン）受容体を介して嘔吐中枢が刺激され、第4脳室底の最後野に存在する CTZ（chemoreceptor trigger zone）のドパミン D_2 受容体を中心に、セロトニン受容体などを介して嘔吐中枢が刺激される。

　したがって、めまい症に起因した悪心・嘔吐症には主にヒスタミン H_1 受容体拮抗薬、ドパミン D_2 受容体拮抗薬が使用される。抗コリン薬としては海外ではスコポラミンパッチ製剤があるが、本邦では承認されていない。臭化水素酸スコポラミンは市販されている乗り物酔い止めに含まれていることがある。第一世代抗ヒスタミン薬は抗コリン薬が含まれていることが多くあわせて制吐作用を期待できる。

　抗ヒスタミン薬には第一世代と第二世代薬があるが、第二世代薬は分子量が大きく血液脳関門を通過しないため制吐効果はなく適さない。そのため第一世代薬を用いる。第一世代薬は抗コリン作用をあわせてもつため緑内障および前立腺肥大症の症状を悪化する可能性があり注意を要する。ヒドロキシジン（アタラックス -P）は本邦ではめまい・動揺病に対する適応はなく、また比較試験も行われていないが制吐作用は期待でき使用しやすい。

　抗ドパミン薬では、本邦ではドンペリドン（ナウゼリン®）、メトクロプラミド（プリンペラン®）がよく用いられる。いずれも、ドパミン D_2 受容体拮抗作用により制吐作用を示す。

b) 抗不安薬

　急性期めまいによる不安症状を抑制するために短期間に限定してベンゾジアゼピン系抗不安薬が用いられる場合があるが、漫然使用につながらないよう強く意識す

る必要がある。急性期めまい症には短時間作用型の薬剤であるエチゾラム（デパス[R]）、クロチアゼパム（リーゼ[R]）を用いる。内服が困難な場合は注射剤であるジアゼパム（セルシン[R]、ホリゾン[R]）を用いるが呼吸抑制に注意が必要である。

c）7%炭酸水素ナトリウム（抗めまい薬）

7%炭酸水素ナトリウム（メイロン[R]）はめまい症急性期治療薬として頻繁に使用されているが、抗めまい効果に対する無作為化比較試験は行われていない。また、どのように作用し抗めまい効果を発揮しているかは不明な点が多いが、内耳や椎骨動脈の血流改善作用、局所のアシドーシス是正作用などがあるのではないかといわれている。7%炭酸水素ナトリウム（メイロン[R]）は薄めてしまうと効果が減弱するため原液で使用する。20 〜 40 mL 静注または 250 mL 点滴静注する方法がある。ナトリウム負荷になるため、うっ血性心不全、腎不全などの患者への投与は慎重になる必要がある。

▌2）急性期〜亜急性期治療

a）抗めまい薬

ジフェニドール（セファドール[R]）、ベタヒスチン（メリスロン[R]）がよく使用される。

ベタヒスチンはヒスタミン類似作用があり動揺刺激による悪心を抑制するとともに血管拡張による内耳循環改善も有する。ジフェニドールは抗ヒスタミン効果と抗コリン作用をあわせもつといわれ、前庭刺激による興奮に対する嘔吐抑制作用と、交感神経 α 受容体と電位依存型 Ca チャネル遮断により椎骨動脈の血流改善をもたらすとされる。

b）内耳循環改善薬

アデノシン三リン酸（アデホスコーワ[R]）は血管拡張作用があり内耳循環改善からめまいの改善をもたらす。用量を比較した試験で 1 日量 150 mg よりも 300 mg の方が有意に改善しており、300 mg の投与が推奨されている[11]。カリジノゲナーゼ（カルナクリン[R]）は血管拡張・血流増加作用を有し、内耳循環改善効果があるとされる。

c）ビタミン B12（メチコバール[R]）

ビタミン B12 はよく併用されるがランダム化比較試験のエビデンスはない。

3）慢性期治療

　急性期～亜急性期の治療でも改善せず慢性期に移行しためまい症に対しては治療に苦慮することも多い。PPPD や心因性めまいなど鑑別を再考する必要があるとともに患者の状況に応じた投薬を行う。慢性期のベタヒスチン（メリスロン®）やアデノシン三リン酸（アデホスコーワ®）などの抗めまい薬投与に関して、前庭神経炎診療ガイドライン 2021 年版では「慢性期の前庭神経炎に抗めまい薬は有効か？」という CQ があり、慢性期の抗めまい薬投与は、慢性期に限定した抗めまい薬の有効性に関するメタアナリシスはなくエビデンスは乏しいとされるものの慢性期のめまい症状の軽減に有効である可能性があり考慮してもよい（推奨度 C1：行うことを考慮してもよいが、十分な科学的根拠がない）としている[12]。一方で、メニエール病を対象としたベタヒスチン長期投与の RCT 結果を踏まえ、メニエール病・遅発性内リンパ水腫診療ガイドライン 2020 年版では、ベタヒスチン（メリスロン®）は 3 か月以下の短期投与ではめまい抑制効果が得られる可能性があり考慮してもよいとされている（推奨度 B：行うよう勧められる）が、1 年に及ぶ長期投与は無効であり、長期間使用すべきでない（推奨度 C2：科学的根拠がないので勧められない）としている[13]。疾患による差もあるとは思うがいずれにしても慢性期のめまい症患者に対して効果がはっきりしない場合には抗めまい薬の漫然とした長期投与は避けるべきと考える。

　めまい症慢性期においては種々の程度の不安症状、うつ症状、睡眠障害などを伴うことも多い。抗めまい薬による改善が乏しい患者に、抗不安薬や抗うつ薬を投与するとめまい症状が改善する場合がある[14]。持続性（慢性）めまいの中で近年注目されている PPPD においても、無治療の場合不安症やうつを続発することが多いが、抑うつや不安症の有無にかかわらず SSRI（選択的セロトニン再取り込み阻害薬）/SNRI（セロトニン・ノルアドレナリン再取り込み阻害薬）が有効である[15]。

　また、慢性期治療においては本項では割愛させていただくが薬物療法の他に前庭リハビリテーションや認知行動療法が有効である。

a）抗不安薬

　ベンゾジアゼピン系薬は GABAA 受容体複合体のベンゾジアゼピン結合部である ω 受容体に結合する。ω 受容体には $\omega_1 \sim \omega_3$ 受容体があり、中枢に分布し作用の中心となるのは ω_1 受容体と ω_2 受容体である。ω_1 受容体は鎮静・催眠作用と関連し ω_2 受容体は抗不安作用・筋弛緩作用と関連する。めまい症においてベンゾジアゼピン系薬を用いる場合、抗不安効果を期待して用いることが多く、その場合 ω_1 選択性の薬剤は用いられない。そのため、必然的に筋弛緩作用も伴うため特

に高齢者においてはふらつきなどの症状に留意する必要がある。また、持続性（慢性）めまいにおいてはめまい自体の経過が長期化することも多く、抗不安薬の漫然投与も問題として生じる。長期使用により依存性を生じ離脱できなくなったり、減量や中断で離脱症状をきたす可能性もあるため、症状を見ながら用量調節を行い、離脱を目標とし、漫然とした投与は避ける。

b）抗うつ薬

うつ傾向のみられるめまい症患者には SSRI/SNRI を用いる。また、PPPD が疑われる場合でも SSRI/SNRI が有効であり投与する。SSRI/SNRI は期待する効果が得られるまでに 1 か月程度時間がかかることがある一方で、副作用である消化器症状は内服早期から出現することが多く、制吐剤などとの併用を考慮する。

c）脳循環改善薬

イブジラスト（ケタス®）、イフェンプロジル（セロクラール®）はともに脳梗塞後遺症としてのめまい症状に対し用いることがある。

d）漢方薬

めまい症は漢方医学的には水滞が関連しているとされる。水滞とは体内に過剰な水分が貯留し、偏在や調節障害をきたしている状態であり、めまい症に対する漢方薬としては利水剤を使用することが多い[16]。代表的なものとして、五苓散、苓桂朮甘湯、半夏白朮天麻湯、真武湯などがあがる。苓桂朮甘湯はめまい診療で頻用される薬剤であり、立ちくらみ、動悸、頭痛などを伴う症例に効果的である。起立性調節障害、頭痛、胃腸虚弱、食思不振などを伴う症例には半夏白朮天麻湯が有効である。五苓散は代表的な利水剤であり、片頭痛診療の中でも頻用する薬剤で、頭重感や低気圧で増悪するような頭痛、めまい、口渇を伴う場合に有効である。真武湯は冷えが顕著で下痢や動悸を伴うめまい症例に有効である。

おわりに〜患者への説明のポイントとフォローアップの注意点〜

最後に、めまい症の対症療法の流れをフローチャート形式で示す。

めまい症は脳梗塞、脳出血といった危険な疾患や命には関わらないもののメニエール病、PPPD などのように反復性、慢性の経過で日常生活に多大なる影響を与える疾患など多種多様な疾患が含まれる。また、めまいを自覚した場合に患者が受診する科としては、救急外来、総合内科、脳神経内科、脳神経外科、耳鼻咽喉

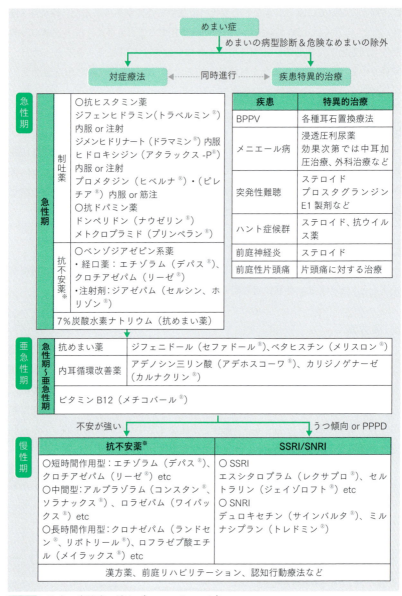

図4 めまい症診療の流れ（フローチャート）
※使用に際してはリスク−ベネフィットを十分検討し、漫然使用につながらないよう中止のタイミングも話し合った上で開始する

科、循環器内科など多岐にわたり、めまいは臨床をやっていくうえで必ず出合う症状である。そのため、危険なめまいの除外、適切な対症療法を行うことと同時に必

要に応じ他科とも連携をとり診療にあたる必要がある。急性で初発のめまい症の場合、多くの患者が脳卒中などの危険なめまいなのではないかと不安に感じることが多く、医師はしっかり病歴聴取を行い、危険なめまいを除外したうえで患者を過度に不安にさせないよう説明することが重要である。反復性の末梢性めまいや持続性 (慢性) めまい症では重度のめまいにより日常生活へ多大なる影響を受けている患者も多い。症状の応じた対症療法を行うとともに、多忙な再診外来の中でもできるかぎり患者とのコミュニケーションを図り、訴えを傾聴することが大切である。

参考文献

1) 宇佐美真一, 他. 急性期めまいの診療フローチャート. Equilibrium Res. 78: 607-610.
2) 村上信五, 他. Ramsey Hunt症候群の臨床像と予後に関する検討. 日耳鼻. 1996; 99: 1772-1779.
3) 佐藤　豪. 繰り返すめまいの鑑別診断: In 大森孝一 (編). プラクティス耳鼻咽喉科の臨床4 めまい診療ハンドブック 最新の検査・鑑別診断と治療. 中山書店. 2022: 28-33.
4) 八木千裕, 他. 持続性知覚性姿勢誘発めまいの最新知見. Equilibrium Res. 2020; 79: 62-70.
5) 日本めまい平衡医学会 (編). メニエール病・遅発性内リンパ水腫診療ガイドライン 2020年版. 金原出版. 2020: 38-65.
6) 日本聴覚医学会 (編). 急性感音難聴診療の手引き2018年版. 2018; 29-31.
7) 村上信五. 顔面神経麻痺の診断と治療. 日耳鼻. 2012: 115-118.
8) Fishman JM et al. Corticosteroids for the treatment of idiopathic acute vestibular dysfunction (vestibular neuritis). Cochrane database Syst Rev 2011; (5): CD008607.
9) 日本めまい平衡医学会 (編). 前庭神経炎診療ガイドライン 2021年版. 金原出版. 2021; 32-50.
10) 関根和教. 急性期めまいの治療: In 大森孝一 (編). プラクティス耳鼻咽喉科の臨床4 めまい診療ハンドブック 最新の検査・鑑別診断と治療. 中山書店. 2022: 21-26.
11) 渡辺　勲, 他. 末梢性似性めまいに対するATPの薬量効果の検討―二重盲検試験による用量別薬効の検定―. 耳鼻臨床. 1982; 75: 393-415.
12) 日本めまい平衡医学会 (編). 前庭神経炎診療ガイドライン 2021年版. 金原出版. 2021: 46-48.
13) 日本めまい平衡医学会 (編). メニエール病・遅発性内リンパ水腫診療ガイドライン 2020年版. 金原出版. 2020: 48-50.
14) 野村泰之, 病態に応じためまいの薬物療法. 日耳鼻; 2020; 123; 392-396.
15) 堀井　新, 持続性視覚性姿勢誘発めまい (PPPD) の診断と治療. 日耳鼻. 2020; 123; 170-172.
16) 坪田雅人, ミニシンポジウム1「めまいの漢方治療」めまいの漢方診療 総論. Equilibrium Res. 2021; 80: 292-295.

PART 4 コモンな神経症状への対症療法

3 認知症へのアプローチ

内野賢治

はじめに

現在本邦における 65 歳以上の人口は 3,624 万人、総人口に占める高齢化率は 29.0% で、近年の高齢化率上昇に伴い、認知症患者は増加傾向である。2012 年における厚生労働省の報告では、認知症患者数は約 460 万人で、2025 年には高齢者の 5 人に 1 人が認知症を有すると推計されている。今日の高齢社会における認知症は、内科医にとって身近な疾患となりつつあると同時に、今後認知症患者の対応を求められる頻度が高くなることが予測される。このような現状をふまえ、本項では、認知症の診断・軽度認知障害・認知症の治療について概説する。

1 認知症の定義

2013 年に刊行された「Diagnostic and Statistical Manual of Mental Disorders, 5th Edition (DSM-5)」では、neurocognitive disorders(神経認知障害群)という概念を導入し、軽度認知障害(mild cognitive impairment: MCI)にほぼ相当する mild neurocognitive disorders、認知症にほぼ相当する major neurocognitive disorders に大別された。さらに DSM-5 では、認知障害の範囲の広がりよりも機能低下の重症度を重視し、神経認知障害群の軽症例を mild neurocognitive disorders とした。また、dementia(認知症)を major neurocognitive disorders という用語に置き換え、複雑性注意、実行機能、学習および記憶、言語、知覚・運動、社会的認知の 6 つの神経認知領域の中から 1 つ以上の神経認知領域で有意な低下を診断根拠とした[1]。

認知機能は、教育歴に左右される場合もあり、患者や介護者や医療従事者の視点から、以前の状態と比較し、神経認知領域の低下を示唆することも重要である。すなわち認知症とは、「獲得した複数の認知・精神機能が、意識障害によらないで日常生活や社会生活に支障をきたすほどに持続的に障害された状態」と定義される。代表的な認知症の特徴に関しては 表1 に提示する。

表1 代表的な認知症の特徴

	アルツハイマー型認知症	レビー小体型認知症	脳血管性認知症	前頭側頭葉変性症
臨床所見	● エピソード記憶障害 例：最近のニュースや出来事を質問して、返答があるか？ ● 取り繕い反応 例：今日は何月の何曜日？ 患者：カレンダー見ないし・毎日が日曜です…などの反応 ● 振り返り現象 ➡ 質問に対して、家族の方に振り返ってもらい確認する	● 具体性のある幻視 例：動物やこどもが部屋にいる…など ● 薬剤への過敏性 ➡ 抗精神病薬が効きすぎる ● 先行症状 ➡ レム睡眠行動異常症 ➡ 抑うつ ➡ 嗅覚障害	● 急速な認知機能低下 ➡ 数日〜数週間の経過で階段状に認知機能が悪化する ● 意欲や注意の低下 ● 感情失禁	【行動障害型 FTD】 ● 脱抑制行動 ● 社会行動障害 ➡ 万引き、路上で排尿などの反社会的行為 ● 無関心、無気力 ● 共感性の欠如 ● 自発性の低下 ● 固執、常同性 ➡ 同じ服や食事を好む。同じコースを散歩する。 【意味性認知症；SD】 ➡ 物品呼称や言語理解が障害される 【非流暢性失語；PNFA】 ➡ 流暢に話せない
身体所見神経所見	● 構成失行 ➡ 指でキツネを模倣できない ● HDS-R ➡ 遅延再生や見当識の減点 ● 時計描画テスト ➡ 10時10分の時計を描けない	● 錐体外路症状 ➡ 無動 ➡ 筋強剛 ➡ 振戦 ● 認知機能の変動 ➡ 時間帯により、はっきりしている状態とそうでない状態が顕著である。	● 脳の障害部位により、様々な神経学的所見の異常を生じる 例：麻痺、構音障害、嚥下障害、仮性球麻痺、構音障害など…	
画像所見	側頭葉内側、海馬の萎縮	脳萎縮は目立たない	脳血管障害の所見（認知症は脳血管障害と時間的に関連する）	前頭葉と側頭葉の萎縮（ナイフ刃状の前頭葉萎縮）

2 代表的な認知症の分類

1）アルツハイマー型認知症（Alzheimer's disease: AD）

ADは、本邦における認知症の約2/3を占める進行性疾患である。アミロイドカスケード仮説では、病理学的にアミロイドβの凝集と沈着により老人斑が出現し、神経原線維変化と神経細胞脱落が生じることが原因と考えられている。

ADの臨床的特徴は、出来事記憶であるエピソード記憶障害に加えて、取り繕い、振り返り現象、病識の乏しさである。病初期には、記銘力障害と見当識障害がみられる。病期の進行に伴い、視空間認知機能が低下し、時計や立体図形の描画模

写ができず、道具の使用、口頭や視覚命令による模倣障害、着衣失行が出現し、仕事や家事の遂行機能障害が目立つことで家族が気づくことになる。さらに病期が進行すれば、自発性低下や脱抑制が出現し、整容・食事・排泄などに介護を要し、activity daily of life（ADL）に障害を呈することになる。

長谷川式簡易認知症検査（HDS-R）や Mini Mental State Examination（MMSE）の認知機能検査では、見当識障害や遅延再生の項目で低下が目立ち、空間認知機能低下による図形模写や統計描画の障害が指摘される。

AD における頭部 MRI では、側頭葉内側の海馬領域の萎縮を特徴的とする。特に、voxel-based specific regional analysis system for Alzheimer's disease（VSRAD）は、海馬傍回の萎縮を客観的に評価する検査であり、海馬近傍の萎縮が、数値化したZスコアで示される。Zスコアの数値が正常値より高いことは、海馬近傍が選択的に萎縮していることを表している。また脳血流 SPECT 検査では、楔前部、後部帯状回、頭頂葉皮質の領域の血流低下が比較的早期から低下し、補助的な評価として有用である。

2）レビー小体型認知症（Dementia with Lewy bodies: DLB）

DLB は、大脳皮質や脳幹の神経細胞内にレビー小体が蓄積することで進行性の認知機能障害を呈する疾患である。病初期には、記憶障害が目立たない場合もあるため、注意機能、遂行機能、視空間認知などの認知機能障害についての評価が必要となる。また DLB におけるパーキンソニズム、自律神経障害、嗅覚障害、レム睡眠行動異常症、幻視などの症状は、早期診断する手がかりとなる。特に、注意や明晰さの著明な変化を伴う認知機能の変動、繰り返し出現する具体的な幻視、抗精神病薬への過剰な反応がみられるなどの特徴を有する場合には、本疾患の可能性を考慮する。

DLB における頭部 MRI では、脳萎縮がはっきりしない点が特徴である。脳血流 SPECT 検査では、後頭葉の血流低下が重要な所見である。DLB では、MIBG 心筋シンチグラフィーで心筋への集積低下が、ドパミントランスポーターシンチグラフィー（DAT scan）では、基底核領域の集積低下を認めることが特徴的な所見である。

3）血管性認知症（Vascular dementia: VD）

VD は、脳血管障害に起因した認知症であり、DSM-5 では、major vascular neurocognitive disorder として位置づけられている。VD の臨床経過は、急性発症または階段状の症状進行となる頻度が高い。VD における認知機能障害の発症

は、脳卒中発作に時間的に関連し、認知機能障害を説明するに可能な脳血管障害の存在が判断基準となる。

NINDS-AIREN 診断基準では、①多発梗塞性認知症、②戦略的な部位の単一病変による認知症、③小血管病性認知症、④低灌流性血管性認知症、⑤出血性血管性認知症に分類される。戦略的な部位の単一病変による認知症は、前大脳動脈領域・後大脳動脈領域・非優位半球の角回・視床・前基底部病変領域が関連する。さらに VD では、障害された領域に応じて、失語・失行・失認・視空間障害・構成失行・遂行機能障害・運動麻痺などの多彩な症状を呈する。

4）前頭側頭型認知症（Frontotemporal dementia: FTD）

FTD は、前頭葉に限局する脳萎縮を呈し、病初期より人格変化や社会行動障害を呈する疾患である。FTD は、行動障害型 FTD（behavioral variant FTD: bvFTD）、意味性認知症（semantic variant PPA: svPPA）、進行性非流暢性失語（non-fluent variant PPA: nfvPPA）に分類される。FTD は、AD と比較し、後頭部の機能は障害されないため、視空間認知や記憶は進行期まで保持される。

臨床症状は、前頭葉機能の低下による脱抑制、自発性低下、共感性の欠如、食行動の変化、遂行機能障害を呈し、辺縁系領域による脱抑制、基底核領域による常同行動が認められることを特徴とする。FTD における検査は、前頭葉機能低下を定量化するために、Frontal Assessment Battery（FAB）や Wisconsin Card Sorting Test（WCST）や Trail-Making Test（TMT）が用いられる。頭部 MRI では、ナイフの刃状のような前頭葉の脳萎縮が特徴的であるが、側頭葉前方部や尾状核にも萎縮がみられることもある。また脳血流 SPECT 検査では、前頭葉優位に血流低下を認めることが多い。ただし FTD では、その臨床症状と画像所見が一致しない症例もあるため、画像所見のみで FTD の診断を確定することは避けるべきである。

5）軽度認知障害（Mild cognitive impairment: MCI）

MCI は、Flicker らによって認知症の前段階である疾患として報告された[2]。MCI は、記憶障害を主体とする健忘型 MCI と、遂行機能、言語機能、視空間認知機能などの機能障害を伴う非健忘型 MCI に分類される。65 歳以上の高齢者における MCI の有病率は、15 ～ 25% と推定される。また、 図1 のように MCI から認知症への移行は、年間 5 ～ 15% 程度であり、必ずしも MCI が認知症に進行するわけではない。近年は、MCI と診断された後の再評価を行った場合、正常と評価されることをリバージョンと表現し、MCI のリバージョン率は 14 ～ 44% と報告されている[3]。

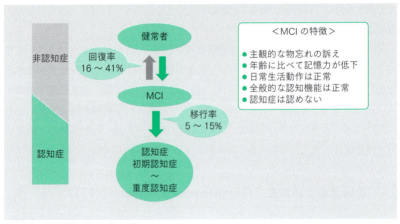

図1 軽度認知障害（MCI）について

　現状では確立したMCIの診断手順はない。日常診療でMCIを疑った場合には、HDS-RやMMSEを用いて認知機能を評価し、本人や家族などから、認知機能についての日常生活の実態を聴取し、総合的に判断することが重要である。MCIは、認知機能は正常といえないものの、認知症の診断基準を満たさず、基本的な日常生活は保たれていることが判断基準となる。

　前述の通りMCIでは、リバージョンする症例も多くみられる。現段階では、抗認知症薬がMCIから認知症への進行を抑制する効果を証明する明らかなエビデンスはなく、認知症ガイドラインにおいても、MCIの段階で抗認知症薬を導入することは推奨されていない。さらに現時点で認知症である場合は、自動車運転が禁止されているが、MCIの状態で抗認知症薬を内服していた場合でも保険診療上は認知症とみなされるため注意が必要である。

　MCIの患者や家族に対しての指導は、記憶支援システムの活用と生活習慣の改善が推奨される。記憶支援システムは、カレンダーやノートに予定や出来事を記入することで患者本人のADLや自己肯定感を改善させ、介護者の負担を軽減する効果が期待できる[4]。また、高血圧、糖尿病、脂質異常症などの生活習慣病は、認知症へ進行を促進する危険因子であるため、生活習慣の改善や服薬管理指導を行うことも重要となる。

3 診断と鑑別

　認知症の臨床診断を行ううえでは、「治療可能な認知症の可能性」を常に念頭におきながら診断を進める必要がある。具体的には、甲状腺機能低下症、ビタミンB1やB12欠乏症、葉酸欠乏症、てんかん、慢性硬膜下血腫、正常圧水頭症、薬剤

性疾患などである。実際の臨床の場では、図2 のような流れで、病歴聴取と身体所見および神経学的所見、血液検査、各種画像検査を実施する。

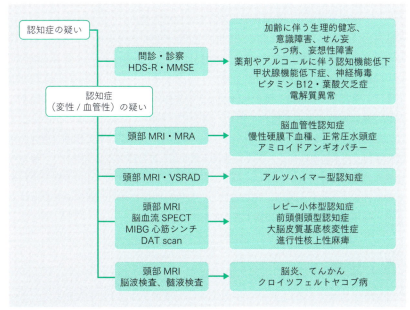

図2 認知症の診断フローチャート
(文献5を参考に作成)

　問診・一般内科診察・神経学的所見に加えて、HDS-RやMMSEを用いて認知機能を評価する。問診では、発症様式（急性、亜急性、慢性）、認知機能低下をきたす薬剤や背景疾患や、以前と比較して認知機能が低下したと捉えた病歴を聴取する。一般内科診察や神経学的所見では、錐体路症状や錐体外路症状のほか、失語症や半側空間無視などの大脳皮質症状や意識障害の有無についても注意深く観察する。認知症を診断するうえで重要となる鑑別疾患や見逃されがちな症状を理解しておかなくてはならない。高齢者のてんかんでは、非けいれん性の場合が多いうえに、意識障害、麻痺、失語など多様な症状を呈する頻度が高い。中でも一過性てんかん性健忘（transient epileptic amnesia: TEA）は、発作中に一過性の記憶障害のエピソードを繰返す特徴があるため、認知症と誤診されやすい疾患として認識しておかなければならない。

　認知症診断を行ううえで必要な検査には、血液検査、脳波検査、頭部画像検査、核医学検査がある。治療可能な認知症を見逃さない観点から、血清RPR（rapidplasma reagin）やTPHA（treponema pallidum hemagglutination）陽性の認知機能低下した患者に対しては、脳脊髄液検査を行うことが有用であると考え

る。脳脊髄液検査にて、髄液細胞数や髄液蛋白の上昇に加えて、髄液中の RPR や TPHA 陽性を確認した場合には、神経梅毒として治療を実施することが望ましい。そのほか健忘を繰り返すエピソードや意識減衰、自動運動を伴う場合には、てんかんの病態を考慮し、脳波検査を施行した除外診断を行う必要がある。認知症の診断には、頭部 MRI が有用で、海馬の選択的萎縮、脳の局在性脳萎縮、脳血管障害に着目して認知症の評価を行う。錐体外路症状や幻視など DLB を疑う症例では、脳血流 SPECT 検査や MIBG 心筋シンチグラフィーまたは DAT scan が有用である。ただし、安静時振戦や筋強剛などの錐体外路症状は神経所見で評価するため、神経変性疾患の診察に不慣れな場合には診断に苦慮することがある。また、錐体外路症状はパーキンソン病や DLB を含むパーキンソン症候群（進行性核上性麻痺、多系統萎縮症、大脳皮質基底核変性症）を考慮する必要があり、補助的に脳血流 SPECT 検査や MIBG 心筋シンチグラフィーや DAT scan を組み合わせて診断確定する流れとなる。そのため、一般内科医はこれらの画像検査を検討する前に脳神経内科専門医に相談することを推奨する。

4 治療

　認知症と診断する際には、現在内服している薬剤を確認する必要がある。この作業は、表2 に提示した薬剤に伴う薬剤性の認知機能障害を除外するとともに、高齢者に多いポリファーマシーによる有害事象の予防にもなる。認知症の治療は、認知機能の改善と生活の質（quality of life: QOL）向上を目的とし、認知症の中核症状である認知機能低下と behavioral and psychological symptoms of dementia（BPSD）に対しては、薬物療法と非薬物療法を組み合わせて実施することが重要となる。ただし、認知症の BPSD に対しては、非薬物療法が薬物療法より優先されることが原則である。

表2　認知機能低下を誘発する薬剤

向精神病薬	向精神病薬以外の薬剤
抗精神病薬 催眠薬（ベンゾジアゼピン系薬） 鎮静薬 抗うつ薬（三環系抗うつ薬）	抗パーキンソン病薬 抗てんかん薬 循環器病薬（ジキタリス、利尿薬、一部の降圧薬） 鎮痛薬（オピオイド、NSAIDs） 副腎皮質ステロイド 抗菌薬、抗ウイルス薬 抗腫瘍薬 泌尿器病薬（過活動膀胱治療薬） 消化器病薬（H_2 受容体拮抗薬、抗コリン薬） 抗喘息薬 抗アレルギー薬（抗ヒスタミン薬）

1）非薬物療法

認知症の非薬物療法としては、認知刺激療法、運動療法、音楽療法などが代表的である。認知刺激療法は、少人数の認知症患者が楽しめる活動を行うことで、思考・集中・記憶の機能を刺激する治療法である[6]。運動療法は、計画的で定期的に行われる運動が、高齢者の認知機能やうつ症状を改善させ、認知症の発症リスクを低下させることに役立つとされるうえに、認知症のない高齢者や MCI の高齢者に対する身体活動の介入試験でも、認知機能低下を抑制したと報告されているほどに有効な治療法である[7]。音楽療法は、認知症患者の不安を軽減させ、BPSD の軽快に作用する。

また認知症に携わる医師は、認知症患者だけではなく、介護者もケアされるべき存在であることを認識しておかなくてはならない。介護者に対する心理教育は、介護者の燃え尽きや抑うつなどの介護負担を軽減させる[8]。具体的には、認知症をもつ人を1人の人間として尊重し、その人の視点や立場を理解してケアを行うパーソンセンタードケアや、認知症者の虚構の世界を否定せずに感情を共有し、言動の背景や理由を理解しながら関わるバリデーション療法があげられる。

2）薬物療法

薬物療法を開始する際には、患者と家族に薬物治療の目的と副作用を説明し、同意を得た後に治療を開始する。抗認知症薬は、認知症自体を治療するのではなく、主な目的は認知症の進行抑制と QOL 向上である。抗認知症薬を開始する際には、抗認知症薬の目的が進行抑制であることを患者と家族に十分に説明する必要がある。さらには、抗認知症薬の副作用についても治療開始前に説明し、了承を得ておくことも重要である。認知症患者は、高齢者であることが多いことから、肝臓や腎臓の機能が低下している頻度が高く、副作用が生じやすい。薬物治療を開始する際には、症状に応じて少量から開始し、慎重な増量減量が望まれる。

抗認知症薬は 表3 に掲示しているように、コリンエステラーゼ阻害薬（Cholinesterase inhibitor: ChEI）であるドネペジル、ガランタミン、リバスチグミンの3剤と、グルタミン酸（NMDA）受容体拮抗薬であるメマンチンがある。また、BPSD に関して抗精神病薬や漢方薬を含む多種な薬剤を使用する。

| 表3 | 各抗認知症薬の特徴 |

一般名 （商品名）	ドネペジル （アリセプト®） （アリドネ®）	ガランタミン （レミニール®）	リバスチグミン （リバスタッチ®） （イクセロン®パッチ）	メマンチン （メマリー®）
作用機序	コリンエステラーゼ阻害薬			NMDA受容体拮抗薬
保険適用名	AD（軽度～高度） DLB	AD （軽度～中等度）	AD （軽度～中等度）	AD （中等度～高度）
剤形	錠剤（3 mg、5 mg、 10 mg） 貼付剤（27.5 mg、 55mg）	錠剤 （4 mg、8 mg、12 mg）	貼付剤（4.5 mg、 9 mg、 13.5 mg、18 mg）	錠剤 （5 mg、10 mg、20 mg）
初期投与量	3 mg 1日1回 1～2週間後に5 mgに増量	4 mg 1日2回 4週間後に8 mg 1日2回に増量	4.5 mg 1日1回 4週間後に9 mg 1日1枚に増量	5mg 1日1回 1週間毎に5mgずつ 増量
1日の最大 投与量	10 mg 1日1回	24 mg 1日2回	18 mg 1日1回	20 mg 1日1回 *eGFE ≦ 30で10 mg
副作用	悪心、嘔吐、徐脈	悪心、嘔吐	貼付部位反応	めまい、傾眠、頭痛、 便秘
代謝経路	肝代謝	肝代謝・腎排泄	肝代謝	腎排泄
半減期	60～90時間	8～10時間	3時間	55～71時間

（認知症疾患診療ガイドライン2017を参考に作成）

a）ドネペジル

　ドネペジルは、1999年から臨床現場で使用されているChEIであり、多くのエビデンスや安全性のデータが蓄積されている。AD患者におけるドネペジルの大規模長期研究（J-GOLD試験）では、HDS-RとMMSEによる認知機能は薬剤開始6か月後まで改善がみられ、12～18か月まで治療開始時点の認知機能を保つことができたと報告されている[9]。

　ドネペジルの投与初期には、食欲不振、嘔気・嘔吐などの消化器症状の副作用に注意する。またドネペジルの使用にあたっては、易怒性や妄想の悪化だけでなく、房室ブロックや徐脈性不整脈などの心電図変化が生じることも考慮する必要がある。適応は、軽度から高度のADとDLBである。初期投与量は3 mgから開始して、短期間で副作用が出現しないか評価したうえで、5 mgに増量する。重度AD患者に対しては、副作用に注意しつつ、最大投与量の10 mgまで増量することが可能である。

b）ガランタミン

　ガランタミンは、ChEIとして作用するだけでなく、ニコチン性アセチルコリン受容体の感受性を亢進させる作用を有する薬剤である。ニコチン性アセチルコリ

ン受容体の活性が高まることで、ノルアドレナリン、セロトニン、グルタミン酸、GABA といった神経伝達物質の放出が促進する。これらの神経伝達物質により情動面が安定化する作用を期待できる。ガランタミン 16 mg と 24 mg 投与群は、総合的な認知機能を反映する ADAS-cog をベースラインより良い状態を維持できると報告されている[10]。ガランタミンは ChEI であるため消化器症状の副作用に注意する。

　適応は、軽度から中等度の AD である。初期投与量は、8 mg（1 回 4 mg を 1 日 2 回）から開始し、4 週間の間隔をあけて 16 mg、24 mg と増量することが可能である。

c) リバスチグミン

　リバスチグミンは、ChEI として作用するだけでなく、ブチリルコリンエステラーゼ（BuChE）阻害作用を有する薬剤である。AD の進行に伴い、アセチルコリンエステラーゼ活性は低下し、アセチルコリンを分解する BuChE 活性が増加する。ChEI と BuChE 阻害作用を抑制するリバスチグミンは、脳内のアセチルコリン濃度を増加させることで強い薬理効果が期待される[11]。また、BuChE 阻害作用は食欲増進作用を有するグレリンの分解を抑制する。そのため、リバスチグミンが食欲改善させる可能性がある。

　リバスチグミンは、プラセボ投与群と比較して、投与開始 24 週時に認知機能の指標である ADAS-cog と臨床症状の指標である ADCS-CGIC を有意に改善させたと報告されている[12]。経口投与では、血中濃度が急激に上昇するため、消化器症状の副作用が出現しやすかったが、皮膚吸収のパッチ剤は血中濃度の上昇が穏やかになるため、消化器症状の副作用が少ない利点がある。その一方では、貼付部の皮膚症状出現に注意が必要であり、貼付部位の変更や貼付部位に保湿剤を使用するなどの対応を要する。

　適応は、軽度から中等度の AD である。初期投与量は、4.5 mg から開始して 4 週間毎に 4.5 mg ずつ増量する方法と、9.0 mg から開始して 4 週間後に最大投与量の 18 mg に増量する方法がある。

d) メマンチン

　メマンチンは、NMDA（N-methyl-D-aspartate）受容体に対する非競合的アンタゴニストであり、NMDA 受容体に対して低親和性に結合する。そのため正常なグルタミン酸を介する神経伝達には影響しないが、過剰なグルタミン酸の刺激から神経細胞を保護する作用がある。

　中等度から高度の AD 患者に対して実施した国内第Ⅱ相試験と第Ⅲ相試験でのメマンチンは、プラセボ投与群と比較して、Behave-AD（Behavioral pathology in Alzheimer's disease）スコアにおける攻撃性や行動障害を有意に改善させることが

示された[13]。

メマンチンの適応は、中等度から高度の AD であるため、初期の AD には第一選択薬にならない。副作用としては、めまい、ふらつき、傾眠がある。初期投与量は、5 mg から開始し、1 週間毎に 5 mg ずつ増量し、最大投与量は 20 mg である。ただし、eGFR < 30 mL/min 未満の腎機能障害がある場合は、最大投与量 10 mg であるため、定期的に腎機能を確認する必要がある。

e）抗認知症薬の選択

抗認知症薬の選択に関しては、図3 のように認知症の重症度を評価しながら ChEI とメマンチンを使い分ける必要がある。抗認知症薬に関する筆者の個人的な私見になるが、意欲や自発性の乏しい症例にはドネペジルを選択する。逆に、焦燥感や易怒性や攻撃性などの BPSD が目立つ症例にはメマンチンの開始を考慮する。また、消化器疾患を伴わない食思不振を認める症例にはリバスチグミンを選択し、血管性認知症と AD の混合性認知症の症例にはガランタミンを考慮する。各々の抗認知症薬の特徴と投与方法だけでなく、認知症患者の病状・問題点を考慮して抗認知症薬を選択することが重要である。

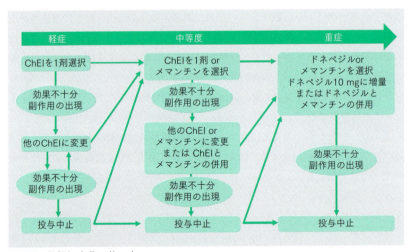

図3　抗認知症薬の使い方

軽症 AD には、ドネペジル、ガランタミン、リバスチグミンの ChEI の投与を検討する。消化器症状や循環器系の副作用が出現する場合には、速やかに減量中止を検討する。中等度 AD には、軽症で用いられる ChEI とメマンチンが候補になる。特に易怒性や焦燥感が強い症例に対しては、メマンチンの投与を考慮する。

自発性の低下が目立つ症例では、ChEI の使用を考慮する。また、食欲が低下した AD 患者に対してはリバスチグミンを使用することも検討する。重度の AD には、中等度の AD と同様に、易怒性・焦燥感・活気低下を考慮して治療薬を選択する。ChEI は、副作用に注意しつつ最大量まで増量可能であり、ChEI とメマンチンとの併用も選択肢となる。いずれの段階においても抗認知症薬の効果と副作用に注意する必要があり、抗認知症薬の効果判定を確認する際には、定点観測的に比較的決まった質問内容をすることが望ましい。

f) BPSD に対する治療

　BPSD は、認知機能を基盤に身体的要因、環境的要因、心理的要因などの影響を受けて出現し、その症状は多彩である。BPSD は、焦燥性興奮、攻撃性、脱抑制などの行動面の症状と、不安、うつ、幻覚・妄想などの心理面の症状がある。認知症の BPSD は、患者本人の QOL を低下させるだけでなく、介護者の介護負担を増加させる要因となる。

　認知症に伴う幻覚・妄想・焦燥・攻撃性に対しては、抗認知症薬を導入する。適切に抗認知症薬を使用しても症状のコントロールが困難な場合には、 表4 のように抑肝散、バルプロ酸ナトリウム、グラマリール、リスペリドン、クエチアピンなどの使用を検討する。BPSD に対して使用する薬剤には、ADL に影響を及ぼす薬剤性有害事象が生じやすいために注意が必要である。抗精神病薬は錐体外路障害や過鎮静の副作用を起こしやすく、死亡率の上昇に加えて、骨折・転倒のリスクが高まる。抑肝散は偽アルドステロン症による低 K 血症のリスクがあり、長期的に投与する際には注意が必要である。

　BPSD に対する筆者の個人的な私見であるが、不眠症や昼夜逆転に対しては、ラメルテオンやレンボレキサントから開始する。介護者の負担を生じるような幻覚・妄想・焦燥・易怒性に対しては、まずは抑肝散やバルプロ酸の開始を検討する。上記の薬物治療を導入後も介護者の負担を伴う BPSD が継続する症例には抗精神病薬の開始を検討する。クエチアピンは短時間作用であることから、糖尿病を有さない高齢者には用いやすいと考える。また、クエチアピンは錐体外路症状の副作用が生じにくいため、パーキンソン病や DLB の症例でも用いやすい薬剤である。糖尿病を有する症例や易怒性などの観点で内服困難な症例に対しては、リスペリドン内用液も選択肢になる。また、グラマリールは脳梗塞後遺症に伴う徘徊に対して保険適応を有しているため、血管性認知症の症例ではグラマリールの開始を検討する。

　ただし、抗精神病薬は前述の通り、骨折・転倒リスクや死亡率の上昇などの重大な副作用を有することから必要に応じて低用量から開始し、必要最低限度の量と投与期間に抑える必要がある。

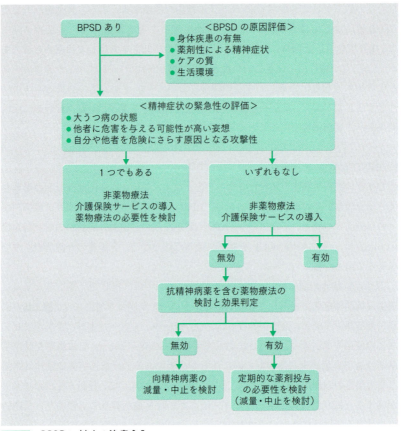

図3 BPSDに対する治療介入
（文献5を参考に作成）

表4 BPSDに対する治療

BPSD	薬物療法	非薬物療法
不安	リスペリドン、オランザピン、クエチアピン	音楽療法、認知行動療法
焦燥 興奮・暴力	リスペリドン、アリピプラゾール（抑肝散、チアプリド、カルバマゼピン、セルトラリン、エスシタロプラム、トラゾドン）	パーソンドセンタードケアグループ活動、音楽療法
幻覚、妄想	リスペリドン、オランザピン、クエチアピン、アリピプラゾール （抑肝散）	時間的・物理的距離をとる
抑うつ	SSRI、SNRI などの抗うつ薬	回想法、音楽療法
徘徊	リスペリドン、チアプリド	介護サービスの活用
性的異常 行動	SSRI（パロキセチン、ミルタザピン、クロミプラミン）、トラゾドン ＊ベンゾジアゼピンやドパミンアゴニストの中止	
アパシー	コリンエステラーゼ阻害薬（メマンチン、アマンタジン）	治療的なアクティビティ介護サービスの活用
睡眠障害	トラゾドン、リスペリドン（メラトニン受容体アゴニスト、オレキシン受容体拮抗薬）	日中の日光浴、身体活動を促す、睡眠環境の改善

（文献5を参考に作成）

5 将来への展望

　ADの診断バイオマーカーに関しては、DIAN（Dominantly Inherited Alzheimer Network）研究で、アミロイドβ42 は、AD 発症の 25 年前から総タウは 15 年以上前から上昇することが示されている。アミロイドカスケード仮説では、アミロイドβ42 の蓄積により、老人斑であるアミロイドβ42 のオリゴマー形成と沈着を促すとされ、老人斑が脳内に蓄積することで神経障害が進行する。

　アミロイド抗体薬のアデュカヌマブは脳内の老人斑を取り除くことを目的とし、AD の原因に作用する疾患修飾薬である。2022 年に米国 FDA は発症前や発症早期の AD 患者を対象としたアデュカヌマブの使用を条件付きで迅速承認した。アデュカヌマブは AD に関連するアミロイド沈着を濃度依存的に減少し、認知機能も濃度依存的に改善させると報告され、認知症治療薬として注目された[14]。

　本邦で使用可能な抗アミロイド抗体薬は、レカネマブ（2023 年 12 月承認）とドナネマブ（2024 年 11 月承認）である。アミロイド抗体薬の臨床試験において、注射部位反応や脳浮腫・出血が主な副作用として報告されている。また、アミロイド抗体薬の適応となる MCI や軽度 AD 患者を、発症前や発症早期に診断することが今後の課題としてあげられる。

　AD 発症前や発症早期診断に有用な検査には、脳脊髄液検査で、アミロイドβや総タウ蛋白やリン酸化タウを測定する方法と、アミロイド PET やタウ PET によって、脳内の老人斑に関する密度や局在を確認する方法がある。本邦では 2023

年12月のレカネマブの承認に伴い、アミロイドPET検査と脳脊髄液中のアミロイドβ検査は保険適応になり、ADの病理学的診断に有用なバイオマーカーとして、今後の活用に期待がかかる。

おわりに

　認知症は、高齢者に多い疾患であり、認知機能低下を誘発する薬剤やポリファーマシーの存在に注意が必要となる。高齢者にあわせた腎機能や肝機能障害を考慮しつつ、安全性を第一にその人に合わせた治療方法を検討すべきであると考える。

　アミロイド抗体薬の出現で、MCIと軽度認知症の患者が治療適応となり、その治療効果が期待される。アミロイド抗体薬により今後の認知症治療も変化する可能性もあるが、認知症の早期発見と診断を迅速に行うとともに、治療可能な認知症を見逃すことなく鑑別することが重要である。

参考文献

1) Flicker C, et al. Mild cognitive impairment in the elderly: predictors of dementia. Neurology. 1991; 41: 1006-1009.
2) Manly JJ, et al. Frequency and course of mild cognitive impairment in a multiethnic community. Ann Neurol. 2008; 63: 494-506.
3) Greenaway MC, et al. The memory support system for mild cognitive impairment: randomized trial of a cognitive rehabilitation intervention. Int J Geriatr Psychiatry. 2013; 28: 402-409.
4) Woods B, et al. Cognitive stimulation to improve cognitive functioning in people with dementia. Cochrane Database Syst Rev. 2012;（2）: CD005562.
5) 日本神経学会. 認知症疾患診療ガイドライン2017. 医学書院. 2017.
6) Kelly ME, et al. The impact of exercise on the cognitive functioning of healthy older adults: a systematic review and meta-analysis. Ageing Res Rev. 2014; 16: 12-31.
7) Jensen M, et al. Effectiveness of educational interventions for informal caregivers of individuals with dementia residing in the community: systematic review and meta-analysis of randomised controlled trials. Int J Geriatr Psychiatry. 2015; 30: 130-143.
8) Arai H, et al. Disease state changes and safety of long-term donepezil hydrochloride administration in patients with Alzheimer's disease: Japan-Great Outcome of Long-term trial with Donepezil（J-GOLD）. Psychogeriatrics. 2018; 18: 402-411.
9) 本間　昭, 他. ガランタミン臭化水素酸塩のアルツハイマー型認知症に対するプラセボ対照二重盲検比較試験. 老年精神医学雑誌. 2011; 22: 346-349.
10) Winblad B, et al. A six-month double-blind, randomized, placebo-controlled study of a transdermal patch in Alzheimer's disease--rivastigmine patch versus capsule. Int J Geriatr Psychiatry. 2007; 22: 456-467.
11) Ballard CG. Advances in the treatment of Alzheimer's disease: benefits of dual cholinesterase inhibition. Eur Neurol. 2002; 47: 64-70.
12) Nakamura Y, et al. Efficacy and safety of memantine in patients with moderate-to-severe Alzheimer's disease: results of a pooled analysis of two randomized, double-blind, placebo-controlled trials in Japan. Expert Opin Pharmacother. 2014; 15: 913-925.
13) Sevigny J, et al. The antibody aducanumab reduces Aβ plaques in Alzheimer's disease. Nature. 2016; 537: 50-56.
14) Wurtman R. Biomarkers in the diagnosis and management of Alzheimer's disease. Metabolism. 2015; 64: S47-50.

PART

5

メンタルヘルス不調への
対症療法

PART 5　メンタルヘルス不調への対症療法

1　不眠症

普天間国博、高江洲義和

はじめに

　不眠症は、うつ病などの精神疾患のリスク因子[1]ならびに増悪因子[2]であるだけでなく、高血圧や糖尿病などの生活習慣病のリスク因子[3,4]になることも明らかにされている。したがって、不眠症の治療はきわめて重要である。不眠症治療は睡眠薬を中心とした「薬物療法」と睡眠衛生指導や不眠の認知行動療法などの「非薬物療法」に分類される。本邦での不眠治療は、睡眠薬に依存しすぎているという大きな問題点を抱えており、睡眠薬の1日あたりの処方量および多剤併用比率は近年まで漸増傾向[5]であった。このような背景から、平成25年に厚生労働科学研究班により「睡眠薬の適正使用と休薬のための診療ガイドライン」[6]が作成され、睡眠薬適正使用のための指針が示された。本項ではこのような動きを踏まえたうえで、「非薬物療法」を有効に活用しながら睡眠薬を適正使用することで安全性を考慮した不眠症治療の在り方について概説する。

1　不眠症治療の原則

1）不眠症治療のロードマップ

　不眠症治療では不眠の原因を探索し、睡眠衛生の確認を十分に行うべきである。不適切な睡眠環境で眠れない場合は後述する睡眠衛生指導を通して不眠症状が改善するかどうか評価すべきであろう。また睡眠薬を使用する場合は、その特性を十分に理解したうえで安全性を考慮し、適正使用を心がける必要がある。漫然とした長期処方は避け、治療ゴールを意識し、不眠症の改善があれば減薬・休薬を検討すべきである。睡眠薬の減薬を進めるうえで「不眠の認知行動療法」のエッセンスを用いることも重要である。不眠症治療のロードマップを　図1　に示す。

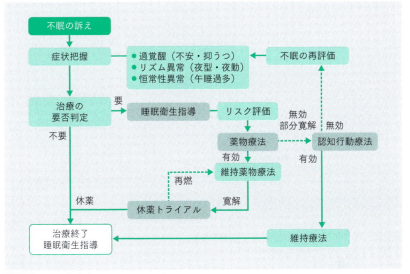

図1 不眠症治療のロードマップ
(文献6を参考に作成)

2) 不眠症の診断と鑑別

　睡眠障害国際分類第3版[7]で不眠症は「睡眠に必要な時間や環境が確保されているにもかかわらず、入眠困難、睡眠維持障害、早朝覚醒などの夜間不眠症状が持続した結果として、日中機能が悪化したもの」と定義されている。つまり治療の対象となる不眠症の診断には、(1) 夜間の不眠症状、(2) 夜間不眠による日中の機能障害、(3) 適切な睡眠環境でも (1) や (2) が生じるという3つの条件が必要である。

　一方、不眠症状を呈する睡眠障害は不眠症だけではない。例えば閉塞性睡眠時無呼吸に対して筋弛緩作用のある睡眠薬を使用すると、舌根沈下で無呼吸症状が悪化する。また従来的な睡眠薬治療の無効例には、かなりの頻度で概日リズム睡眠・覚醒障害が含まれている。特に若者に多い生活習慣の夜型化に伴う睡眠覚醒相後退障害では生活習慣の改善やリズム治療が不可欠だが、長時間作用型の睡眠薬を使用するとその持ち越し効果によりかえって起床困難を悪化させ、リズム治療の妨げとなることがある。不眠症以外で不眠症状を呈する睡眠障害を 図2 に示す。

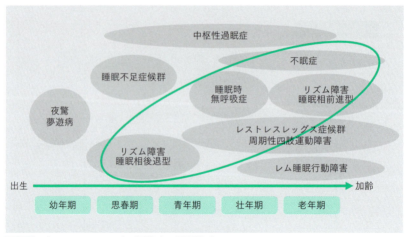

図2　各ライフステージで好発する睡眠障害
不眠症状を呈する睡眠障害を緑枠内に示す

　さらに疼痛、掻痒感、夜間頻尿など身体疾患による症状から不眠を呈している場合もそれぞれの原疾患の治療が必要である。一方で身体疾患の治療薬として用いられるステロイドや抗パーキンソン病薬、一部の降圧薬などの副作用として不眠症状を生じている場合も可能な範囲で原因薬剤の調整を行うべきである。またうつ病や双極性障害などの気分障害、神経症、統合失調症などほとんどの精神疾患では不眠症を併存する。不眠症の背後にこれらの精神疾患があれば精神科で原疾患の治療が欠かせないものとなる。

3）睡眠衛生指導

　夜間の騒音や強度の光曝露など睡眠環境に問題がある場合や就寝前のカフェイン摂取、長時間のスマホ操作やテレビ視聴など不適切な睡眠衛生を認めた場合は「睡眠衛生指導」を通して是正する必要がある。厚生労働省のウェブサイトでは「健康づくりのための睡眠指針」として「睡眠12箇条」とその解説が掲載されている。これは厚生労働省が日本睡眠学会とのワーキンググループを通して作成した睡眠健康を促進するための12の指針である。サイトで公開されている解説は二部構成で、前半部は一般向けにわかりやすく説明され、後半部はエビデンスとなる文献を用いた医療従事者向けの専門的な解説となっている。これらをもとにした睡眠衛生指導の一例を表1に示す。

表1	睡眠衛生指導
指導項目	指導内容
定期的な運動	なるべく定期的に運動しましょう。適度な有酸素運動をすれば寝つきやすくなり、睡眠が深くなるでしょう
寝室環境	快適な就床環境のもとでは、夜中の目が覚めは減るでしょう。音対策のためにじゅうたんを敷く、ドアをきっちり閉める、遮光カーテンを用いるなどの対策も手助けとなります。寝室を快適な温度に保ちましょう。暑すぎたり寒すぎたりすれば、睡眠の妨げとなります
規則正しい食生活	規則正しい食生活をして、空腹のまま寝ないようにしましょう。空腹で寝ると睡眠は妨げられます。睡眠前に軽食（特に炭水化物）をとると睡眠の助けになることがあります。脂っこいものや胃もたれする食べ物を就寝前に摂るのは避けましょう
就寝前の水分	就寝前に水分を取りすぎないようにしましょう。夜中のトイレ回数が減ります。脳梗塞や狭心症など血液循環に問題のある方は主治医の指示に従ってください
就寝前のカフェイン	就寝の4時間前からはカフェインの入ったものは摂らないようにしましょう。カフェインの入った飲料や食べ物（例：日本茶、コーヒー、紅茶、コーラ、チョコレートなど）をとると、寝つきにくくなったり、夜中に目が覚めやすくなったり、睡眠が浅くなったりします
就寝前のお酒	眠るための飲酒は逆効果です。アルコールを飲むと一時的に寝つきが良くなりますが、徐々に効果は弱まり、夜中に目が覚めやすくなります。深い眠りも減ってしまいます
就寝前の喫煙	夜は喫煙を避けましょう。ニコチンには精神刺激作用があります
寝床での考え事	昼間の悩みを寝床に持っていかないようにしましょう。自分の問題に取り組んだり、翌日の行動について計画したりするのは、翌日にしましょう。心配した状態では、寝つくのが難しくなるし、寝ても浅い眠りになってしまいます

（文献8を参考に作成）

4）「不眠の認知行動療法」という選択肢

　不眠の認知行動療法（cognitive behavioral therapy for insomnia: CBT-I）は、睡眠衛生指導に漸進的筋弛緩法、刺激制御法、睡眠制限法、認知療法などを組み合わせた精神療法である。残念ながら、現在本邦ではCBT-Iは保険適用外であり、CBT-Iを行える治療者も限られている。しかし不眠症に対するCBT-Iの有効性は認められており、欧米では不眠症治療の第一選択となっているため、治療者が習得しておきたい技能である。

　紙面の都合上、CBT-Iの詳細をすべて説明することはできないが、中核となる「刺激制御法」と「睡眠制限法」のエッセンスを紹介したい。一般的に不眠症患者は少しでも睡眠時間を延ばそうとして臥床時間が長くなる傾向があるが、これは逆効果である。例えば頑張っても一晩で数時間しか眠れない不眠症患者が10時間も臥床す

ると眠れない時間の方が長くなってしまう。ベッド上で眠れない時間が長くなると精神的苦痛のため不眠症状が悪化しかねない。このため不眠症患者は症状に応じて一晩で実際に眠れる時間とベッド上で過ごす時間をなるべく近づけていく必要がある。これは「睡眠制限法」と呼ばれており、緊張や不安を軽減する工夫のひとつである。また途中で目が覚めて再入眠できないときは、いったん寝室から離れてリラックスできる気分転換を図り「眠くなってからベッドに戻る」ことも重要である。寝室ではテレビやスマホなどブルーライトや興奮が高まる刺激は避け、「ベッドは性行為と眠るときのみ使用する」というのが基本で、これは「刺激制御法」と呼ばれている。このような臥床時間の短縮は「眠気を貯める」効果もある。夜まで眠気を貯めるには起床時間を遅らせず日中の活動性を高めて昼寝は20分以内に抑えたい。

　本邦では近年、サスメド社によるスマホアプリが医療機器として厚生労働省に承認された。このアプリはCBT-Iに基づいたプログラムが実装されており、9週間にわたってアプリから促される指示に従うことで不眠症状に対する改善効果が期待されている。承認可否を審議した2022年12月の厚労省の見解では、同アプリは単体で不眠の認知行動療法を完結するものではなく、あくまでも「医師が行う不眠の認知行動療法を支援するもの」という位置づけである。今後、このアプリは保険適用となることを目指しているが、アプリを処方する医師が不眠の認知行動療法の技能を習得していることが前提となるようである（2024年12月時点）。

2 | 睡眠薬の適正処方

　睡眠薬の使用は単剤常用量を基本とし、その特性を十分に理解したうえで適正使用を心掛ける必要がある。漫然とした長期処方は避け、不眠症状の改善に伴い、治療ゴール（減薬・休薬）を見据えて使用すべきである。ここで問題となるのが新規不眠症患者で最初に用いる睡眠薬の選択である。不眠に対する治療効果が高いからといって最初から依存性の強い睡眠薬を選択してしまうと、不眠症が改善しても「睡眠薬をやめるのに苦労する」といった出口戦略が困難な状況に陥ってしまう。睡眠薬の使い分けや第一選択薬は時代とともに変遷してきた。近年は従来型の睡眠薬とは異なる副作用の少ない睡眠薬も登場し、不眠症治療の選択肢は広がってきている。

1）従来型睡眠薬の使い分けと臨床上の注意点

　1960年代から2000年代にかけて副作用の軽減に成功した新たな睡眠薬の開発とともにバルビツール酸系睡眠薬→ベンゾジアゼピン系睡眠薬→非ベンゾジアゼピン系睡眠薬というように主流となる睡眠薬も変遷してきた。しかし2010年頃までの薬

剤は副作用の程度に差はあるものの、すべて GABA-A 受容体に作用するタイプの睡眠薬で共通の薬理特性を有していた。本項ではこれら GABA-A 受容体に作用する睡眠薬を「従来型睡眠薬」と呼ぶことにする。従来型睡眠薬の使い分けといえば、作用時間に基づく分類が主体であった。例えば入眠困難の不眠症状では半減期の短い薬剤（作用時間の短い薬剤）を選択し、中途覚醒や早朝覚醒の不眠症状の場合は半減期の長い薬剤（作用時間の長い薬剤）を選択する、というように単純な作用時間の長さに応じて従来型睡眠薬を使い分けていた。

　従来型睡眠薬は臨床上、4つの注意すべき副作用がある。1点目は「過鎮静や持ち越し効果」で高齢者の誤嚥性肺炎や翌朝の認知機能低下が自動車事故などのリスクとなる。2点目は「筋弛緩作用」[9] で高齢者の転倒・骨折や睡眠時無呼吸症の増悪リスクとなる。3点目に「脱抑制・健忘症状（奇異反応）」[10,11] でせん妄という一過性の錯乱状態や健忘を伴う異常行動（寝ぼけ食いなど）を生じるリスクがある。4点目が「身体依存や耐性形成」[12] で身体依存を生じてしまうと急に服薬を中止したときや急激な減薬を行ったときに離脱症状（禁断症状）が生じることがある。従来型睡眠薬の副作用と注意点を **表2** に示す。

表2　従来型睡眠薬（GABA受容体作動薬）の副作用と注意点

副作用	注意すべき患者タイプ
1．過鎮静や持ち越し効果	● 転倒リスクのある高齢者
2．筋弛緩作用	● 睡眠時無呼吸症（疑い）の患者
3．脱抑制・健忘症状（奇異反応）	● せん妄リスクのある認知症患者
4．身体依存・耐性形成	● アルコール依存の患者

┃2) オレキシン受容体拮抗薬の登場と不眠症治療のパラダイムシフト

　近年、オレキシン受容体拮抗薬やメラトニン受容体作動薬といった「従来型睡眠薬」とは異なる新しい作用機序をもつ薬剤が登場した。特に2014年以降に登場したオレキシン受容体拮抗薬は身体依存や筋弛緩作用などの副作用がないといわれており、「従来型睡眠薬」の欠点を克服しつつ治療効果もそれなりに期待できる画期的な睡眠薬であった。そのためオレキシン受容体拮抗薬は睡眠薬の第一選択薬となり、製薬メーカー各社も一斉に「従来型睡眠薬」から「オレキシン受容体拮抗薬」の開発へと舵を切り始めた。

　一方、メラトニンやメラトニン受容体作動薬も「オレキシン受容体拮抗薬」と同様に身体依存や筋弛緩作用などの副作用がないといわれている薬剤で、安全性は高いものの、治療効果がやや弱く睡眠薬の主流にはなれなかった。しかしメラトニン

PART 5 ｜ メンタルヘルス不調への対症療法

やメラトニン受容体作動薬には独特の作用があり、睡眠・概日リズム位相の調整作用やせん妄の予防・改善作用があるといわれている。睡眠相の位相後退型（いわゆる夜型傾向）の入眠困難に対して、これらの薬剤を用いる場合は通常の睡眠薬とは異なるタイミングで服薬する。外因性メラトニンの位相反応曲線[13]から自然入眠時刻の6～8時間ほど前に服用すると位相前進効果を発揮し入眠困難を改善するといわれている。メラトニン受容体作動薬のリズム調整作用はラメルテオンの場合、1～4mgの低用量でも十分なリズム改善作用を持つといわれているが、効果発現まで数週間の期間を要するため、一定期間使用を継続したうえで効果を判定する必要がある。

　安全性を考慮すると新規の不眠症患者で睡眠薬を選択する場合は「従来型睡眠薬」ではなくオレキシン受容体拮抗薬やメラトニン（もしくはメラトニン受容体作動薬）などを優先すべきである。しかし不眠症の病態や治療反応性は均一ではない。不安の強い神経症圏の患者では抗不安作用のある従来型睡眠薬が有効なケースもある。1980年代以降に登場した非ベンゾジアゼピン系睡眠薬は通称「Zドラッグ」と呼ばれており GABA-$_A$ 受容体に作用する「従来型睡眠薬」だが、副作用の軽減にある程度は成功している。「Zドラッグ」の中でも最も新しく開発された「エスゾピクロン」は依存性が軽減され、不眠症状が改善したときに「従来型睡眠薬の中では比較的やめやすい睡眠薬」となっているが、独特の苦みがある。「Zドラッグ」では他にも筋弛緩作用が軽減された「ゾルピデム」がよく使用されているが、依存性や奇異反応が出現しやすい点は注意が必要である。患者タイプに応じた睡眠薬の使い分けを私案として 表3 にまとめる。

表3　安全性を考慮した睡眠薬の使い分け

薬剤タイプ	薬剤名（一般名）	患者タイプによる使い分けと注意点
オレキシン受容体拮抗薬	スボレキサント レンボレキサント	**高齢者特有の睡眠維持障害で有効** ・筋弛緩や身体依存がなく安全性が高い ・催眠効果もそれなりに期待できる ・半減期が長く持ち越しに注意が必要
メラトニン （メラトニン受容体作動薬）	メラトニン※ ラメルテオン	**せん妄リスクのあるケースで有効** ・催眠作用は弱いがせん妄予防作用がある ・睡眠相後退型では自然入眠時刻の6～8時間前に少量内服で睡眠相前進作用
Zドラッグ （GABA-A 受容体作動薬）	ゾルピデム エスゾピクロン	**神経質で不安が強いケースで有効** ・従来型睡眠薬と同様の副作用がある ・エスゾピクロンは転倒リスクに注意 ・ゾルピデムは依存性に注意

※メラトニンの保険適用は「小児期の神経発達症に伴う入眠困難」

3 睡眠薬の安全な減薬方法

　睡眠薬は医師免許さえあれば誰でも処方できるが減らすのが難しい薬剤である。睡眠薬の減量が難しい理由は主に2点ある。一つは不眠症が慢性化しやすい疾患である点。もう一点は睡眠薬を減らすには医療者側の技術や知識も必要とされる点である。特に注意したいのが身体依存のあるベンゾジアゼピン系睡眠薬を含めた従来型睡眠薬の減薬である。不適切な断薬や急激な減薬は不眠症状の悪化だけではなく、離脱症状の出現により患者の恐怖感を高めて睡眠薬の心理依存をかえって助長することにもなりかねない。ここでは睡眠薬の安全な減薬方法について解説する。

1）一般的な減薬方法

　睡眠薬は不眠症の症状が安定しているときに時間をかけて徐々に減薬を進めていくのが基本である。具体的には「漸減法」や「隔日法」といった減薬方法が一般的に用いられている。「漸減法」とは徐々に用量を減らしていく方法で、目安は時間をかけて数週ごとに25％ずつ減量を行い、症状が再燃した場合には一段前の用量に戻して対応する。ある程度の量まで漸減した後は「隔日法」で徐々に服用しない日を増やしていくことで最終的に薬剤を中止する。実際の臨床場面ではこれらの「漸減法」「隔日法」を組み合わせながら減薬していくが、離脱症状を避けるため、減量は急がずに時間をかけて行うことが重要である。睡眠薬の一般的な減薬方法を 図3 に示す。

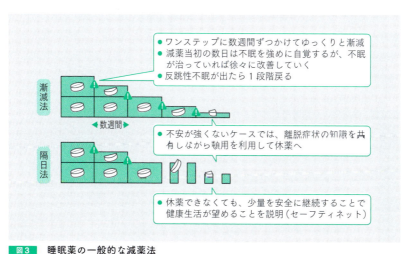

図3　睡眠薬の一般的な減薬法
睡眠薬の減量・中断には、漸減法や隔日法などが施行される。
（文献6を参考に作成）

2）睡眠薬の減薬がうまくいかないときに

「漸減法」や「隔日法」といった減薬方法がうまくいかないときは、 **図1** に示した不眠症治療のロードマップの基本に立ち返り不眠症状の再評価を改めて行う必要がある。不眠症が十分に改善していないと判断すれば無理に減薬を進める必要はない。一方、睡眠薬の減薬が難しいケースで盲点となりやすいのが「逆説性不眠」の存在である。逆説性不眠症とは他覚的には眠れているものの自覚的には「眠れない」と訴える睡眠状態の「誤認」である。この場合、睡眠薬の効果実感が乏しいために規定量を超えた高用量・多剤併用処方とならないように注意が必要である。逆説性不眠を疑った場合は、睡眠表とアクチグラフや家族からの問診など自覚所見と他覚所見の乖離がないか確認すべきである。このような逆説性不眠では不眠の認知行動療法の有効性が報告 [14] されている。

3）睡眠薬の長期使用が許容されうるケースと治療方針の調整

睡眠薬の減薬・休薬は不眠症状を評価しながらリスク・ベネフィットバランスを考慮して総合的に判断すべきである。例えば慢性的な精神疾患やてんかんを合併している場合なども含めて睡眠薬の長期処方が許容されうるケースのいくつかの例を **表4** に示す。また睡眠薬の減薬を行うかどうかは医師だけの一方的な判断ではなく、患者の状態や希望により個別に共同意思決定（shared decision making: SDM）に基づいて行われる必要がある。SDMとは治療の意思決定をするうえで患者に複数の治療選択肢や必要な情報を提供したうえで医師と患者の双方の意見を出し合いながら治療方針を決定していく手法である [15]。SDMの手法を活用しながら「睡眠薬を継続するか」、「睡眠薬を減薬するか」をそれぞれのメリットとデメリットを比較しつつ治療方針を患者と相談する必要がある。

表4 睡眠薬の長期服用が許容されるケース

1	慢性的な精神疾患やけいれん性疾患を有する患者が睡眠薬により不眠を改善しているとき
2	重度不眠症があり、治療を行わないと深刻な QOL 障害が出現する可能性が高いとき（不眠症で生活習慣病や心血管系疾患など慢性的な基礎疾患があるなど）
3	睡眠薬を中止できるが、中止により深刻な QOL 障害が出現する可能性が高いとき
4	睡眠薬を適切な方法で減薬・休薬したが、不眠症が再燃・再発した既往があるとき
5	高齢者で、低用量を（耐性なしに）、副作用なく継続できているとき
6	慢性的に重度の不安がある。性格的な偏向があるとき（睡眠薬の中止によりアルコールやほかの薬物への依存が生じやすい）

（文献6を参考に作成）

4 患者説明のポイント

　不眠症治療では睡眠薬の漫然とした長期処方は避け、治療ゴールを意識すべきである。しかし不眠症の病態には中枢の過覚醒（いわゆる神経過敏な状態）という側面もある。睡眠薬の副作用を強調して患者の不安をいたずらに煽ることで減薬のプレッシャーをかけるべきではない。睡眠薬に過度な不安や恐怖心を抱く患者には適正使用であれば安全性を高めることができることを説明すべきである。不眠症治療の目標は単純な睡眠時間の延長ではなく日中機能の改善である。睡眠薬の休薬あるいは継続マネジメントはリスク・ベネフィットバランスを考慮して総合的に判断すべきである。睡眠薬の適正使用のための患者アプローチを 図4 に示す。

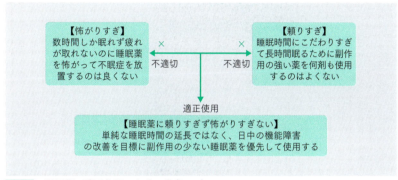

図4　睡眠薬の適正使用のための患者アプローチ
患者に減薬のプレッシャーをかけすぎず、適正使用であれば安全性を高められることを説明する

5 専門医へ紹介すべきタイミング

　うつ病や統合失調症などの精神疾患では高率で不眠症を併存する。不眠症の背後にこれらの精神疾患があれば原疾患の治療が欠かせないものとなるため、精神科への紹介が必要である。また不眠症状の原因として睡眠時無呼吸症や周期性四肢運動障害などの特異的な睡眠障害が疑われる場合は、睡眠ポリグラフ検査が施行できる睡眠専門医療機関へ紹介すべきである。日本睡眠学会のホームページでは都道府県別に国内の睡眠専門医療機関の一覧が公開されている。

■日本睡眠学会専門医療機関
https://jssr.jp/files/list/2023nintei_kikan.pdf

おわりに

　本項では不眠症治療について概説した。不眠症治療はきわめて重要であるが、不眠症状があるからといって安易に睡眠薬を処方すべきではない。睡眠薬を処方する前に不眠症の鑑別と評価、睡眠衛生指導などを行うべきである。また睡眠薬治療の適応があると判断した場合でも治療の入り口で依存性の強い睡眠薬を選択してしまうと、長期使用に伴う依存形成で不眠症が軽減しても睡眠薬を減量することが困難になることがある。不眠症の薬物療法は治療ゴールを見据えて患者タイプごとに適切な睡眠薬の使い分けが重要である。具体的な不眠症治療のフローチャートを 図5 に示す。

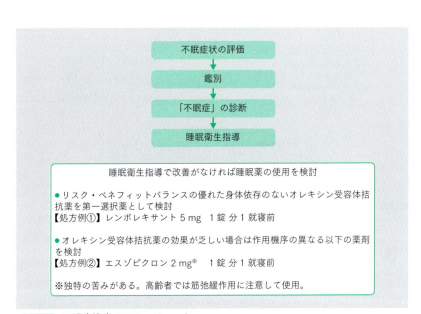

図5　不眠症治療のフローチャート

参考文献

1) Baglioni C, et al. Insomnia as a predictor of depression: a meta-analytic evaluation of longitudinal epidemiological studies. J Affect Disord. 2011; 135: 10-19.
2) Riemann D, Voderholzer U. Primary insomnia: a risk factor to develop depression? J Affect Disord. 2003; 76: 255-259.
3) Cappuccio FP, et al. Quantity and quality of sleep and incidence of type 2 diabetes: a systematic review and meta-analysis. Diabetes Care. 2010; 33: 414-420.
4) Spiegel K, et al. Impact of sleep debt on metabolic and endocrine function. Lancet. 1999; 354: 1435-1439.
5) 三島和夫. 診療報酬データを用いた向精神薬処方に関する実態調査研究. 2011.

6） 三島和夫. 睡眠薬の適正使用・休薬ガイドライン. 2014.

7） The International Classification of Sleep Disorders, 3rd ed. American Academy of Sleep Medicine. 2014.

8） 厚生労働科学研究班・日本睡眠学会ワーキンググループ（編）. 睡眠薬の適正な使用と休薬のための診療ガイドラインー出口を見据えた不眠医療マニュアルー. 2013.

9） Rudolph U, Knoflach F. Beyond classical benzodiazepines: novel therapeutic potential of GABAA receptor subtypes. Nat Rev Drug Discov. 2011; 10: 685-697.

10） Heikkinen AE, et al. Long-lasting modulation of glutamatergic transmission in VTA dopamine neurons after a single dose of benzodiazepine agonists. Neuropsychopharmacology. 2009; 34: 290-298.

11） Tan KR, et al. Neural bases for addictive properties of benzodiazepines. Nature. 2010; 463: 769-774.

12） Murakoshi A, et al. Prevalence and associated factors of hypnotics dependence among Japanese outpatients with psychiatric disorders. Psychiatry Res. 2015; 230: 958-963.

13） Burgess HJ, et al. Bright light, dark and melatonin can promote circadian adaptation in night shift workers. Sleep Med Rev. 2002; 6: 407-420.

14） Okajima I, et al. A meta‐analysis on the treatment effectiveness of cognitive behavioral therapy for primary insomnia. Sleep Biol Rhythms. 2011; 9: 24-34.

15） Kon AA. The shared decision-making continuum. JAMA. 2010; 304: 903-904.

PART 5　メンタルヘルス不調への対症療法

2 うつ・不安への対症療法

今村弥生

1 正常な反応と異なるうつと不安について

　悲しい出来事があれば、誰しも考えが悲観的になり、言葉が少なくなり、何もする気がしないと感じる「うつ」に傾いた気分になる。正常範囲の抑うつ気分と、うつ病の違いは持続期と気分によって起こる機能障害の程度にあると定義される。

　表1 のA項目に、アメリカ精神医学会による診断基準DSM-5[1]において列挙されるうつ病を構成する9つの症状を示す（付記 WHOによるICD-11においては「将来に関する希望のなさ」が加わった10項目）。これらのうち、最初の抑うつ気分と興味・喜びの減退を含む5つ以上の症状があり、14日以上、1日中ほとんどの時間、つまりなにか好ましい出来事があったとしても変化せず持続する場合をうつ病と診断する。症状が5つ程度で、苦痛は感じるが対人関係・職業上の機能障害は強くないものを軽症（勤労者であればなんとか仕事に行ける程度）、5項目をはるかに超えた症状があり、社会機能や日常生活における機能不全があるものを重症（端的にいえば入院が必要、あるいは妄想を伴う状態）、その中間のものを中等症と分類される。うつ病は重症度ごとに治療方針が大きく異なり、軽症うつ病においては、薬物療法は必須ではなく、認知行動療法など心理社会的アプローチが推奨されるが、中等症・重症例においては、薬物療法は必須で、精神科専門医療機関において入院環境においての抗精神病薬による薬物療法あるいは、電気けいれん療法も検討される[2]。また、心筋梗塞、脳血管障害、悪性腫瘍などの身体疾患にしばしばうつ病は合併することも報告されている[3]。

表1 DSM-5によるうつ病の診断基準

A. 以下の9項目中5つ以上が2週間以上出現している。

抑うつ気分
興味・喜びの減退
集中・決断の困難
無価値観・罪責感
死に関する反復思考
易疲労感
精神運動焦燥または制止
食欲・体重の変化
睡眠障害

B. 上記の症状によって日常生活・仕事上の障害がある。
C. 物質の使用や医学的疾患に起因しない。

（文献1を参考に作成）

「不安」もまた、正常な心身の機能のひとつで、何か危険な存在が迫り来ることを知らせる注意信号として作用し、危機的状況から適応的に逃げる、あるいは闘争に適した状態に心身を整えるための反応である。これに対して、不安症（不安障害）の不安は、明確な対象への不安・恐怖ではなく、心理的な葛藤や抑圧していた衝動性を「危険」と誤認して発生する、いわば実在しない敵への防衛である。そのため多くの不安障害当事者は、本来の不安が何であったかが、不明瞭であるか、わからなくなっているのが特徴といえる[4]。不安症で現れる症状として強い不安、イライラ感、恐怖感、緊張感などの精神症状と、発汗、動悸、頻脈、胸痛、頭痛、下痢などの身体症状が現れる。

先述のDSM-5において、不安症は出現の不安・恐怖の出現様式によって分類される。以下にプライマリ・ケアにおいてしばしば遭遇する不安症について典型的な症状を交えて説明する。

a）限局性不安症

特定の対象や状況に対する過剰な恐怖とそれらからの回避を特徴とする。対象には動物（虫、イヌなど）、自然環境（高所、雷など）、血液、注射、負傷（注射などの医療処置）、状況（飛行機・閉所）などの環境がある。症状があっても、対象を回避することによって日常生活を送ることは支障はなく、注射、内視鏡検査、MRIなどの医療行為への著明な恐怖によって医療行為を実施できないことが問題になる。

b）社交不安症

　人前で何かする、意見を述べる、食事をする、字を書くときにとても強い緊張感を覚える。雑踏を歩くだけのときや、親しい家族や親友の前では問題なくても、仕事仲間やクラスメイトくらいの対人距離の十数人程度の前で発表をすることに強い苦痛を感じるというのが典型例である。強烈な不安からうつ病を合併したり、回避のために不適切な行動をしたり（学校・職場に飲酒して出かけるなど）することによる二次障害が問題になる。

c）広場恐怖症

　嘔吐・尿意や便意など、自分で制御できない生理現象やパニック症状などが、逃げ場のない場所で起こることへの顕著で理不尽な病理。病名の「広場」はギリシャのアゴラ "Aγορά" に由来するが、現在の逃げられない場所または助けを求められない状況とは、飛行機、混み合った商店、映画館、理髪店、バス、自動車、繁華街の雑踏などである。DSM-IVまではパニック症の随伴症状の扱いだったのが、DSM-5からは独立した概念になる。

d）パニック症

　予期せず、突然起こるパニック発作に特徴づけられる病態である。典型的には動悸や過換気と、「死ぬのではないか」という不安が10分でピークに達し30分以内に治まるというものである。当事者は心筋梗塞など何か重篤な体の病気ではないかという恐怖を感じ（しばしば救急車で）病院を受診する。しかし、器質的な異常は見出されず帰宅するが、発作が起こるのでは？　という予期不安を伴い、パニック発作を起こさないために回避行動をとる。

e）全般性不安症

　6か月以上にわたって、特定の状況ではなく、自分自身や家族が深刻な健康問題、事故や犯罪に巻き込まれる、経済的な大きな損失があるのではないか、などの広範囲に様々なことについて、じわじわと慢性的に心配する病理である。心配が緊張を招き、筋緊張、易刺激性、動悸、呼吸困難感、めまい、口渇などの身体症状が起こるため、プライマリ・ケア領域においても高頻度で遭遇する病態である。これも持続する心配のためにうつや依存症などの二次障害を引き起こすことが問題となる。

f）身体症状症（DSM-IVにおいては身体表現性障害）および関連症候群

　身体症状症は実際の体の症状の重症度に不釣り合いな不安と心配が6か月以上続く病態である。小児の場合、腹痛、頭痛、倦怠感、悪心が多くみられる。

一方、病気不安症とは、以前心気症と呼ばれていたもので、例えば、軽い胃炎であると、内視鏡による精査ののち明確に説明されても「胃がんかもしれない」と不安が続き検査を繰り返すなど、何か重篤な疾患にかかっているなどのとらわれ、先入観（訂正不能な妄想には至らない）である。

g）変換症（DSM- Ⅳにおいては転換性障害）

随意の運動機能あるいは感覚機能の障害があり、それによる著しい苦痛、社会的、職業的機能に障害があるが、神経疾患、その他の身体の病態に原因が見出せない、あるいは神経生理学的に矛盾した病態である病態を指す。何らかのストレス因子が絡み、変換症があることでストレスから回避できたり、周囲の関心を得られたりするなど、疾病利得がしばしば背景に見られる病態である（例：試験前に利き手が原因不明の麻痺をきたすなど）。

h）適応反応症（DSM-5-TR より適応障害の日本語訳が変更）

日常生活のストレス因子や対処困難な状況への、心身の反応と定義される。ストレス因子への曝露がなければ起こらなかったはずの症状で、言い換えれば因子が除去されたなら症状が消失・著明に軽快する場合、適応障害と診断される。もともと移民が体験する「カルチャーショック」から提唱された概念で、DSM 以前からある概念である（よって、不安症と並列で論じられるが、適応障害は症状の出方による定義づけはなされていない）。成人の症状はうつと不安が主流であり、うつ病との鑑別がしばしば問題になるが、適応障害は状況依存的、うつの日内変動は見られない点が鑑別のポイントになる。また、適応障害の場合、治療方針に環境調整が加わる。児童・若年者では攻撃性がみられることあり、また全年齢で、初発症状が頭痛やめまい吐き気のこともある。仕事上のストレスがしばしば適応障害を発現させる因子になり、産業医療の現場やプライマリ・ケア領域でも有病率が高いことが知られている[5]。

2 プライマリ・ケアでうつ病と不安症を診療する際の留意点

うつ病と不安症の患者は、まず精神科以外の地域の医療機関を受診することが知られており[6]、日本プライマリ・ケア連合学会においても「家庭医療専門研修におけるメンタルヘルス関連の研修目標・方略」[7] の中で、うつ病・不安症の診療技能は、身につけるべき必須項目とされている。有病率が高く、市井で暮らす多くの人の苦悩の原因である、うつ病と不安症は、プライマリ・ケア領域の医療者にとってもあ

りふれた病理であることに異論はないが、特にうつ病は、似ていて治療方針が異なる病態が多いため、診断基準のA項目（うつ病の症状）のみ診察時の問診であてはまったからといって、安易に診断することは避けたい。例えば、仕事場では診断基準を満たすが家に帰ると消失することなく「1日中、どこにいてもほとんど」症状が続くことを確認することを忘れず、C項目にある他のうつ病に似た病態の除外がなされたのちに治療開始すべきである。「うつ病の診断基準にある体重減少、食欲低下、不眠、易疲労感、思考力や集中力の低下は、消化器外科領域の術後にほぼ必発する症状ばかりである」という指摘もある[8]。特に内科・外科が専門の方々は、身体疾患の症状をうつと誤認していないか、治療開始の前にご考慮を願いたい。不安症については、ベンゾジアゼピン系薬剤などの薬物療法を行う前に、治療が必要ない正常な不安の可能性を考慮し、本当に治療が必要かを考慮する（鑑別のポイントを **表2** に示す）。安易な薬物療法の開始はもともとの苦痛に加えて、薬物の副作用の問題を患者に科すことになりかねない。

表2　**現実的な不安と神経症の不安の違い**

健康範囲の不安	不安症の不安
● 理由（対象）がある ● 表現できる ● 周囲の人が共感できる ● 我慢できる ● 長く続かない ● いったん去れば気にならない	● 不快な感情である ● 身体に随伴症状が出る ● 理由も対象もなしに心の内側からやってくる ● 何か起こりそうな予感がいつもある（予期不安） ● 症状のために日常生活に支障をきたしている

（文献9、10を参考に作成）

うつ病も不安症も、発症の原因、治療経過と回復に心理社会的な要因が関与することからも、本書のテーマである対症療法という考え方は馴染まないと筆者は考えるが、専門的な心理療法が難しいときの、間違いのない薬物療法による初期対応について概説する。

3 ┃ うつと不安に対する薬物療法

1）抗うつ薬について

特に中等症以上のうつ病の治療には抗うつ薬を用いる。この際の薬剤選択は、症状への効果と継続のしやすさを勘案して選択する。多くの薬剤があるが軽症～中等症のうつ病においては、抗コリン作用や心血管系への有害事象が少ない、SSRI、SNRI、ミルタザピンの中から、個々の患者の状態に応じて選択する。三環系抗うつ

薬の方が抗うつ効果はやや勝るとされるが、副作用の重篤さから精神科が専門ではない医師が外来でうつ病診療に使用することは、ガイドライン上も筆者個人としても推奨されるものではない。

不安症の治療で推奨されるのは、第一にそれぞれの不安の方に合わせた心理療法で[11]、何か薬物療法を行うならば、不安に関わるセロトニン神経系に作用する SSRI が第一選択である。

抗うつ薬全般の性質として、速効性はなく、早くて 14 日から効果発現する薬剤で、かつ原則として十分な用量を十分期間（約 4 週間）使用すること、使用した患者に抗うつ効果があるのはうつ病においては 60％といわれ、身体疾患の治療薬ほどの効果ではないことを留意して使用すること。

繰り返すが、うつ病の診断については処方以前に診断を再考することを勧めたい。前述の身体要因による仮性うつ病であるなら、何を投与しても無効であるし、最も避けるべきは、双極性障害のうつ状態を躁のないうつ病と誤診して抗うつ薬を処方することである。「若い患者を見たら双極性障害を疑え」という格言[12]があるように、若年発症、3 回以上の反復性のうつ病、過眠過食がある、病前性格が循環気質であるなどの所見も過去のエピソードがなかったとしても、双極性障害を疑う所見である。またこれも繰り返し強調するが、軽症うつ病・正常な反応に近い不安においては、薬物療法は検討されるものの、安易な薬物療法が問題解決に向けた患者自身の能動性を失わせたり、副作用という有害事象に患者を晒すことになることため、SSRI の性質を知り、益と害を勘案して使用を検討すべきである[2]。

a）抗うつ薬の使い分け

■ セロトニン再取り込み阻害薬（selective serotonin reuptake inhibitors: SSRI）　フルボキサミン（ルボックス®・デプロメール®）パロキセチン（パキシル）　セルトラリン（ジェイゾロフト®）エスシタロプラム（レクサプロ®）ボルチオキセチン（トリンテリックス®　2019 年本邦発売）

シナプス間のセロトニントランスポーターを選択的に阻害し、細胞間隙のセロトニン濃度を増すことで、抗うつ作用を発揮する。他の神経伝達物質の受容体に対する親和性が低いため、抗うつ作用は三環系抗うつ薬に比べて劣るが、副作用は軽減され、維持療法にも向くため、結果として軽症うつ病において推奨される薬剤である。また、三環系と違い、大量服薬時に致命的な副作用が起こりにくい利点もある。一方、セロトニン受容体が多く分布する消化管・泌尿器系における副作用は強く出るため、嘔気と、不眠、性機能障害（男女ともに起こる。起こりやすいのはセルトラリン、パロキセチン、フルオキセチン[13]）が臨床上問題となる。また SSRI 内服時には、血漿浸透圧低下時における抗利尿ホルモンであるバソプレッシンの抑制が

発現しないため、抗利尿ホルモン不適合分泌症候群（SIADH）が生じることがある。高齢者や水分制限を受けて、利尿薬の治療を受けている患者では注意が必要である。

エスシタロプラムも、プライマリ・ケア領域における無難な初期治療の薬剤とされるが、心電図異常の可能性があり使用前に不整脈を現在・過去に指摘されていないか確認してからの使用が望ましい[13]。

本邦で2019年より発売されたボルチオキセチンは、セロトニン再取り込み作用と、うつ病の症状安定と関連があるとされるセロトニン5-HT1A受容体への部分刺激作用があり、セロトニン受容体調整薬に分類される。このプロファイルによりSSRI SNRIに比べて性機能障害や不眠、焦燥などの副作用が少ないが、吐き気などの胃腸症状は同等である。

SSRI全体の特徴として、セロトニン濃度の上昇は血小板に作用し、オッズ比にして3.6倍出血傾向が増し、NSAIDsとSSRIを併用したときは12倍になることを留意すること[14]。

■ **セロトニン・ノルアドレナリン再取り込み阻害薬**（serotonin noradrenaline reuptake inhibitor: SNRI）**デュロキセチン（サインバルタ®）、ベンラファキシン（イフェクサー®）ミルナシプラン（トレドミン®）**

モノアミン仮説によって、セロトニンの他にうつ病の病態に関わると考えられるノルアドレナリンの再取り込み作用も加えた方が、抗うつ効果が増すという理論で開発された薬剤である。SSRI同様、三環系抗うつ薬の重大な副作用である心毒性と抗コリン作用を持たないが、ノルアドレナリンを刺激するゆえの血圧上昇、SSRIに比べて、排尿障害が出やすい。コントロール不良な高血圧・不整脈がある場合はSNRIの使用は避けるべきである。またベンラファキシンでは性機能障害が報告されている[13] うつと不安の他に、セロトニン・ノルアドレナリンの合わせ技で痛みに関するシナプスにも作用するとされ、デュロキセチンは線維筋痛症など疼痛に関連する疾患にも適応症があり、整形外科領域でもしばしば使用されるが、肝障害の報告もあるため、血液検査で肝機能もチェックすることが望ましい。

■ **ミルタザピン**（noradrenergic and specific serotonergic antidepressant: NaSSA）**とも呼ばれる。**

SSRI SNRIと異なり、モノアミンの再取り込み阻害作用はなく、ノルアドレナリン神経系、およびセロトニンの前シナプスにある$\alpha 2$受容体を特異的に阻害することで、セロトニンとノルアドレナリンの放出を促進する薬剤である。抗うつ作用のあるアドレナリン$\alpha 1$を刺激しつつ、消化管作用と関連する$\alpha 2$をブロックするため、SSRI・SNRIにあるような消化器系と性機能の副作用は理論的に起こらず、ヒスタミ

ン受容体阻害作用による眠気が生じるので睡眠薬としても使用できる。ただし、眠気や体重増加を起こす可能性がある。また他の抗うつ薬と違い腎臓で代謝されるため、腎障害のある患者には使用注意が必要である。たまにレストレスレッグ症候群が起こるため、ミルタザピンで不眠の訴えがあったときは夕方以降の下肢の違和感について問診すること。

ミルタザピンはミアンセリン（テトラミド®）、トラゾドン（デジレル®）・レスリン®）の後継薬と定義されるが、先行の2剤との大きな違いは、アドレナリン受容代謝体のバランスである。ミルタザピンはα2受容体をより強く遮断するのに対して、ミアンセリンやトラゾドンはα1をより強く遮断する。そのため、ミアンセリンやトラゾドンは抗うつ効果が減弱し、鎮静効果が高くなるため、実際この2剤は、抗うつ薬に分類されるものの、ベンゾジアゼピン系睡眠薬が使用できないとき、不眠かせん妄の睡眠薬として使用されている。

■ スルピリド（ドグマチール®）について

150 mg までの使用で消化性潰瘍治療薬（保険適応もある）、150 〜 300 mg で抗うつ薬、300 〜 600 mg で抗精神病薬として統合失調症の治療薬として使用される。うつ病の治療薬として前述の薬剤に匹敵するというエビデンスはなく、ガイドライン、精神科エキスパートコンセンサスにおいても推奨されないが、胃薬のプロフィールがあることと、食欲増進効果があることから、特に「食欲がない」ことが問題となるうつ病症例には、今でも使用される、根強い（？）人気の薬剤と考えられる。まさしく対症療法して使用される薬剤と考えられるが、エビデンスレベルを考慮して、また本剤は抗精神病薬であるため、副作用のプロフィールは抗うつ薬と異なり、パーキンソン症状（特に高齢者）・QT延長症候群、高プロラクチン血症などが起こりうることを念頭におき使用すること。

薬理的にはドパミンの放出量が増えるので、ドパミンが足りない（注：意欲低下が症状の主体）と感じる中高年男性あるいは、閉経後の女性の場合に処方するという、clinical pearl もある [15]。

2）抗不安薬による治療

a）不安の治療薬は抗不安薬ではない

「抗不安薬」の名のついたベンゾジアゼピン系薬剤（BZ系）は、1970 年代までは不安に関する病理への治療の中心であったが、徐々に依存性や、転倒のリスク、自動車運転への影響、飲酒との相互作用が知られるようになり、不安の治療の第一選択からは外れている。また、バルビツール系などの薬剤に比べたら、安全性が高いと

いう認識から、精神科のみならず、すべての診療科で多種・大量に処方されていた背景への反動から現在、本邦においても処方制限がなされている。BZ 系薬剤は不安・恐怖発作が起こるときの頓用使用が原則である。うつ病の治療を BZ 系薬剤単独で行うことは治療ガイドライン上、推奨されない[2]。

b）BZ 系薬剤の副作用

■ 過鎮静
集中力の低下や反応速度の遅延を生じ、また交通事故のリスクを高めることになる。

■ ふらつきと転倒
筋弛緩作用や反射の抑制によって生じる。特に高齢者においては転倒が骨折につながり、それによる長期臥床が全身の機能障害につながることが問題になる。

■ 依存性
ベンゾジアゼピン系薬剤の依存の特徴は、服用したいと感じる渇望感や、服用し続けて用量が増える耐性形成の頻度は高くないが、離脱症状が強く出るため、中止が困難にあることがしばしばある。これを常用量依存、または臨床量依存と呼ぶ。依存形成のリスク因子としては、長期間の服用、高用量の服用、多剤併用などがあげられており、少量、短時間の使用にとどめることが予防として重要である。短時間作用で高力価のもの（エチゾラム）が依存形成をしやすいと言われる。

■ 記憶障害
前向性健忘（内服した後のことを忘れる）が特徴的。高齢者は記憶能力の予備脳が少ないため若年者より顕著に現れ、時に認知症との鑑別は困難になる。

■ 奇異反応
不安や焦燥が高まり、攻撃性、興奮や、脱抑制などの症状がある。

■ アルコールとの相互作用
同時使用すると脱抑制や健忘といった副作用が増強する恐れがある。

c）BZ 系薬剤の使い分けについて

多くの BZ 系薬剤が発売されているが、力価、効果持続時間（半減期）の違いから副作用の出方が若干異なるのみで、BZ 系薬剤同士の効果は変わらない。よって、むやみに使い分ける必要はなく、2、3 の薬剤を依存形成しないため、頓用で使用

する。特徴的なものを1つあげるなら、ロフラゼプ酸エチル（メイラックス®）があり、これは半減期が非常に長く（120時間）依存形成をしにくい性質があり、他の短時間型のBZ系薬剤を減量したいときに本薬を処方したうえで、徐々に減量する方法がある。

d) アザロピン系抗不安薬

抗精神病薬から派生した薬剤で、日本で適応承認を得ているのはタンドスピロン（セディール®）がある。セロトニン受容体のサブタイプであるセロトニン1A受容体に作用するセロトニン部分作動薬に分類されている。本邦では、心身症と神経症、うつ病、不安、衝動、などに適応承認を得ている。理論的にはセロトニン症候群、肝機能障害、悪性症候群が起こりうるが、臨床的にはBZ系における過鎮静、筋弛緩作用、依存とともにまず起こらないため、依存に至りそうな患者には筆者はよく使用する。

e) 抗不安薬で起こりうる不適切使用

我々治療者は患者を信じるべきである、しかし、抗不安薬を処方していて、不審に感じたときに想定すべきこととして、いわゆるオーバードーズのために使用する、家族や友人に譲渡している、営利目的にインターネット等で売却している、などがある。こういった不適切な使用が強く疑われる、あるいは露呈したときは、著者の場合、患者にとっての自傷行為や違法行為に加担する処方は断固しない姿勢で、丁寧に、ここぞとばかり減量・中止を含む処方の変更の機会にする[16]。

▌3）妊娠中の向精神薬内服について

妊娠中のSSRI曝露に関する研究の多くは、SSRIが重大な催奇形性物質ではないことを示しているが、パロキセチンのみ、心奇形発生のリスクを増す可能性は否定できないとされる。SSRIは乳汁中移行は微量で，授乳と両立しても問題にはならない。むしろ、妊娠中に抗うつ薬を中止した場合の方が、母の症状の再燃から、栄養状態の悪化や喫煙アルコール使用につながる可能性があり、出産時の母体や胎児発育不全などのリスク増加と関連するため、継続が望まれる。

一方、BZ系薬剤の妊婦への投与についての安全性は確立していない。先天異常などの催奇形性は報告されていないが、帝王切開、流産や呼吸器疾患のリスク増加、痔の新生児不適合症候群（新生児薬物離脱症候群）が生じる可能性は増す。

4 薬物療法以外の治療と患者説明の留意点

1) 基本の関わりとしての心理面接

　薬物療法による初期治療について論述してきたが、うつ・不安の重症度にかかわらず、すべての患者に対して、疾患についてのわかりやすい説明と、病をもつ人への共感と支持の姿勢を示すべきである。薬物療法を行っても、行わなくても不安とうつへの心理療法は必須である。 表3 に示すうつ病患者に対する面接の心得は1980年に提唱されたものであるが、患者の強み（レジリエンス）を引き出そうとする観点が含まれ、精神科医にとって今なお基本の技法として受け継がれている。

　また、うつ、不安ともに薬物療法に医療者が依存した治療にならないように、「気分がパッとしないとき」の呼吸法やストレッチなど、具体的な心理アプローチを説明できるように診療の「手札」を持って置くことも実臨床で有用である。

表3　笠原嘉の「日常臨床におけるミニマム・リクワイアメント」9項目

- 病人が言語的・非言語的に自分を表現できるよう配慮する。
- 基本的には非支持的な態度を持ち、病人の心境や苦悩を「そのまま」受容して了解することに努力を惜しまない。
- 病人と協力して、繰り返し問題点を整理し、彼に内的世界の再構成を促す。
- 治療者の人生観や価値観を押しつけない範囲で、必要に応じて日常生活上での指示、激励、医学的啓蒙を行う。
- 治療者への病人の感情転移現象注1を常に留意する。真相への介入をできるだけ小さくする
- 症状の陽性面の後に隠れている陰性面（例えば心的疲労）に留意し、その面での悪影響をできるだけ少なくする。
- 必要とあらば神経症に対しても薬物の使用を躊躇しない。注2
- 短期の奏功を期待せず、変化に必要な時間を十分にとる。

注1：亡き親や別れた恋人など過去に出会った重要な他者を投影することを転移という
注2：当時は三環系抗うつ薬しか使用できなかったのと、明らかな心因があり、適応障害などと診断してもうつ病を合併しているならば、うつ病の治療に躊躇すべきではないという意図である。
（文献17より引用）

2) 薬物療法を行う時の説明 [18]

　処方する前に、使用する薬剤の作用と副作用、薬物療法でできる治療の限界点をわかりやすく説明する必要がある。SSRI、SNRIは継続内服によって意義がある薬で、患者がもっている回復力を後押しするような効果であること（うつと不安を消し去るのもではない）、BZ系薬については依存性があるので、頓用使用で内服することを処方する前に説明する必要がある。

5 専門家へ紹介すべきタイミング

①希死念慮を伴う状態
②抗うつ薬（SNRI か SNRI）を 1 か月使用しても改善しない
③重症または妄想を伴う
④産褥期の症状（大きく変動する可能性があるため）
⑤双極性障害（薬物療法がより専門的で、躁状態のときは入院治療を要する場合もあるため）
⑥心的外傷がある（より専門的な医療を要するため）
⑦パーソナリティ障害とコミュニケーションが困難な発達症を合併している

　これらの病態については、非専門家が抱え込まず、紹介を検討すべきと、しばしば言及されている。

　紹介される側の精神科医からの、紹介にあたってお願いしたい留意点として、
● 紹介にあたって特記事項があるなら（例えば、本人・家族の強い希望である、医師側に強い負担がかかっている、入院が必要、など）明確にしていただきたい。また、経済事情や家族・社会的な問題などがある場合は、紹介状に記載するか、それがはばかられるならば別途連絡をいただけると、診療上のトラブル防止につながり大変ありがたい。特に、診察において特別扱いを要求する、攻撃的で医療スタッフへのハラスメント行為があるなどの、患者側の態度に問題があるなどのケースは、紹介状を患者にもたせて直接受診させる前に、電話で相談をいただけたら、当方で対応できる時期を指定したり、他の施設を紹介することも可能である。

● 精神科医は 30 分〜 1 時間と、長い時間をかけて話を聞いてくれるので、そちらで治療を受けるとよい、という文脈でご紹介をいただくことがあるが、現実問題として、紹介に値する、ある程度実績のある精神科医の外来は非常に混み合っていることが多いので、この説明は避けるべきと筆者は考える。また、精神症状についてはコンサルトするが、体の症状のマネジメントは継続するという姿勢が望ましいと考える。

　また、精神科領域では全く使われない病名や内科・外科治療について略称・略語のご使用はご遠慮願いたい。

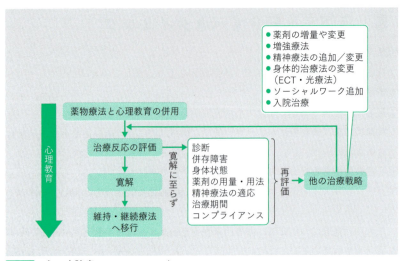

図1 うつ病診療のフローチャート
(文献19より引用)

参考文献

1) American Psychiatric Association. Diagnostic and Statistical Manual of Mental Disorders 5th edition. American Psychiatric Publishing. 2013.
2) 日本うつ病学会 気分障害の治療ガイドライン作成委員会. 日本うつ病学会治療ガイドライン II. うつ病(DSM-5)/ 大うつ病性障害. 2016.
https://www.secretariat.ne.jp/jsmd/iinkai/katsudou/data/20190724-02.pdf
3) Evans, DL, et al. Mood disorder in the medically ill: scientific review and recommendations. Biol. Psychiatry. 2005; 58: 175-189.
4) 平島奈津子. いわゆる「神経症」診断のための面接. 日本精神神経学雑誌. 2009; 111: 868-873.
5) Buselli R ,et al. Work-related stress disorders : variability in clinical expression and pitfalls in psychiatric diagnosis. Med Lav. 2016; 107: 92-101.
6) 三木 治. プライマリ・ケアにおけるうつ病の実態と治療. 心身医学. 2002; 42: 585-591.
7) 日本プライマリ・ケア連合学会 メンタルヘルス委員会. 新・家庭医療専門研修におけるメンタルヘルス関連の研修目標・方略. 2023年4月10日.
https://www.primarycare-japan.com/files/news/news-521-1.pdf
8) 山岸文範. がん(緩和ケア含む): In 宮崎 仁, 今村弥生, 他(編). うつと自殺 生きると向き合う 私たちの自殺対策. 南山堂. 2017: 45.
9) 井上 猛. 不安条件付けに関する神経科学の進歩: 大脳局在論の新展開. 臨床精神医学. 2006; 35: 639-649.
10) 笠原 嘉. 不安の病理. 岩波書店. 1981.
11) 井上 猛. 精神薬理学的治療 不安症、強迫症、心的外傷後ストレス障害の治療: In 下田和孝, 古郡規雄(編). 専門医のための臨床精神神経薬理学テキスト. 星和書店. 2021.
12) 樋口輝彦. 気分障害の見立てと治療 方針決定のヒントになること. 精神医学. 2021; 63: 725-731.
13) 渡邊衡一郎. うつ病に投与する薬: In 寺尾 岳(編), 日本精神神経薬理学会(監修). 精神科薬物療法に再チャレンジ. 星和書店. 2020: 1-31.
14) Serretti A. et al., Treatment-Emergent Sexual Dysfunction Related to Antidepressants A Meta-Analysis. J Clin Psychopharmacology. 2009; 29: 259-266.
15) Dalton SO. Use of Selective Serotonin Reuptake Inhibitors and Risk of Upper Gastrointestinal

Tract Bleeding. Arch Intern Med. 2003; 163: 59-64.
16）村崎光邦．抗うつ薬の歴史的展開とその薬理特性から見たうつ病を早く治すための薬物療法．精神医学．2021; 63: 620-629.
17）笠原　嘉．精神科における予診・初診・初期治療．星和書店．2007.
18）今村弥生．抗不安薬・精神科専門医が教える適正使用と減薬方法: In 高江州義和，稲田　健（編著）．睡眠薬・抗不安薬のエキスパートコンセンサス．新興医学出版社．2023: 230-232.
19）尾鷲登志美．第1編 うつ病性障害／第2章 治療計画の策定: In 精神医学講座担当者会議（編）．気分障害治療ガイドライン 第2版．医学書院．2004: 33 54.

PART

6

コモンな呼吸器・アレルギー
症状への対症療法

PART 6　コモンな呼吸器・アレルギー症状への対症療法

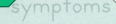

1　慢性咳へのアプローチ

中島 啓

　咳嗽は、内科外来を受診する患者においても、最も多い症候のひとつである[1]、慢性的な咳嗽に困っている患者も多く、適切なマネージメントが重要である。咳嗽は持続期間によって、急性咳嗽（発症から3週間）、遷延性咳嗽（発症から3〜8週間）、慢性咳嗽（発症から8週間以降）に分類される[2-4]。本項では、発症から8週以降持続する慢性咳嗽へのアプローチについて述べる。

1　対応の原則

- 慢性咳嗽で、胸部X線で異常陰影を認めない場合は、咳喘息、アトピー咳嗽、胃食道逆流症（Gastro Esophageal Reflux Disease: GERD）、後鼻漏、慢性閉塞性肺疾患（Chronic obstructive pulmonary disease: COPD）を念頭に、疑わしいものから治療的診断を行っていく。
- 慢性咳嗽の原疾患の治療で改善が乏しい場合は、咳嗽治療薬による対症療法を行う。対症療法では、デキストロメトルファンが第一選択となる。
- 咳嗽の原因疾患が不明で、既知の疾患に対するempiric治療に抵抗性の場合は、unexplained chronic cough（UCC）としての対応が考慮され、一度呼吸器専門医に紹介する。

2　病歴聴取・診察

　慢性咳嗽の診断においては病歴聴取が最も重要である。慢性咳嗽で確認するべき病歴を 表1 に示す。慢性咳嗽で最も頻度が高い咳喘息は、夜間〜明け方に増悪する[3]。アトピー咳嗽も同様である。GERDについても、胸やけや食後の増悪など特徴的な病歴がある。鼻汁や後鼻漏などの症状が併存していれば、後鼻漏による咳嗽を疑う。喫煙歴の確認は、COPDの可能性を探るのに重要である。

表1 慢性咳嗽で確認する病歴

項目		ポイント
	誘因・増悪因子	感冒症状の先行がある遷延性咳嗽では感染後咳嗽を考える。受動喫煙、温度変化などで増悪、症状の季節性変動があるなら咳喘息・アトピー咳嗽を考える。食後に悪化するなら GERD を考える
	時間帯	夜間〜明け方なら咳喘息やアトピー咳嗽が多い
	随伴症状	胸痛や咽喉頭違和感、胸やけがあれば GERD を疑う。鼻汁や後鼻漏があれば、後鼻漏による咳嗽を疑う
既往歴		アレルギー性鼻炎などアレルギー性疾患の合併があればアトピー咳嗽を考える。慢性副鼻腔炎や GERD の既往がないかを確認する
生活歴		喫煙歴があれば COPD を考慮する
家族歴		喘息の家族歴を確認する
内服薬		ACE 阻害薬の内服歴を確認する

　身体所見としては、呼吸音が重要である。喘鳴の有無を評価する場合には、必ず強制呼気で聴取する。COPD や喘息では、特に背側下肺野で喘鳴を聴取することが多い。間質性肺炎は、背側下肺野で fine crackles を聴取する。ばち状指は、特発性肺線維症などの間質性肺炎、肺がんの可能性を示唆する。

③ 検査

　慢性咳嗽の診断では、胸部 X 線が必須である。鑑別診断を考えるうえで、胸部 X 線で異常があるか、異常がないかで考えると整理しやすいためである。次に、胸部 X 線で異常を認めた場合と異常を認めない場合での鑑別診断の考え方を以下に述べる。

1）胸部 X 線で異常を認めた場合

　慢性咳嗽で胸部 X 線に異常を認める場合の鑑別診断を **表2** に示す[3]。鑑別診断としては、肺がん、間質性肺炎、結核、非結核性抗酸菌症、気管支拡張症、肺アスペルギルス症などの器質的疾患が考慮される。病歴聴取や身体診察と合わせて、喀痰培養、血液検査、胸部 CT、気管支鏡検査などにより確定診断を行う。肺炎などの急性感染症は、病歴聴取・身体診察に加えて、一般的な血液検査と胸部 X 線で診断が可能であるが、慢性咳嗽で胸部 X 線に異常を呈する疾患は、胸部 CT における評価が必要であることが多い。もし、診療の場がクリニックで、胸部 CT を実施することができない場合は、近くの総合病院に胸部 CT の撮像依頼を考慮するのがよい。気管支鏡検査が必要と考えられる場合も呼吸器専門医に紹介する。

PART 6 ｜ コモンな呼吸器・アレルギー症状への対症療法

247

| 表2 | 慢性咳嗽において胸部X線で異常を認めた場合の鑑別診断 |

鑑別診断	ポイント
間質性肺炎	聴診で背側下肺野で fine crackles を聴取する。胸部X線で下肺野の容量減少や網状影を認める
肺がん	肺野に結節影や腫瘤影、肺門リンパ節腫大などを認める
結核	上肺野に粒状影、空洞影を認めたら疑う。2週間以上続く、発熱、体重減少、寝汗などの病歴が重要
非結核性抗酸菌症	胸部X線では中下肺野に粒状影など透過性低下を認める。進行すると血痰のエピソードを認めることが多い
気管支拡張症	気管支壁肥厚、気管支拡張を示唆する線状影や、粒状影・浸潤影が特徴的である
肺アスペルギルス症	胸部X線では空洞影や腫瘤影を呈する。基礎に肺の構造破壊がある場合に発症する

2) 胸部X線で異常を認めない場合

　慢性咳嗽患者で、胸部X線で異常を認めない場合の鑑別診断を 表3 に示す。頻度が高いものは咳喘息、アトピー咳嗽、GERD、COPD、後鼻漏による咳嗽の5つの疾患と考えられる[3,5,6]。私は、これらの疾患を「慢性咳嗽5大疾患」と呼んでいる。喫煙だけでも慢性咳嗽の原因となるため、喫煙している場合は、禁煙を指示する。COPDは進行すると肺の過膨張や気腫性変化が胸部X線でも同定可能だが、初期の段階では胸部X線で異常の同定が難しい場合が多い。副鼻腔気管支症候群は、進行すれば胸部X線で気管支拡張の気道壁肥厚など異常陰影を呈するが、気管支拡張が軽度の場合は胸部X線で同定が困難である。ACE阻害薬を内服している患者の5～20%に咳嗽を認める[7]。よって、上記「慢性咳嗽5大疾患」が否定的で、ACE阻害薬を内服している場合は、ACE阻害薬の中止も検討する。

表3 慢性咳嗽で胸部X線で異常を認めない場合の鑑別診断

鑑別診断	ポイント
咳喘息、喘息	夜間から早朝に増悪する咳嗽。末梢血好酸球の増加（≧ 300/μL）。呼気一酸化窒素（FeNO）は診断に有用である
アトピー咳嗽	病像は咳喘息に類似する。ヒスタミンH₁受容体拮抗薬による治療的診断が必要となる
GERD	胸やけ、食後の増悪、臥位による増悪
COPD、喫煙	過去も含めた喫煙歴を確認する。喫煙だけでも慢性咳嗽の原因となる
後鼻漏による咳嗽	鼻汁・鼻閉などの症状があり、湿性咳嗽を認める場合に疑う
副鼻腔気管支症候群	慢性副鼻腔炎と気管支拡張が疑われる際に考える
ACE阻害薬	ACE阻害薬の内服状況を確認する
慢性誤嚥	誤嚥のリスクやエピソードがあるかどうかを確認する
気道異物	慢性咳嗽の原因になる場合がある

4 | 咳嗽治療薬

プライマリ・ケア医におさえてほしい咳嗽治療薬を **表4** に示す。

表4 咳嗽治療薬

咳嗽治療薬	作用機序・特徴	適応病態
鎮咳薬		
デキストロメトルファン（メジコン®、デキストロメトルファン）	中枢性鎮咳薬。非麻薬性。世界で最も多く臨床試験が豊富な鎮咳薬であり、国内のみならず世界中で広く使われている	非特異的
チペピジンヒベンズ酸塩（アスベリン）	中枢性鎮咳薬。非麻薬性。臨床試験によるデータは少ない	非特異的
コデインリン酸塩（コデインリン酸塩）	中枢性鎮咳薬。麻薬性。デキストロメトルファンと並び、臨床で頻用される薬剤である	非特異的。気管支収縮作用があり、喘息発作に対しては禁忌
ゲーファピキサント（リフヌア®）	末梢性鎮咳薬。難治性の慢性咳嗽に適応がある。味覚障害の副作用を約半数に認めるので注意する	難治性の慢性咳嗽
漢方薬		
麦門冬湯（ばくもんどうとう）	研究が進んでいるが詳細は不明	遷延性〜慢性の乾性咳嗽
清肺湯（せいはいとう）	気道粘液線毛輸送機能を促す	喀痰の多い咳嗽，慢性期向け
半夏厚朴湯（はんげこうぼくとう）	不明	患者が「喀痰が喉に引っかかる」と訴えるけども実際は器質的疾患がない、いわゆる「咽喉頭異常感症」
小青竜湯（しょうせいりゅうとう）	不明	急性〜遷延性の湿性咳嗽。気管支炎
その他（原疾患治療薬でもある薬剤）		
LAMA	抗コリン作用により、喀痰と咳嗽を減少させる	COPD、喘息
ICS	好酸球性炎症を抑制する	喘息、末梢血好酸球数が高値のCOPD

PART 6 コモンな呼吸器・アレルギー症状への対症療法

249

1）鎮咳薬

a）中枢性鎮咳薬

　非麻薬性中枢性鎮咳薬としては、デキストロメトルファンは世界で最も多く臨床試験が豊富な鎮咳薬であり、国内のみならず世界中で広く使われている。メタアナリシスでも、デキストロメトルファンはプラセボより有効であることが示されている[8]。副作用も軽微で、対症療法の鎮咳薬としては第一選択となる。感染後咳嗽や未診断例での咳嗽で用いることが多い。麻薬性中枢性鎮咳薬として、リン酸コデインがある。咳中枢に対して抑制的に作用する。デキストロメトルファンより効果は高いが、気管支収縮作用があり、喘息発作に対しては禁忌である。副作用として、便秘や悪心、嘔吐もある。原因とは無関係に咳嗽を抑える作用が強いが、生理的な防御機構としての咳嗽まで抑えるため感染症による湿性咳嗽では禁忌である。副作用を考慮しても、リン酸コデインを漫然と処方し続けるのは避けた方がよい。そのほかに、非麻薬性中枢性鎮咳薬として、アスベリンなどがあるが、臨床試験が少なく、エビデンスは乏しい。これらの鎮咳薬を処方する場合は、あくまで対症療法であり、原因の根本治療ではないことを患者に伝えておくことが重要である。長期的に投与するのではなく、咳嗽が落ち着いたらいったん終了することが重要である。

b）末梢性鎮咳薬

　難治性の慢性咳嗽に対する、末梢性鎮咳薬としてゲーファピキサント（リフヌア®）が2022年4月に上梓された。気道の迷走神経のC線維上にみられるATP依存性イオンチャネルとしてP2X3受容体がある[9]。炎症条件下で放出されるATPのP2X3受容体への結合は、C線維による侵害シグナルとして感知され、咳嗽反射を惹起させる。ゲーファピキサントは選択的P2X3受容体拮抗薬であり、P2X3受容体を介した細胞外ATPシグナル伝達の遮断により、感覚神経の活性化および咳嗽が抑制される[10]。ランダム化比較試験において難治性咳嗽に対しゲーファピキサントはプラセボと比較して有意な咳嗽軽減効果を認めたことが報告されている[10]。ただし、味覚障害の副作用が約半数で発現することに注意が必要である（味覚障害は投与中止により改善する）。実臨床では、難治性の咳嗽、原因不明の咳嗽に対して、味覚障害が発生する可能性を伝えたうえで、慎重に使用する。詳細は後述する。

2）漢方薬

漢方薬として、麦門冬湯は、遷延性〜慢性の乾性咳嗽に有用である。感染後咳嗽患者19人を対象に麦門冬湯を2週間使用した群では、非使用群よりも使用開始開始4、5日後の咳嗽スコアが有意に低下したと報告されている[11]。小青竜湯は、急性〜遷延性の湿性咳嗽に有効とされる。気管支炎患者226例を対象とした試験において小青竜湯は非使用群に比べて咳嗽回数と強度および喀痰の切れが有意に改善したことが報告されている[12]。

3）その他（原疾患治療薬でもある薬剤）

a）長時間作用性β_2刺激薬（long-acting muscarinic antagonists: LAMA）

LAMAにはCOPD患者において喀痰と咳嗽を軽減することが報告されている[13]。よって、COPD患者や喘息患者では、LAMAを咳嗽治療薬としても用いることができる。

b）吸入ステロイド（inhaled corticosteroid: ICS）

ICSは、咳喘息、喘息において好酸球性炎症を抑制して咳嗽を軽減する。また末梢血好酸球数が高値のCOPDにおいても好酸球性炎症を抑制して、咳嗽などの症状軽減する効果がある。

c）その他

咽頭症状のある乾性咳嗽にはトローチや含嗽薬が有効な場合がある。

去痰薬は、気道分泌物の抑制や排除促進の効果があり、湿性咳嗽に用いることもできる（詳細は後述する）。

5 原因別の治療

プライマリ・ケアで診療することが多く、頻度の高いcommonな5つの慢性咳嗽（咳喘息，アトピー咳嗽、GERD、COPD、後鼻漏における咳嗽）について、アプローチを述べる。

1）咳喘息・喘息

a）診断と治療の考え方

　咳喘息は、咳だけを症状とする喘息であり[14]、慢性咳嗽の原因疾患として最多である[3]。日本呼吸器学会の「咳嗽・喀痰の診療ガイドライン2019」における咳喘息の診断基準を 表5 に示す。8週間以上持続する咳嗽で、β_2刺激薬などの気管支拡張薬が有効であることを確認する。プライマリ・ケアの現場では、喀痰好酸球増多の確認や呼気一酸化窒素（FeNO）の測定が困難な場合も多いが、末梢血好酸球数の確認は実施可能であり行っておく。咳喘息は、病像がアトピー咳嗽と類似しており両者の鑑別が難しい場合がある。アトピー咳嗽と咳喘息の違いは、咳喘息は気管支拡張薬（β_2刺激薬）が有効であるが、アトピー咳嗽は気管支拡張薬が無効である点である[3]。

表5　咳喘息の診断基準

以下の1、2のすべてを満たす
1. 喘鳴を伴わない咳嗽が8週間（3週間）以上持続
聴診上も wheeze を認めない
2. 気管支拡張薬（β_2刺激薬またはテオフィリン製剤）が有効
＊3〜8週間の遷延性咳嗽であっても診断できるが、3週間未満の急性咳嗽では原則として診断しない
参考所見
末梢血・喀痰好酸球増多、呼気中 NO 濃度高値を認めることがある（特に後2者は有用）
気道過敏性が亢進している
咳症状にしばしば季節性や日差があり、夜間〜早朝優位のことが多い

（文献3より引用）

　喘息の診断においては、プライマリ・ケア医向けに2021年から「喘息診療実践ガイドライン」が上梓され、総合内科・一般内科の診療現場で有効に活用することができる[15]。咳喘息は「喘鳴を聴取しない喘息」なので、咳喘息でもこのガイドラインの診断の考え方を用いることができる。

		表6　喘息を疑う患者に対する問診チェックリスト

大項目		■　喘息を疑う症状（喘鳴、咳嗽、咳発、胸苦しさ、息苦しさ、胸痛）がある
小項目	症状	□ 1　ステロイドを含む吸入薬もしくは経口ステロイド薬で呼吸器症状が改善したことがある
		□ 2　喘鳴（ゼーゼー、ヒューヒュー）を感じたことがある
		□ 3　3週間以上持続する咳嗽を経験したことがある
		□ 4　夜間を中心とした咳嗽を経験したことがある
		□ 5　息苦しい感じを伴う咳嗽を経験したことがある
		□ 6　症状は日内変動がある
		□ 7　症状は季節性に変化する
		□ 8　症状は香水や線香などの香りで誘発される
	背景	□ 9　喘息を指摘されたことがある（小児喘息も含む）
		□ 10　両親もしくはきょうだいに喘息がいる
		□ 11　好酸球性副鼻腔炎がある
		□ 12　アレルギー性鼻炎がある
		□ 13　ペットを飼い始めて1年以内である
		□ 14　血中好酸球が300/μL以上
		□ 15　アレルギー検査（血液もしくは皮膚検査）にてダニ、真菌、動物に陽性を示す
大項目1＋小項目（いずれか1つ以上）があれば喘息を疑う		

（文献15より引用）

　このガイドラインにおける喘息の診断方法は、 表6 に示すように喘息を疑う症状があり（大項目）、喘息に合致する病歴や臨床所見（小項目）がいずれか1つ以上ある場合は、中用量の吸入ステロイド薬（inhaled corticosteroid: ICS）／長時間作用性β_2刺激吸入薬（long-acting beta2-agonists: LABA）で治療的診断を試みるという考え方である[15]。そして、治療前に喘鳴がある場合、あるいは再現性がある場合は喘息と診断する。臨床現場で非常に有用な診断方法であり、筆者は咳喘息、喘息の両方の診断にこの考え方を用いている。よって、今後は、咳喘息についても初期治療でICS/LABAが処方されるケースが増えてくると思われる。アトピー咳嗽にもICSが奏効することがあるため、喘息患者の中にアトピー咳嗽の症例が紛れてしまう可能性がある。この点でも、短時間作用性β_2刺激薬を渡しておき、咳嗽時に反応性を見ておくし、咳喘息とアトピー咳嗽の鑑別に有用である。

b）初期治療

　喘息実践診療ガイドラインの考え方に基づくと、咳喘息と喘息の初期治療はまずICS/LABAから開始する。喘息の吸入デバイスはドライパウダー製剤（dry powder inhaler: DPI）とミスト製剤（pressurized metered dose inhaler: pMDI）に分けられ、使い分けが重要である。アドヒアランスを考慮すると1日1回で吸入できるDPIが望ましい。しかし、DPIは吸気流速が必要なため、吸気流速が低下した高齢者では吸入が困難である。よって、筆者は、個人的には、75歳未満の患者に対しては、DPIのレルベア100を第一選択として用いている。そして75歳以上の高齢者、女性の高齢者については、pMDIであるフルティフォーム®125エアゾール1回2吸入1日2回を第一選択としている。ただし、デバイスには患者との相性があるため、最初に出したデバイスが合わない場合は、デバイスのスイッチを考える。

c）初期治療で改善が乏しい場合

初期治療で改善が乏しい場合は、鎮咳作用がある長時間作用性ムスカリン受容体拮抗薬（long-acting muscarinic antagonists: LAMA）の追加を考える。つまりICS/LAMA/LABAのトリプル吸入薬を使用する。喘息に対するトリプル吸入薬は現時点ではpMDIが存在せず、DPIのみであり、テリルジー（フルチカゾンフランカルボン酸エステル・ウメクリジニウム臭化物・ビランテロールトリフェニル酢酸塩）とエナジア®（インダカテロール酢酸塩、グリコピロニウム臭化物、モメタゾンフランカルボン酸エステル）がある。エナジア®はデバイスが吸気流速の出やすい構造をしており、高齢者でも使用ができる。テリルジーは、吸入の簡便さが特徴である。よって、私は、75歳未満の患者にはテリルジー100、75歳以上の高齢者や女性の高齢者にはエナジア®中用量を第一選択で使うようにしている。

トリプル吸入薬でも咳嗽の改善が乏しい場合は、他の慢性咳嗽5大疾患の並存がないかを考慮した方がよい。特にGERDは咳喘息と合併しやすい[16]。咳嗽の原因が喘息のコントロール不良と考える場合は、鼻閉・鼻汁が併存する場合は、ロイコトリエン受容体拮抗薬やヒスタミンH_1受容体拮抗薬を考えるが、生物学的製剤の使用も考慮されるため、呼吸器専門医に紹介する。

2）アトピー咳嗽

アトピー咳嗽は、中枢気道に好酸球性炎症を認め、咳感受性の亢進（＝気道表層の感覚神経が過敏になる）が起こる疾患である[17,18]。アレルギー疾患の家族歴・既往歴を認めることや、IgE抗体を産生しやすいことを、アトピー素因と呼ぶ。前述したように、アトピー咳嗽は、喘息や咳喘息のように気道過敏性が亢進（＝気道平滑筋収縮が過敏になる）しているわけではなく、気管支拡張薬が無効で

ある。ヒスタミン H_1 受容体拮抗薬が有効で第一選択薬である[3]。効果が乏しい場合は、ICS の追加を試みる。それでも効果を認めない場合は、短期の経口ステロイド療法（プレドニゾロン 20 ～ 30 mg/ 日 1 ～ 2 週間）が考慮される。ただし、実臨床ではアトピー咳嗽が難治化して困ることはほとんど経験しない。多くはヒスタミン H_1 受容体拮抗薬で改善する。

3）GERD

a）診断と治療の基本的な考え方

GERD は、胃酸や胃内容物が食道に逆流することによって症状を呈することをいう[19]。GERD による咳嗽は、逆流が下部食道の迷走神経受容体を刺激して起こる機序と、逆流内容が上部食道から咽喉頭や下気道に到達して起こる機序が考えられている[3]。胸やけ、呑酸などの病歴から疑い（治療前診断）、治療により確定する（治療後診断）。前述したように、GERD は喘息との合併も多いとされる[5]。

b）初期治療と改善しない場合の対応

GERD 治療の第一選択薬は、プロトンポンプインヒビター（proton pump inhibitor: PPI）である。PPI 単剤で効果が乏しい場合は、消化管運動機能改善薬（モサプリドなど）を併用する。また近年 P-CAB（potassium-competitive acid blocker：ボノプラザン）も新たな治療選択枝となっており、「胃食道逆流症（GERD）診療ガイドライン 2021」では、重症逆流性食道炎の初期治療としては、ボノプラザン 20 mg/ 日 4 週間投与が推奨されている[20]。常用量の PPI による治療に抵抗性の場合は、最大量 PPI の分 2 投与（ラベプラゾールで保険適応あり）、ボノプラザン 20 mg/ 日への変更、ヒスタミン H_2 受容体拮抗薬追加（保険適応なし）が推奨されている[1,3,4]。生活指導が重要であり、GERD の危険因子（肥満、高脂肪食、カフェイン、炭酸飲料、チョコレート、激しい運動、喫煙など）を回避することや、睡眠中の上半身挙上を行うように指導する。

4）COPD

a）診断と治療の基本的な考え方

喫煙だけでも咳嗽の原因となるため、喫煙者の咳嗽には禁煙を指示する。喫煙の量を示す国際的な指標として、喫煙指数 pack years があり、pack years ＝（1日の喫煙本数 /20 本）×喫煙年数で算出する。20 pack years の喫煙者では、COPD の発症率は 19％（約 20％）と報告されている[21]。よって、20 pack years

以上の喫煙歴のある患者が受診した場合は、COPDを鑑別にあげて、スパイロメトリー（気道可逆性試験）を行うべきである。ただし、一般クリニックではスパイロメトリーを実施することが困難な場合も多い。可能であれば、気管支拡張薬を導入する前に、呼吸器内科専門施設に呼吸機能検査を依頼した方がよいと考えられる。しかし、咳嗽や呼吸困難などの症状が強い場合は、LAMAなどの気管支拡張薬を開始してからの検査でもやむを得ない。

b) 初期治療

　喫煙をしている患者では、原則禁煙を指示する。COPDの初期治療の第一選択はLAMAであり、LAMAは前述したように鎮咳作用を有する。LABA単剤で治療中であれば、LAMAを追加して、LAMA/LABAとする。LAMA単剤で治療中においても、LAMA/LABAに変更を考慮するが、メタ解析の結果からは、LABAには咳嗽と喀痰症状に対する効果は乏しい可能性がある[22]。よって、この場合は、対症療法としての鎮咳薬や去痰薬の追加も考慮する。去痰薬のCOPD患者に対する症状緩和のエビデンスは乏しいがアンブロキソールやカルボシステインで、COPD増悪抑制効果が示されている[23]。

c) 改善しないとき

　まずは吸入ステロイドの適応があるかを考える。COPDにおけるICSの適応を 表7 に示す[24]。末梢血好酸球数＞300/μL、中等度増悪が年に2回以上、入院を要する増悪の既往、喘息合併・既往がある場合は、ICSが強く推奨される。

表7 COPDにおけるICSの適応

強く推奨される	使用が考慮される	使用すべきではない
入院を要する増悪の既往 中等度増悪≧2回/年 末梢血好酸球数＞300/μL 喘息合併・既往	中等度増悪1回/年 末梢血好酸球数100〜300/μL	繰り返す肺炎 末梢血好酸球数＜100/μL 抗酸菌感染症の既往

（文献24を参考に作成）

　COPDに対して、ICSを追加する場合は、多くの場合トリプル吸入製剤（ICS/LAMA/LABA）を使用することになる。COPDにおいても喘息と同様デバイスの使い分けが重要である。DPIとして、テリルジーがあり、pMDIとしてビレーズトリ®（ブデソニド・グリコピロニウム臭化物・ホルモテロールフマル酸塩水和物）がある。喘息と同様に筆者は、喘息治療薬と同様に患者の吸気流速に応じてデバイスを使い分ける。私は、非高齢者では1日1回で吸入可能なテリルジー®（＝DPI）を選択し、吸気流速が低下している高齢者（75歳以上が目安）では、

DPI の吸入が困難な場合が多いので、ビレーズトリ®（= pMDI）を選択するようにしている。

5）後鼻漏における咳嗽

鼻水や痰が咽頭に流れることを後鼻漏と呼ぶ。後鼻漏を起こす代表的な疾患は、慢性副鼻腔炎とアレルギー性鼻炎である[3]。鼻汁や後鼻漏の症状のある湿性咳嗽で疑う。慢性副鼻腔炎を疑う場合は、耳鼻科と診療連携をするのが望ましい。

a）アレルギー性鼻炎

抗ヒスタミン剤でも鼻症状と咳嗽が残存していれば、さらなる治療強化を行う。アレルギー性鼻炎は、まず抗ヒスタミン剤や鼻噴霧用ステロイド薬で加療する。鼻閉が残存する場合は、ロイコトリエン拮抗薬などを追加する[25]。重症例では抗 IgE 抗体なども考慮されるため耳鼻科の専門医に紹介するのが望ましい[25]。アレルゲンの除去も重要であり、掃除、除湿を用いて室内の湿度を上げないことはダニの減量に効果があるとされる。喘息患者の 30 ～ 70% がアレルギー性鼻炎を合併し、アレルギー性鼻炎患者の約 30% が喘息を合併するとされるため[26]、咳嗽が改善しない場合は喘息の合併を調べることも重要である。

b）慢性副鼻腔炎

慢性副鼻腔炎で、マクロライド系抗菌薬投与などで効果が不十分の場合は、鼻茸の存在や、好酸球性副鼻腔炎の可能性が出てくるので、一般内科での対応の範疇を超えてくる。この場合は、耳鼻科に紹介して診断と治療方針を確認するのがよい。また、副鼻腔炎患者の 20% にも喘息を合併するとされ、特に好酸球性副鼻腔炎では、70% 以上に喘息を合併するとされる。よって副鼻腔炎治療でも、咳嗽や喀痰が残る場合は、まずは喘息の合併を評価する。

6 ｜ 原因不明の咳嗽、難治性の咳嗽について

1）UCC（unexplained chronic cough）

慢性咳嗽で受診する患者の 5 ～ 10% は治療抵抗性である[3]。咳嗽の原因疾患が不明で、既知の疾患の empiric 治療にも抵抗性の咳嗽を「unexplained chronic cough（UCC）」と言う。米国胸部疾患学会（American College of Chest Physicians: ACCP）のガイドラインに記載された UCC の定義を 表8 に示す[27]。

表8	Unexplained chronic cough(UCC)の定義 [27]

- 精査するも原因が不明
- 最新の診療ガイドラインに従って専門家の指導のもとで行う治療トライアルによっても8週以上持続する咳

＊喘息、COPD、気管支拡張症などの呼吸器系基礎疾患は除外すべきだが、「併存症」の治療（例えばGERDに対してのPPI）はあってもよい。

UCCの患者は咳嗽が長引きやすく、上気道感染症が先行した頻度が高く、カプサイシン咳受容体が亢進していたと報告されている [28]。ACCPのガイドラインでは、UCCに対してスピーチセラピーとガバペンチンを推奨している（ガバペンチンは日本では保険適用外）。

2）咳過敏症候群（chronic hypersensitivity syndrome: CHS）

UCCとはまた別の概念で、咳に過敏な状態を意味する咳過敏症候群があり、最新の定義は、「低レベルの温度・機械的・化学的刺激を契機に生じる難治性の咳を呈する臨床的症候群」とされている [29]。CHSが基本病態であり、原因とされている疾患は、triggerにすぎないという考え方である。CHSには神経疼痛と同様の病態、TRPV1などのTRPファミリーが寄与する求心性知覚神経の神経過敏や中枢神経系の関与が想定されている [30]。CHSは、UCCを含む難治性慢性咳嗽の病態を説明する概念となっている。治療抵抗性の慢性咳嗽患者に対するスピーチセラピーにプレガバリンを併用することの有効性が報告されている [31]。

3）UCC/CHSに対する対症療法（ 図1 ）

ガイドラインに従った経験的治療を行って、デキストロメトルファン、麦門冬湯、コデインリン酸塩などの漢方薬を用いても改善が困難であり、他疾患も否定的ならUCC/CHSと判断する。ただ、基本的にはプライマリ・ケアで診断はせずに、UCC/CHSを考慮した時点で一度呼吸器専門医に紹介した方がよい。ガバペンチンやプレガバリンなどによる対応を考えてもよいかもしれないが、これらの薬剤は、本邦において、慢性咳嗽に対する保険適応はない。

前述したように難治性咳嗽に対する新規薬剤P2X3受容体拮抗薬（リフヌア®）が近年上梓された。味覚障害の副作用が多いことに注意が必要であるが、末梢性鎮咳薬で眠気や便秘は起こりにくいこと、咳嗽抑制効果が高い点は有用である。筆者は、難治性咳嗽の患者に対して、「味覚障害が起こったらやめてください」と伝えて2週間だけ処方して治療反応と副作用を確認している。副作用が出ず効果が良好な場合は患者と相談のうえ、継続を考慮している。

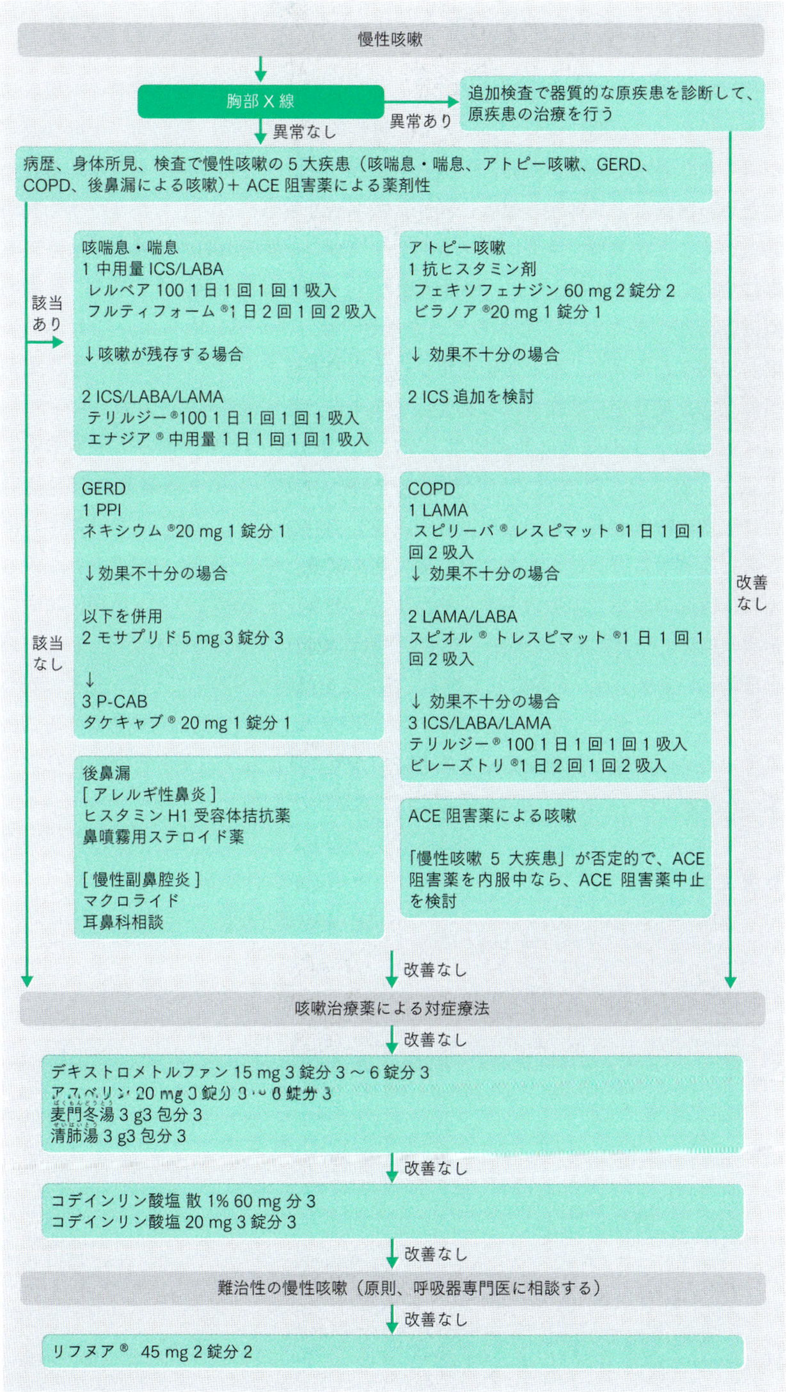

慢性咳嗽

胸部 X 線 → 異常あり → 追加検査で器質的な原疾患を診断して、原疾患の治療を行う

↓ 異常なし

病歴、身体所見、検査で慢性咳嗽の 5 大疾患（咳喘息・喘息、アトピー咳嗽、GERD、COPD、後鼻漏による咳嗽）＋ ACE 阻害薬による薬剤性

該当あり

咳喘息・喘息
1 中用量 ICS/LABA
レルベア 100 1 日 1 回 1 回 1 吸入
フルティフォーム®1 日 2 回 1 回 2 吸入

↓咳嗽が残存する場合

2 ICS/LABA/LAMA
テリルジー®100 1 日 1 回 1 回 1 吸入
エナジア®中用量 1 日 1 回 1 回 1 吸入

アトピー咳嗽
1 抗ヒスタミン剤
フェキソフェナジン 60 mg 2 錠分 2
ビラノア®20 mg 1 錠分 1

↓ 効果不十分の場合

2 ICS 追加を検討

該当なし

GERD
1 PPI
ネキシウム®20 mg 1 錠分 1

↓効果不十分の場合

以下を併用
2 モサプリド 5 mg 3 錠分 3
↓
3 P-CAB
タケキャブ®20 mg 1 錠分 1

後鼻漏
[アレルギ性鼻炎]
ヒスタミン H1 受容体拮抗薬
鼻噴霧用ステロイド薬

[慢性副鼻腔炎]
マクロライド
耳鼻科相談

COPD
1 LAMA
スピリーバ®レスピマット®1 日 1 回 1 回 2 吸入

↓ 効果不十分の場合

2 LAMA/LABA
スピオル®トレスピマット®1 日 1 回 1 回 2 吸入

↓ 効果不十分の場合
3 ICS/LABA/LAMA
テリルジー®100 1 日 1 回 1 吸入
ビレーズトリ®1 日 2 回 1 回 2 吸入

ACE 阻害薬による咳嗽
「慢性咳嗽 5 大疾患」が否定的で、ACE 阻害薬を内服中なら、ACE 阻害薬中止を検討

改善なし →

↓ 改善なし

咳嗽治療薬による対症療法

↓ 改善なし

デキストロメトルファン 15 mg 3 錠分 3 〜 6 錠分 3
アスベリン 20 mg 3 錠分 3 〜 6 錠分 3
麦門冬湯 3 g3 包分 3
清肺湯 3 g3 包分 3

↓ 改善なし

コデインリン酸塩 散 1% 60 mg 分 3
コデインリン酸塩 20 mg 3 錠分 3

↓ 改善なし

難治性の慢性咳嗽（原則、呼吸器専門医に相談する）

↓ 改善なし

リフヌア® 45 mg 2 錠分 2

図1 治療フローチャート

259

7 慢性咳嗽の診療スタンスと患者への説明

　慢性咳嗽へのアプローチについてまとめてきたが、最後に慢性咳嗽の診療スタンスと患者への説明について述べたい。慢性咳嗽の患者は、短期間で十分な改善が得られないことも多いため、ドクターショッピングを繰り返す場合がある。そのため、医師は、最初から患者に慢性咳嗽の治療戦略についてわかりやすく説明しておくことが重要である。私の場合は、まず「6 原因不明の咳嗽、難治性の咳嗽について」で述べたように、慢性咳嗽の 5 ～ 10% は治療抵抗性であり、咳嗽の原因診断がつかないこともあることを患者に話している。さらに、「1 対応の原則」で述べたように、疑わしい疾患から治療的診断を 1 つずつ行っていき、薬剤への反応を見ながら診断を探る必要性を伝える。特に慢性咳嗽で頻度が高い咳喘息に対する ICS の効果は数週間以上かけて、少しずつ効果が出ることもある。よって、例えば、咳喘息に対して ICS/LABA を処方して 3 週間後の再受診時に、患者の咳嗽が最初の半分程度しか改善していなくても、吸入薬を継続すればさらに改善する可能性があること、吸入薬を継続して十分な改善が得られなかったら、次回の診察で追加の薬剤を検討することを伝える。このように慢性咳嗽の治療戦略を、先を見据えてわかりやすく患者に説明し、適切な改善が得られない場合は新しいアクションをおこして対処することを説明しておくことで、患者に安心感を与えることができる。慢性咳嗽のマネージメントは段階的で時間を要することも多いため、診療の意義や方法を患者にわかりやすく伝え、患者を安心させ寄り添った診療を行うことで、患者の信頼を得て継続的な受診につなげることができる。

参考文献

1） Morice AH. Epidemiology of cough. Pulmonary pharmacology & therapeutics. 2002; 15: 253-259.
2） Irwin RS, et al. Classification of Cough as a Symptom in Adults and Management Algorithms. Chest. 2018; 153: 196-209.
3） 日本呼吸器学会. 咳嗽・喀痰の診療ガイドライン 2019. メディカルレビュー社. 2019.
4） Morice AH, et al. ERS guidelines on the diagnosis and treatment of chronic cough in adults and children. European Respiratory Journal. 2020; 55: 1901136.
5） Matsumoto H, et al. Prevalence and clinical manifestations of gastro-oesophageal reflux-associated chronic cough in the Japanese population. Cough. 2007; 3: 1.
6） Yamasaki A. Cough and asthma diagnosis: physicians’ diagnosis and treatment of patients complaining of acute, subacute and chronic cough in rural areas of Japan. Int J Gen Med. 2010: 101-107.
7） Israili ZH, Hall WD. Cough and angioneurotic edema associated with angiotensin-converting enzyme inhibitor therapy. A review of the literature and pathophysiology. An Intern Med. 1992; 117: 234-242.
8） Yancy WS, et al. Efficacy and Tolerability of Treatments for Chronic Cough. Chest. 2013; 144: 1827-1838.
9） Weigand LA, et al. A role for ATP in bronchoconstriction-induced activation of guinea pig vagal intrapulmonary C-fibres. J Physiol. 2012; 590: 4109-4120.
10） McGarvey LP, et al. Efficacy and safety of gefapixant, a P2X(3) receptor antagonist, in

refractory chronic cough and unexplained chronic cough (COUGH-1 and COUGH-2): results from two double-blind, randomised, parallel-group, placebo-controlled, phase 3 trials. Lancet. 2022; 399: 909-923.

11） Irifune K, et al. Antitussive effect of bakumondoto a fixed kampo medicine （six herbal components） for treatment of post-infectious prolonged cough: Controlled clinical pilot study with 19 patients. Phytomedicine. 2011; 18: 630-633.

12） 宮本昭，他（著）．TJ-19ツムラ小青竜湯の気管支炎に対するPlacebo対照二重盲検群間比較試験．臨床医薬．2001; 17: 1189-1214.

13） Calzetta L, et al. The impact of long-acting muscarinic antagonists on mucus hypersecretion and cough in chronic obstructive pulmonary disease: a systematic review. Eur Respir Rev. 2022; 31.

14） Johnson D, Osborn LM. Cough variant asthma: a review of the clinical literature. J Asthma. 1991; 28: 85-90.

15） 日本喘息学会．喘息診療実践ガイドライン2023．協和企画．2022.

16） Broers C, et al . Review article: gastro-oesophageal reflux disease in asthma and chronic obstructive pulmonary disease. Aliment Pharmacol Ther. 2018; 47: 176-191.

17） Fujimura M, et al. Bronchodilator-resistive cough in atopic patients: bronchial reversibility and hyperresponsiveness. Internal medicine. 1992; 31: 447-452.

18） Fujimura M, et al. Cough receptor sensitivity and bronchial responsiveness in patients with only chronic nonproductive cough: in view of effect of bronchodilator therapy. J Asthma. 1994; 31: 463-472.

19） Vakil N, et al. The Montreal definition and classification of gastroesophageal reflux disease: a global evidence-based consensus. Am J Gastroenterol. 2006; 101: 1900-1920.

20） 日本消化器学会．胃食道逆流症（GERD）診療ガイドライン2021 改定第3版．南江堂．2021.

21） Cigarette smoking and health. American Thoracic Society. Am J Respir Crit Care Med. 1996; 153: 861-865.

22） Park J, et al. Effect of Indacaterol on Cough and Phlegm in Chronic Obstructive Pulmonary Disease Patients: A Meta-Analysis of Five Randomized Controlled Trials. J Korean Med Sci. 2015; 30: 1453.

23） Zheng JP, et al. Effect of carbocisteine on acute exacerbation of chronic obstructive pulmonary disease (PEACE Study): a randomised placebo-controlled study. Lancet. 2008; 371: 2013-2018.

24） Global Initiative For Chronic Obstructive Lung Disease: 2023 Global Strategy for Prevention, Diagnosis and Management of COPD: https://goldcopd.org/2023-gold-report-2/ （2023年11月5日閲覧）

25） 日本耳鼻咽喉科免疫アレルギー感染症学会．鼻アレルギー診療ガイドライン作成委員会．2020年版 鼻アレルギー診療ガイドライン．一通年生鼻炎と花粉症―．ライフサイエンス．2020.

26） 松倉 聡，國分二三男．One airway, one diseaseからみた喘息と鼻副鼻腔炎：内科からのアプローチ．日内会誌．2016; 105: 1928-1934.

27） Gibson P, et al. Treatment of Unexplained Chronic Cough. Chest. 2016; 149: 27-44.

28） Haque RA, et al. Chronic idiopathic cough: a discrete clinical entity? Chest. 2005; 127: 1710-1713.

29） Morice AH, et al. Expert opinion on the cough hypersensitivity syndrome in respiratory medicine. Eur Respir J 2014; 44: 1132-1148.

30） Groneberg DA, et al. Increased expression of transient receptor potential vanilloid-1 in airway nerves of chronic cough. Am J Respir Crit Care Med. 2004; 170: 1276-1280.

31） Vertigan AE, et al. Pregabalin and Speech Pathology Combination Therapy for Refractory Chronic Cough; A Randomized Controlled Trial. Chest. 2016; 149: 639-648.

PART 6 コモンな呼吸器・アレルギー症状への対症療法

medicine

2 | 慢性呼吸器疾患における喀痰治療薬の使い方

中島 啓

喀痰の定義は「下気道で過剰に産生された分泌物が、口腔を経て体外に排出されたもの」とされる[1]。下気道は1日に約100 mLの気道分泌物を産生する。**図1**のように気道粘膜はゲル層（主成分はムチン）とゾル層で覆われている。正常では、線毛運動によりゲル層がスライドして中枢に運搬され、咽頭へ移動し無自覚に嚥下される[2]。痰の産生が亢進する、あるいは、嚥下機能低下により、痰の喀出が起こり、喀痰が症状として自覚される。

過剰な気道分泌は、粘液産生細胞からのムチン分泌の亢進で生じる。これは外界から吸入された刺激物質に対する防御反応や、気道炎症に伴う粘液産生細胞の過形成や腫瘍などが関与する。また、漿液性痰は、肺胞毛細血管の静水圧の上昇や血管内皮の透過性亢進、気道上皮のイオンチャネルを介して、管腔側への水分移動の増加に伴い生じる。

多くの呼吸器疾患は喀痰を呈する。例えば、COPDや喘息のような慢性気道疾患は、気道の慢性炎症により気道分泌物が増加し、痰の産生が亢進する。気道粘液の粘稠度も増加する。

喀痰治療の原則は原因疾患の治療である。原因疾患の治療を行うことで、喀痰の原因となっている炎症などを軽減することができるためである。原因疾患の治療でも改善を得られない場合に去痰薬を用いる。去痰薬は、喀痰の粘性を下げたり、気道分泌の産生を抑制したりすることで、作用する。

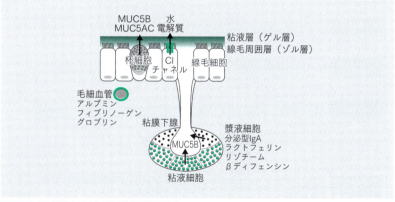

図1 下気道における粘液線毛輸送系
（文献1より引用）

1 対応の原則

- 喀痰治療の原則は、原因疾患の治療である。まずは原因疾患を見極めることが重要である。
- 原因疾患の治療でも改善が乏しい場合は、喀痰治療薬を用いる。去痰薬、漢方薬、その他（原因疾患の治療薬でもある）に分けて、使い方を習得する。
- 喀痰症状で困ることが多い、咳喘息・喘息、COPD、気管支拡張症においては、病態別に対応を理解しておく。

2 喀痰の原因診断

本邦の咳嗽・喀痰の診療ガイドライン2019に記載された喀痰診療の原則を**図2**に示す[1]。まず問診により、慢性呼吸器疾患や鼻炎・副鼻腔炎などの基礎疾患を確認する。喀痰については出現時期、色調、臭い、性状、量、喀出困難度を評価する。そして喀痰を採取して、細菌学的検査、細胞診検査などを実施する。

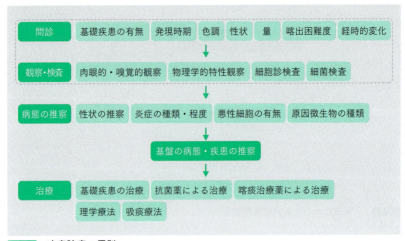

図2 喀痰診療の原則
（文献1を参考に作成）

ただし、実臨床においては、喀痰を呈する患者では、ほとんどの症例で咳嗽を伴っているため、日常臨床では咳嗽の鑑別診断のフローに則って喀痰の原因診断を行うことが多い。咳嗽の原因診断の考え方は、前述の6-1「慢性咳へのアプローチ」を参考にしてほしい。

1）喀痰の分類

一般に喀痰は、表1 のように肉眼所見により、漿液性、粘液性、膿性の3つに分類される[2]。図3 に喀痰の分類と鑑別診断を示す[3]。膿性痰は一般に細菌感染を示唆することが多いが、ウイルス感染によるかぜ症候群でも痰は膿性になることを理解しておく。よって、膿性痰だからといって、全例が抗菌薬の適応になるわけではない。なお、泡沫を加えた卵白様の漿液性痰が大量に出るものは「ブロンコレア」と呼ばれ、浸潤性粘液性腺がんにみられる。

表1 喀痰の分類と特徴

分類	特徴
漿液性	無色透明で粘度が低くサラサラとした性状の痰
粘液性	無色透明～白色で、粘度が高くネバネバした性状の痰
膿性	黄緑色で粘度が高くネバネバした性状を示す痰

分類	漿液性	粘液性	膿性
鑑別診断	● 気管支喘息 ● ARDS ● 肺水腫 ● 浸潤性粘液腺癌 ● 喫煙	● COPD ● 気管支拡張症 ● 喘息 ● かぜ症候群	● 細菌感染 ● かぜ症候群 ● ABPA（好酸球の滲出）

緑色	緑膿菌感染
オレンジ色	レジオネラ
鉄さび色	肺炎球菌感染症, 肺吸虫症
苺ゼリー状	クレブシエラ肺炎
黒色・褐色	真菌

ABPA：アレルギー性気管支肺アスペルギルス症，ARDS：急性呼吸窮迫（促迫）症候群，
COPD：慢性閉塞性肺疾患

図3 喀痰の分類と鑑別診断
（文献3より引用）

喀痰は肉眼所見以外に臭いも重要な情報であり、悪臭・腐敗臭を呈する場合
は、肺膿瘍など嫌気性感染を疑う。

3 | 喀痰治療の原則

喀痰は多くの呼吸器疾患に随伴する症状であり、前述したように、喀痰治療の基
本は、原因疾患の治療である。よって、対症療法を開始する前に、原疾患の検索が
重要である。原因疾患の治療で、喀痰が改善しない場合は、喀痰治療薬の投与を考
慮する。また、注意すべきこととしては、喀痰が多いのに咳だけ止めると、肺炎発
症のリスクになる。よって、喀痰が多い咳嗽（湿性咳嗽）に対しては、安易に鎮咳
薬を使わないようにする。

4 | 喀痰治療薬

まず、最初にプライマリ・ケア医におさえておいてほしい喀痰治療薬を **表2** に
示す。

| 表2 | おさえておくべき喀痰治療薬 | | |

去痰薬	作用機序・特徴	適応病態
アンブロキソール塩酸塩（ムコソルバン®、ムコソルバン®L）	肺サーファクタントの分泌を促進して、排痰しやすくする。「痰をキレやすくする」イメージ	キレの悪い喀痰。「痰が切れない」「喉に痰がひっかかる」「痰を出しづらい」などの訴えがあるとき
カルボシステイン（ムコダイン®）	杯細胞の過形成を抑制し、気道粘液産生を抑制する。「痰自体の量を減らす」イメージ	量の多い喀痰
フドステイン（クリアナール®）	杯細胞の過形成を抑制し、気道粘液産生を抑制する。「痰自体の量を減らす」イメージ	量の多い喀痰

漢方薬	作用機序・特徴	適応病態
清肺湯 せいはいとう	気道粘液線毛輸送機能を促す	喀痰の多い咳嗽
半夏厚朴湯 はんげこうぼくとう	不明	患者が「喀痰が喉に引っかかる」と訴えるけども実際は器質的疾患がない、いわゆる「咽喉頭異常感症」
その他（原疾患治療薬でもある薬剤）		
LAMA	副交感神経の抑制。「痰を減らす」イメージ	COPD、喘息
ICS	好酸球性炎症の抑制。「痰を減らす」イメージ	好酸球性気道炎症全般（喘息など）
マクロライド	上皮細胞からの水分過剰分泌の抑制。「痰を減らす」イメージ	気管支拡張症

　去痰薬の投与に際しては、基本的に1剤から開始し、効果が乏しい場合は他剤に変更、または併用を考慮する。効果判定は、喀痰の量、粘稠度、喀出のしやすさ、咳嗽、気道閉塞感を指標とする。ただし、実臨床における喀痰治療薬は、肺炎に対する抗菌薬や、COPDに対する気管支拡張薬のように、スパッと実感として効くことは少なく、治療の主役ではなく補助的な位置づけである。それでも喀痰症状に悩む患者は少なくないので、原因疾患に対する標準的な治療を行ってから、各喀痰治療薬の機序や効果を理解したうえで、処方を行う。去痰薬についてはいずれも対症療法に過ぎないため、万全と投与し続けるのではなく、効果が乏しければ中止することがポリファーマシーを防ぐうえでも重要である。

1）去痰薬

　去痰薬は多岐にわたるが、私は3つだけ覚えておけばよいと考えている。アンブロキソール塩酸塩、ムコダイン、クリアナール®の3つである。

a) アンブロキソール塩酸塩（ムコソルバン®）

アンブロキソール塩酸塩は、肺サーファクタントの分泌を促進することで、気道粘液と気道上皮との粘着性を低下させるとされ、排痰しやすくする。効き方は「痰のキレをよくする」イメージである。よって、「痰のキレが悪い」「痰が喉に引っかかって出ない」などの症状を訴える患者に用いる。また、アンブロキソールは、ランダム化比較試験において、重症のCOPDで、プラセボと比較して増悪を減少したと報告されている[4]。

アンブロキソールには徐放剤があり、1日1回投与が可能である。例えば夜間や早朝の排痰を促したい場合は、夕食後や睡眠前に内服するようにする。経験的には1日3回内服の製剤と、1日1回の徐放剤で効果に差は感じない。私の場合は、症状があるときに頓用で使いたいという患者が多く、1日3回の製剤を処方することが多い。優劣はないと思われ、患者の好みに応じて処方するのがよい。

対象疾患としては、研究データもあるCOPD、気管支喘息で粘稠な痰が出しづらいとき、肺炎で気道の奥にある痰が出しづらいときなどに用いることが多い。

b) カルボシステイン

カルボシステインは杯細胞の過形成を抑制して、気道粘液産生を抑制する。効き方は「痰自体の量を減らす」イメージである。よって、「痰が多い」という症状を訴える患者に用いる。カルボシステインは2017年に発表されたメタアナリシスで、COPDにおいてプラセボと比較して増悪の減少、QOLの改善が報告されている[5]。呼吸機能や有害事象に差はなかったとされる。以上から疾患としては、COPDや慢性気管支炎で痰の量が多い患者に使いやすい。

c) フドステイン

フドステインも杯細胞の過形成を抑制し、気道粘液産生を抑制する。効き方としては、カルボシステインと同様に「痰自体の量を減らす」イメージである。アンブロキソールやカルボシステインほど多くの臨床試験が組まれているわけではないが、経験的には痰の量が多い患者に対して有効性を感じる。例えば、私は、気管支拡張症や慢性気管支炎で日頃喀痰の量が多い場合にフドステインを使用することが多い。

2）漢方薬

a) 清肺湯

清肺湯は、気道粘液線毛輸送機能を促すとされ、喀痰の多い咳に対して使用され

る。慢性気管支炎、気管支拡張症など痰を伴う咳に対して用いる。

b) 半夏厚朴湯

半夏厚朴湯は、器質的疾患がなく、咽頭部に異物感がある症状に有効な漢方薬である。喀痰治療薬ではないが、患者が「喀痰が喉に引っかかる」と訴えるけれども実際は器質的疾患がない、いわゆる「咽喉頭異常感症」にしばしば有効である。

3）その他（原疾患治療薬でもある薬剤）

a) LAMA

LAMA は、長時間作用性のアセチルコリンムスカリン受容体拮抗薬であり、副交感神経の抑制作用を通して、痰を減らす効果がある。気道杯細胞や粘膜下腺がアセチルコリンに反応性分泌する粘液の産生を制限するとされる[6]。システマティックレビューでは、チオトロピウムは、COPD 患者において、喀痰の量を減少させることや、排痰を改善したことが報告されている[7]。合わせて LAMA には咳嗽を軽減する効果もある。LAMA は COPD の第一選択薬であるが、喘息で ICS/LABA を処方しても、喀痰などの症状が残る患者にも有用である。

b) ICS

ICS は気管支喘息治療の主役であり、好酸球性気道炎症を抑えることで、喘息の安定化とともに、経験的には喀痰症状も減少させる。COPD 患者においても、末梢血好酸球数が $300/\mu L$ 以上の場合は、GOLD ガイドラインでも ICS の追加が推奨されている[8]。気管支拡張症患者においても、ICS 治療が好酸球増多群（末梢血好酸球数 $300/\mu L$ 以上）においては、増悪の回数と重症度を減少させたことが報告されている[9]（本邦で気管支拡張症の病名に ICS の保険適用はない）。

c) マクロライド系抗菌薬

マクロライド系抗菌薬は、抗菌薬としての作用以外に、抗炎症作用を有する[10]。杯細胞過形成の抑制をする効果もあり[11]、喀痰を減少させる。またマクロライド系抗菌薬は、上皮細胞からの水分過剰分泌を抑制し、線毛運動に適したゾル層の厚さに調整する。ヨーロッパ呼吸器学会の気管支拡張症のガイドラインでは、年に 3 回以上の増悪を認める患者で、長期のマクロライド治療を推奨している[10]。私は、薬剤耐性対策の観点から、マクロライド系抗菌薬の使用は極力控えるようにしているが、気管支拡張症の患者において、他剤で喀痰症状のコントロールが困難で、特に増悪を繰り返している場合は、エリスロマイシンなどのマクロライド系抗

菌薬の少量長期投与を考慮する場合がある。

5 原因疾患別の治療法

特に喀痰症状で患者が困ることの多い、喘息・咳喘息、COPD、気管支拡張症に関して対応を述べる。

1）喘息・咳喘息

喘息・咳喘息の初期治療薬は ICS/LABA であるが、これらの投与により咳嗽や呼吸困難は改善するも、喀痰症状が残る場合がある。この場合は、LAMA を追加することが症状軽減に有効なことが多い。前述したように LAMA には喀痰を減少させる作用があるためである。なので、LAMA の禁忌となる閉塞隅角緑内障や排尿障害を伴う前立腺肥大がないことを確認してから ICS/LABA/LAMA への変更を検討する。LAMA を追加しても喀痰症状が残る場合には対症療法的に去痰薬の使用を考慮する。

2）COPD

COPD の治療の主役は気管支拡張薬であり、LAMA や LABA が使用される。前述したように LAMA、特に喀痰を軽減する作用を認める。これらの気管支拡張薬を用いても、喀痰症状が残る場合には、気道に好酸球性炎症が絡んでいないかを評価することが重要である。末梢血の好酸球数がヒントになり、$300/\mu L$ を超えているようであれば、好酸球性炎症が存在する可能性がある。よって、この場合は、ICS の投与を考える。経験的には、ICS による気道の好酸球性炎症が抑えられることで、喀痰症状が軽減することが多い。

3）気管支拡張症

気管支拡張症は、気道分泌物の増加により喀痰症状が前面に出てくる。多くの場合は、喀痰調整薬を対症的に用いる。進行して、急性増悪を繰り返してくる場合は、マクロライド系抗菌薬の適応が出てくる。前述したようにヨーロッパ呼吸器学会は、年に 3 回以上の増悪を認める気管支拡張症患者に対して、マクロライドの使用を推奨している[10]。最近は、気管支拡張症患者でも好酸球性炎症を認める群の存在が指摘されており、末梢血好酸球数が $300/\mu L$ 以上の際に、ICS の使用が

有効とされる報告も出ている[9]。しかし、ICS を漫然と使用すると肺炎のリスクが上がるため、慎重な投与が必要である。

6 | 喀痰に対する診療スタンスと患者への説明

　前述したように喀痰治療の原則は、原因疾患の治療である。よって、例えば、対症療法としてアンブロキソール塩酸塩を内服していた患者を、喘息と診断し ICS/LABA を処方して症状が改善した場合は、アンブロキソール塩酸塩は中止できることが多い。しかし、実臨床では、喘息に対する ICS/LABA/LAMA や COPD に対する LAMA/LABA など原疾患の治療を行っても喀痰症状が残存する患者も多い。また、原疾患の確定診断をつけることができず、対症療法として去痰剤や漢方薬を複数併用せざるを得ない場合もある。また、効いているか不明の去痰薬を他院で処方され長期間内服している患者に遭遇することもある。患者が長期に内服する去痰薬を減量する場合は、まず喀痰の原因疾患を診断して治療する姿勢が重要である。原因疾患を治療しても残る喀痰症状に対して去痰薬を内服している患者や、原因疾患がはっきりしないため長期間の去痰薬を内服している患者において、去痰薬を減量する場合は慎重な姿勢が必要である。医師にとってはエビデンスが乏しく本当に効いているのかが不明の喀痰治療薬であっても、患者にとっては確実な効果の実感を伴っていることも多い。もし、ポリファーマシーの問題を考慮して、喀痰治療薬を減量する場合は、私は、患者と十分に話し合ったうえで、一剤ずつ減量するようにしている。一剤ずつであれば患者の心理的な抵抗も減少し、実際に中止した際にその薬剤が効果を認めていたのかがわかるためである。喀痰の症状は、血液検査や画像検査による定量化は難しため、患者の訴えを最大限に尊重しながら、寄り添う診療を行うことが重要である。

参考文献

1) 日本呼吸器学会. 咳嗽・喀痰の診療ガイドライン 2019. メディカルレビュー社. 2019.
2) 日本呼吸器学会. 新呼吸器専門医テキスト. 南江堂. 2020.
3) 中島　啓. 治らない咳, どう診る・どう処方する？③ 初診での喀痰の診かた. Medicina. 2022; 59: 568-571.
4) Malerba M, et al. Effect of twelve-months therapy with oral ambroxol in preventing exacerbations in patients with COPD. Double-blind, randomized, multicenter, placebo-controlled study (the AMETHIST Trial). Pulm Pharmacol Ther. 2004; 17: 27-34.
5) Zeng Z, et al. Effect of carbocisteine on patients with COPD: a systematic review and meta-analysis. Int J Chron Obstruct Pulmon Dis. 2017; 12: 2277-2283.
6) Matera MG, Cazzola M. Muscarinic Receptor Antagonists. Handb Exp Pharmacol. 2017; 237: 41-62.
7) Calzetta L, et al. The impact of long-acting muscarinic antagonists on mucus hypersecretion and cough in chronic obstructive pulmonary disease: a systematic review. Eur Respir Rev. 2022; 31.

8） Global Initiative For Chronic Obstructive Lung Disease: 2023 Global Strategy for Prevention, Diagnosis and Management of COPD: https://goldcopd.org/2023-gold-report-2/（2022年11月5日閲覧）

9） Martinez-Garcia MA, et al. The U-Shaped Relationship Between Eosinophil Count and Bronchiectasis Severity: The Effect of Inhaled Corticosteroids. Chest. 2023; 164: 606-613.

10） Polverino E, et al. European Respiratory Society guidelines for the management of adult bronchiectasis. Eur Respir J. 2017; 50.

11） Tamaoki J. The effects of macrolides on inflammatory cells. Chest. 2004; 125: 41S-50S.

PART

7

コモンな消化器系症状への
対症療法

> **PART 7** コモンな消化器系症状への対症療法

medicine

1 | 消化性潰瘍治療薬 (PCABも含めて)

飯塚玄明、早川晃央、大橋博樹

| 1 | 作用機序

プロトンポンプ阻害薬（proton pump inhibitor: PPI）は、それ自体は活性体の薬剤ではない。酸性環境下で不安定なため腸溶性製剤であるにもかかわらず、酸と出会うと活性体に変化するプロドラッグである。腸で吸収されて、血中に移行した後、胃の壁細胞から分泌され、胃酸と反応して活性体となる。活性体となった薬剤は細胞膜上のプロトンポンプと結合、酵素活性を阻害し、胃酸の分泌を阻害する。

理論上は、食事の30分ほど前にPPIを内服し、血中濃度が上がり始める時間に食事を開始すると、PPIの多くが活性体になり作用できるようになると考えられ、米国のランソプラゾールの添付文書では食前投与が記載されている。

活性化された薬剤は酸によりすぐに分解されてしまうため細胞膜上に発現しているプロトンポンプしか阻害できない。また、プロトンポンプは1日で25 〜 30％が新しく入れ替わるため、PPIが安定して酸分泌阻害作用を発現するまで、毎日服用しても3 〜 5日ほどかかるとされる。

一方、ボノプラザンは胃酸による活性化を必要とせず、カリウムイオンに競合してプロトンポンプを阻害することで、胃酸の分泌を阻害するため、従来のPPIと区別して、カリウムイオン競合型アシッドブロッカー（P-CAB）と呼ばれる。ボノプラザンは塩基性が強く、酸性環境下でも安定なため、吸収され血中移行後に胃の壁細胞から分泌された後、高濃度に集積し、長時間残存する。この性質により新たに細胞膜上に異動してきたプロトンポンプも阻害することができるため、速やかに酸分泌阻害作用を示すと考えられる（ 図1 ）。

ボノプラザン

ボノプラザンは塩基性が強く、また酸性環境下でも安定なため、分泌細管に高濃度に集積し、長時間残存する。この性質により、血中薬物濃度の低下後に、新たに分泌細管の腔上へ移動してきたプロトンポンプも阻害することができるため、速やかで優れた酸分泌抑制作用を示すと考えられる。

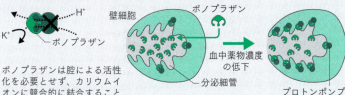

ボノプラザンは腔による活性化を必要とせず、カリウムイオンに競合的に結合することでプロトンポンプを阻害し、胃酸分泌を抑制する。

ランソプラゾール

ランソプラゾールは、酸性環境下では不安定であり、分泌細管に長く留まることができない。そのため、血中薬物濃度の低下後は、新たに分泌細管の腔上へ移動してきたプロトンポンプを阻害することができないと考えられる。

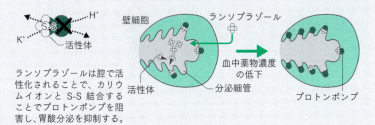

ランソプラゾールは腔で活性化されることで、カリウムイオンと S-S 結合することでプロトンポンプを阻害し、胃酸分泌を抑制する。

図1 ボノプラザンとランソプラゾールの作用機序
(文献1より許諾得て転載)

2 | 各薬剤の比較

表1 各薬剤の比較

	ボノプラザン	エソメプラゾール	ランソプラゾール	ラベプラゾール	オメプラゾール
胃潰瘍、十二指腸潰瘍、吻合部潰瘍、Zollinger-Ellison症候群	1日1回20mg（胃潰瘍：8週まで、十二指腸潰瘍6週まで）	1日1回20mg（胃潰瘍・吻合部潰瘍：8週まで、十二指腸潰瘍6週まで）	1日1回30mg（胃潰瘍・吻合部潰瘍：8週まで、十二指腸潰瘍6週まで）	1日1回10mg、20mgの投与も可（胃潰瘍・吻合部潰瘍：8週まで、十二指腸潰瘍6週まで）	1日1回20mg（胃潰瘍・吻合部潰瘍：8週まで、十二指腸潰瘍6週まで）
逆流性食道炎	1日1回20mg（4週まで）効果不十分の場合、8週まで可 維持療法：1日1回10mg、効果不十分の場合1回20mg	1日1回20mg（8週まで）維持療法：1日1回10～20mg	1日1回30mg（8週まで）維持療法：1日1回15mg、効果不十分の場合1回30mg	1日1回10mg、20mgの投与も可（8週まで）、効果不十分の場合、1日2回1回10mgまたは20mgさらに8週投与可（ただし1日2回1回20mgは重度の粘膜障害の場合のみ）維持療法：1日1回10mg、効果不十分の場合1日2回1回10mg	1日1回20mg（8週まで）維持療法：1日1回10～20mg
非びらん性胃食道逆流症	×	1日1回10mg（4週まで）	1日1回15mg（4週まで）	1日1回10mg（4週まで）	1日1回10mg（4週まで）
右記薬剤使用時の胃潰瘍または十二指腸潰瘍の再発抑制	（NSAIDsまたは低用量アスピリン）1日1回10mg	（NSAIDsまたは低用量アスピリン）1日1回20mg	（NSAIDsまたは低用量アスピリン）1日1回15mg	（低用量アスピリン）1日1回5mg。1回10mgの投与も可	×
特徴	吻合部潰瘍・Zollinger-Ellison症候群、非びらん性胃食道逆流症への適応なしCYP2C19の寄与が少ない	1歳からの小児適応あり懸濁用顆粒の剤形を有するCYP2C19の寄与が少ない	頻用規格である15mg錠の後発品が最も薬価が安いCYP2C19の寄与が多い	逆流性食道炎に対して、条件付きで1日2回投与可能CYP2C19の寄与が少ない	CYP2C19の寄与が多い

1）薬価（2024 年 11 月現在）

ボノプラザン
　　先発品（10 mg 錠 96.8 円）
　　後発品なし
エソメプラゾール
　　先発品（10 mg カプセル 40.6 円）
　　後発品（10 mg カプセル 24 円）
ランソプラゾール
　　先発品（15 mg 錠 23.3 円）
　　後発品（15 mg 錠 12.4 〜 21.1 円）
ラベプラゾール
　　先発品（10 mg 錠 43.6 円）
　　後発品（10 mg 錠 20.3 〜 32.3 円）
オメプラゾール
　　先発品（10 mg 錠 24.2 円）
　　後発品（10 mg 錠 14.9 円）

2）ガイドライン上の推奨

a）ピロリ菌除菌（「消化性潰瘍診療ガイドライン 2020」による除菌療法の原則）

　ガイドラインではボノプラザンを用いたアモキシシリンおよびクラリスロマイシンの 3 剤療法は PPI 使用時よりも除菌率が高く、一次除菌治療ではボノプラザンの使用が推奨されている。【推奨の強さ：強（合意率 100%）、エビデンスレベル A】
　特にクラリスロマイシン耐性ピロリ菌の場合、ボノプラザンの除菌率は 82%、PPI 使用時は 40% であり、高い除菌率を示した。

b）胃潰瘍、十二指腸潰瘍（消化性潰瘍診療ガイドライン 2020）

　ガイドラインでは各 PPI とボノプラザンとの間での潰瘍治癒率に差はないとされ、いずれの薬剤も第一選択として推奨されている。【推奨の強さ：強（合意率 100%）、エビデンスレベル A】

c）胃食道逆流症〔胃食道逆流症（GERD）診療ガイドライン 2021（改訂第 3 版）〕

　ガイドラインで軽症逆流性食道炎の初期治療において PPI とボノプラザンはい

ずれも内視鏡的食道粘膜障害の治癒をもたらし、軽症逆流性食道炎の第一選択薬として使用することが推奨されている。【推奨の強さ：強（合意率 100％）、エビデンスレベル B】

また重症逆流性食道炎の初期治療として、ボノプラザン 20 mg/ 日を 4 週間投与することが提案されている。【推奨の強さ：弱（合意率 100％）、エビデンスレベル C】

3）代謝

PPI は主に肝臓における代謝酵素チトクローム P450（CYP）2C19 で代謝されるが、欧米人に比べて日本人は CYP2C19 の遺伝子多型による酵素活性の個人差が大きく、PPI の薬効発現の個体間変動にもつながっている。その中でもエソメプラゾールとラベプラゾールは、CYP2C19 の影響が他剤と比較して低いとされており、個体間変動が小さいとされている。

ボノプラザンは主として CYP3A4 で代謝され、一部 CYP2B6、CYP2C19 及び CYP2D6 で代謝される。CYP2C19 と比較して CYP3A4 の遺伝子多型は少ないため、ボノプラザンは代謝による薬効発現の個体間変動が小さい。

4）経管投与

PPI は酸に不安定のためすべて腸溶性製剤となっているため、フィルムコート錠しか存在しないオメプラゾール、ラベプラゾールは腸瘻などチューブ先端が腸に達している場合のみ粉砕後経管投与可能となっている。

口腔内崩壊錠が存在するボノプラザン、ランソプラゾールは、水で直ちに崩壊し、チューブの先端によらず経管投与可能となっている。注意点としてランソプラゾールには添加物としてマクロゴール 6000（先発品、後発品含む）が含有されており、60℃以上になると凝固してしまい、チューブが閉塞してしまうため、ランソプラゾールは水で懸濁するよう指導する。

エソメプラゾールはカプセルのまま簡易懸濁後もしくは脱カプセル後、経管投与可能である。ネキシウム® 懸濁用顆粒も経管投与可能であるが、懸濁後時間が経つと粘性がかなり高くなるため、経管投与する場合は懸濁後速やかに投与する。

3 | 副作用

1）早期に出現する有害事象

ほかの薬剤と同じように、薬剤アレルギーに起因するショック、アナフィラキシー、血球減少、肝機能障害などが考えられる。

2）長期投与に伴い懸念される有害事象

a）下痢症

PPI は慢性の下痢症状を引き起こすことがあり、collagenous colitis（膠原線維性大腸炎）の可能性がある。大腸上皮細胞にあるプロトンポンプを阻害することにより大腸粘膜分泌の組成や pH が変化し、免疫反応が誘導されることで起きると考えられている。collagenous colitis はすべての PPI で報告されているが、ランソプラゾールが大腸粘膜への感受性が高いため、最も多いとされている[23]。ボノプラザンでも collagenous colitis の症例が報告されている[4]。

また 2012 年、米国食品医薬品局（FDA）より Clostridioides difficile 関連下痢症のリスク上昇に関わっている可能性が通知され、2018 年のシステマティックレビューによると PPI 使用による Clostridioides difficile 関連下痢症オッズ比は 2.34（95% CI=1.94-3.82）との報告がある[5]。サルモネラ、カンピロバクター感染症が増加する報告もあり[6]、腸管感染症の増加の可能性が懸念される。

b）骨折

2010 年 5 月 FDA より PPI 治療における骨折リスクの増加について複数の観察研究のレビュー結果に基づき、PPI 共通の注意事項として安全性情報を発出し、2010 年 9 月にはすべての PPI の米国添付文書に追記された。米国の措置を受けて、日本のすべての PPI の添付文書にも追記された。2011 年のシステマティックレビューによると PPI 使用による椎体骨折のオッズ比は 1.50（95% CI=1.32-1.72）と報告されている[7]。

PPI による骨折リスク上昇の機序は、酸分泌低下によるカルシウム吸収低下、ビタミン B12 の吸収低下ならびに転倒リスクの上昇などが想定されているが、明確な理由は不明とされている[8]。

c）肺炎

胃酸が減少し、口腔内に繁殖した細菌を嚥下することにより、胃内、さらに上部

消化管内で細菌が繁殖し、細菌性肺炎が増加するリスクになるとされる[9]。

2015年のシステマティックレビューでは、PPIによる市中肺炎発症のオッズ比は1.49（95% CI=1.16-1.92）、市中肺炎による入院のオッズ比が1.61（95% CI= 1.12-2.31）と報告されている[10]。

d）血清ガストリン値の上昇

ボノプラザンのマウスおよびラットを用いた非臨床のがん原性試験において、胃の神経内分泌腫瘍が認められている。発生機序として、酸分泌抑制による持続的かつ顕著な高ガストリン血症に基づくものと考えられている。他のPPIでもがん原性試験において、同様の変化が認められているが、臨床試験において既存のPPIよりもボノプラザンでは血清ガストリン値が高い傾向を示しているため、長期的な影響について情報が収集されている。

e）電解質異常

低マグネシウム血症、低ナトリウム血症、低カリウム血症、低カルシウム血症を引き起こす可能性がある。

4 | 適応病態

PPIの適応症は「逆流性食道炎、非びらん性胃食道逆流症、胃潰瘍、十二指腸潰瘍、吻合部潰瘍、Zollinger-Ellison症候群、低用量アスピリン投与時における胃潰瘍または十二指腸潰瘍の再発抑制、ヘリコバクター・ピロリの除菌の補助」となっている[11]。

1）逆流性食道炎

日本人の逆流性食道炎の有病割合は、健診受診者では平均12.0％、外来患者では平均10.8％である[12]。逆流性食道炎に対する内服の目的として、症状のコントロールとQOLの改善および合併症の予防が目的になる。症状には、定型症状である胸やけと呑酸に加え、腹部膨満感・胃重感・喉の違和感・咳嗽もある。合併症として、出血・食道狭窄・Barret食道・食道腺がんが知られる。PPIはヒスタミンH$_2$受容体拮抗薬（H$_2$RA）や消化管運動機能改善薬よりも高い治癒率と早期の症状寛解とQOL改善をもたらし、さらに費用対効果にも優れているため、GERD治療の第一選択薬とされている[12]。一方で、PPIは酸性環境では不安定なこと、十分に効果を発現するまでに数日かかるなどの欠点があり、重症逆流性食道炎の3～4

割でPPIによる治癒が得られないとされている。それに対し、P-CABは酸に安定し投与当日から十分な酸分泌抑制効果を示し、維持療法においてもPPIより優れた治療効果があることが示されている。

軽症逆流性食道炎（ロサンゼルス分類A、B）の初期治療において、PPIとP-CABはいずれも内視鏡的食道粘膜傷害の治癒をもたらし、軽症逆流性食道炎の第一選択薬としてこの2種の薬剤を4〜8週間使用することが推奨されている[12]。また、その長期維持療法にもPPIもしくはP-CABが勧められる。両者とも有症状時にのみ内服するというオンデマンド療法も可能である。異なるPPI間で逆流性食道炎の治療と再発を比較したランダム化比較試験によると、PPI間の治癒率と再発率に差は見られなかった[13]。そのため、PPIの切り替えは、個々のPPIに対する副作用がある患者にとって合理的な選択と考えられ、より低コストである薬剤を選択することもある。

重症逆流性食道炎（ロサンゼルス分類C、D）の初期治療としては、P-CABであるボノプラザン20 mg/日の4週間投与が推奨される[12]。改善が見られればその後はボノプラザン10 mg/日の維持療法を行い、改善なければボノプラザン20 mg/日を8週間まで延長可能である。重症例においてボノプラザンを8週間投与した時の治癒率は98.7%であり、ランソプラゾール群の87.5%に比べて有意に高く、酸分泌をより強力に抑制することによって逆流性食道炎の治癒率が向上することが示されている[14]。常用量のPPIの1日1回投与にもかかわらず食道粘膜傷害が治癒しないもしくは強い症状を訴える場合には、PPI倍量・1日2回投与もしくはボノプラザン20 mg/日への変更が推奨される[12]。ラベプラゾールは、PPIで効果不十分な場合で重度な粘膜障害を有する場合に、1回20 mgを1日2回、さらに8週間追加で内服することが可能である。なお、現時点でラベプラゾール以外はこの使用方法は本邦では保険適用外である。

また、NERD（非びらん性胃食道逆流症）の治療にも酸分泌抑制が有用であるが、NERDには様々な病態が包括されており、この病態の相違が治療効果の差になっていると考えられているため、PPIやP-CABの有効性は確立されていない[12]。なお、現在本邦においてNERDに対するH$_2$RAとP-CABの保険適用はない。

PPIテストは、PPIを用いて、胸やけなどの酸の胃食道逆流症状消失の有無で治療的診断を行うものである（現在本邦では保険適用外）。GERDと非心臓性胸痛（NCCP）の診断には有用であるが、一定の割合で偽陽性・偽陰性が起こるため、その他の非定型的症状や食道外症状における有用性は限定的と考えられる。このように、PPIテスト偽陰性の原因として、PPIの用量や投与期間不足などで症状の十分な改善が得られないということがあげられたが、この点においてP-CABはより

早くより強力な酸分泌抑制効果を発揮し、用量依存的に強力となるため、この問題点が解決できる可能性がある[12]。PPI テストでは用量と投与期間は統一されたものはないこと、症状改善の目安とするカットオフ値の決め方によって感度・特異度が変化すること、などが欠点としてあげられる。

2) 消化管（胃潰瘍、十二指腸）潰瘍

消化管潰瘍に対する非除菌治療（初期治療）では、PPI は H_2RA と比較して有意に潰瘍治癒率が高いと報告されている[15]。各 PPI と P-CAB との比較では、潰瘍治癒率に差は示されておらず、いずれも第一選択薬となる[16]。消化管潰瘍に対する PPI や P-CAB は、保険診療では胃潰瘍、吻合部潰瘍では 8 週間、十二指腸潰瘍では 6 週間使用できるが、90 ～ 95％の消化管潰瘍が治癒する。胃潰瘍に対する非除菌治療（維持療法）において、その有効性がランダム化比較試験（RCT）によって証明された薬剤は H_2RA やスクラルファートであり、維持療法として 1 ～ 2 年までの有効性が示されているため、この期間は使用することが推奨される。低用量アスピリン投与時における消化管潰瘍の再発予防として、本邦の保険診療において、ラベプラゾール 5、10 mg、ランソプラゾール 15 mg、エソメプラゾール 20 mg、ボノプラザン 10 mg が使用可能である。とりわけ、経皮的冠動脈インターベンション後に用いられる 2 剤抗血小板療法は消化管出血による死亡率を有意に上昇させ、PPI 併用により上部消化管出血の発生頻度を減少させ心血管イベントの発生率には差はなかったことから、PPI 併用が強く推奨される。

3) *H.pylori* 感染症

P-CAB を用いたアモキシシリンおよびクラリスロマイシンの 3 剤療法は、PPI 使用時よりも除菌率が高いため、一次除菌治療では P-CAB を使用することが推奨されている[16]。

5 | 処方開始時の注意点と患者説明内容

PPI の処方は、上記にある様々な副作用の原因となるため、治療対象の症状・疾患に適した最低用量で最短期間とすることが望ましい。頻度の比較的高い副作用である、発疹や掻痒感などの過敏症、肝機能障害、便秘、下痢、頭痛、眠気が起きた場合には、PPI 間での処方の変更が検討される。PPI の種類を変更することで副作用がなくなる可能性があることを伝え安心してもらったうえで、PPI 変更後に頭

痛症状が改善した事例を筆者は経験した。

PPI の内服は朝食の 30 〜 60 分前に投与すると効果的である。食事によってプロトンポンプが活性化されるタイミングで高い血中濃度が得られるため、より効果的にプロトンポンプを不活化できると考えられる。酸化マグネシウムなどのマグネシウム含有製剤を摂取している場合は、2 時間以上前もしくは 4 〜 6 時間後にPPI を内服しなければならないのでそのことを説明する。

逆流性食道炎の治療期間に関しては、4 週間と 8 週間での治癒率はあまり変わらないことから、外来診療では PPI 開始後 4 週間で症状をフォローすることが望ましいことを伝える。PPI の処方とともに、生活習慣の改善で有効性が示されている肥満者に対する減量、禁煙、夜間症状発現者に対する遅い夕食の回避、就寝時の頭位挙上を伝える。アムロジピンやニフェジピンのようなジヒドロピリジン系カルシウム拮抗薬では、食道下部括約筋の弛緩により逆流性食道炎を引き起こす報告もあり [17]、降圧薬の変更を検討する余地はある。

嚥下機能低下がある患者に対しては、ランソプラゾール、ボノプラザンには口腔内崩壊錠、エソメプラゾールには顆粒があることを念頭に相談する。

6 | 処方中止を検討するタイミング

PPI の処方は、原則として治療対象の症状・疾患に適した最短期間とすることが望ましい。抗血小板薬や非ステロイド性抗炎症薬（NSAIDs）を内服している患者での使用については、抗血小板薬や NSAIDs が本当に必要かを再考する必要がある。必要であれば抗血小板薬や NSAIDs を処方した医師と相談することも検討される。*Clostridioides difficile* 感染症を発症した場合には、PPI を中止することが推奨されている [18]。内服理由が不明な場合には、減量または中止を検討してもよいだろう。PPI を段階的に減らす際に、標準または高用量の PPI を処方している場合は、まずは用量を 50% 減らすことを検討する。1 日 2 回服用している場合、朝食前の 1 回に服用を減らす。PPI を減量しても、継続する場合と比較して、症状再燃のリスクは増加しないという報告もある。PPI を中止した場合は、症状を訴えられる患者であれば胸やけ、呑酸、上腹部痛の症状を確認し、症状を訴えられない患者では、食思不振、体重減少、興奮性について、4 週、12 週後にフォローアップをする。PPI 中止後に症状が再燃し 3 〜 7 日間症状が継続し、日常生活に支障をきたす場合には、*H.pylori* 検査・治療や、PPI をもともとの用量に戻すことも検討される。PPI の投与が必要と判断し継続した場合でも、定期的な上部消化管内視鏡や血液検査などで潰瘍の出現がないかなどの病態の確認は必要である。

参考文献

1） タケキャブ錠製品情報概要.
2） Nilesh N, et al. Microscopic colitis associated with lansoprazole: report of two cases and a review of the literature. Scand J Gastroenterol. 2007; 42: 530-533.
3） Wilcox GM, et al. Microscopic colitis associated with omeprazole and esomeprazole exposure. J Clin Gastroenterol. 2009; 43: 551-553.
4） 小沼宏徳, 小沼一郎. ボノプラザン起因性 collagenous colitis の1例. Progress of Digestive Endoscopy. 2019; 94: 104-106.
5） Oshima T, et al. Magnitude and direction of the association between Clostridium difficile infection and proton pump inhibitors in adults and pediatric patients: a systematic review and meta-analysis. J Gastroenterol. 2018; 53: 84-94.
6） Bavishi C, et al. Systematic review: the use of proton pump inhibitors and increased susceptibility to enteric infection. Aliment Pharmacol Ther. 2011; 34: 1269-1281.
7） Ngamruengphong S, et al. Proton pump inhibitors and risk of fracture: a systematic review and meta-analysis of observational studies. Am J Gastroenterol. 2011; 106: 1209-1218.
8） 骨粗鬆症の予防と治療ガイドライン作成委員会. 骨粗鬆症の予防と治療ガイドライン2015年版. ライフサイエンス出版. 2015.
9） Mandell LA, et al. Aspiration Pneumonia. New Engl J Med. 2019; 380: 651-663.
10） Lambert AA, et al. Risk of community-acquired pneumonia with outpatient proton-pump inhibitor therapy: a systematic review and meta-analysis. PLoS One. 2015; 10: e0128004.
11） 医薬品医療機器情報提供ホームページ. パリエット錠®添付文書.
12） 日本消化器病学会. 胃食道逆流症（GERD）診療ガイドライン2021（改訂第3版）. 南江堂. 2021.
13） Caro JJ, et al. Healing and relapse rates in gastroesophageal reflux disease treated with the newer proton-pump inhibitors lansoprazole, rabeprazole, and pantoprazole compared with omeprazole, ranitidine, and placebo: evidence from randomized clinical trials. Clin Ther. 2001; 23: 998-1017.
14） 松川純, 他. 新規カリウムイオン競合型アシッドブロッカーボノプラザンフマル酸塩（タケキャブ®錠10mgおよび20mg）の薬理学的特性および臨床効果日薬理誌. 2015; 146: 275-282.
15） Salas M, et al. Are proton pump inhibitors the first choice for acute treatment of gastric ulcers? A meta analysis of randomized clinical trials. BMC Gastroenterol. 2002; 2: 17.
16） 伊藤公訓, 佐藤貴一. エビデンスに基づく消化性潰瘍の治療戦略. 日本消化器内視鏡学会雑誌. 2021; 63.
17） 茂木肇, 他. ジヒドロピリジン系カルシウム拮抗薬の服用と逆流性食道炎の発症リスクの関連性に関する調査研究. 薬局薬学. 2019.
18） McDonald LC, et al. Clinical Practice Guidelines for Clostridium difficile Infection in Adults and Children: 2017 Update by the Infectious Diseases Society of America (IDSA) and Society for Healthcare Epidemiology of America (SHEA). Clin Infect Dis. 2018; 66: e1-e48.

PART 7 | コモンな消化器系症状への対症療法

medicine

2 | 制吐剤・消化管運動機能改善薬

紺野晃史

　病棟や外来で嘔気・嘔吐を訴える患者に処方が必要となるシチュエーションは数多く存在する。そういったときに各々の病態に合わせて制吐剤や消化管運動機能改善薬を選択することはできているだろうか。

　嘔気・嘔吐は大きく中枢性と末梢性に分類される。中枢性の嘔吐は第4脳室のchemoreceptor trigger zone（CTZ）に存在するセロトニン5-HT_3受容体、NK1受容体、ドパミンD_2受容体が血中の化学物質に刺激され、延髄の嘔吐中枢が興奮することで嘔気を感じ、さらに遠心性に臓器の反応が起こることで嘔吐すると考えられる。一方で、精神的刺激や心理的刺激、末梢性めまいの半規管への刺激など血中の化学物質を介さない中枢性嘔吐もある。末梢性の嘔吐は各臓器への刺激が原因で起こる嘔吐で、腸炎や腸閉塞などの消化器疾患、心筋梗塞、尿管結石など局所の臓器への疼痛刺激、薬剤が原因となり得る。また、末梢性嘔吐の原因の一つとして若い女性の嘔気・嘔吐の場合は妊娠悪阻も考えなくてはならない。

　本稿では制吐剤・消化器運動機能改善薬の種類とその機序について記し、その原因に応じて使い分けができるように整理を行う。

1 | 制吐剤・消化器運動機能改善薬

1）セロトニン5-HT_3受容体拮抗薬

　代表的な薬剤：グラニセトロン、オンダンセトロン、ラモセトロン（イリボー®）、パロノセトロン

　CTZや上部消化管に存在し嘔吐中枢を刺激する、5-HT_3受容体と結合することで嘔吐を抑制する。

　用量に応じて可逆的なQT延長症候群を起こすリスクがあり、オンダンセトロンやグラニセトロンは$8\,\mathrm{mg}$または$10\,\mu\mathrm{g/kg}$を超える用量で静脈内投与を行ったときにQT延長症候群の出現が報告されている。内服時のQT延長症候群の出現は報告されていない。

2）セロトニン 5-HT$_4$ 受容体刺激薬

　代表的な薬剤：モサプリドクエン酸塩水和物（ガスモチン®）

　消化管に存在するセロトニン 5-HT$_4$ 受容体を刺激しアセチルコリンが放出される。消化管運動が促進することで嘔気が改善する。消化器運動機能改善薬に分類される。

　大きな副作用がなく、禁忌もないため消化管を原因とする嘔気・嘔吐に使いやすい薬剤である。

3）ドパミン D$_2$ 受容体拮抗薬

　代表的な薬剤：メトクロプラミド（プリンペラン®）、ドンペリドン（ナウゼリン®）、イトプリド（ガナトン®）、ハロペリドール（セレネース®）、プロクロルペラジン（ノバミン®）、ペルフェナジン（ピーゼットシー®）、クロルプロマジン（コントミン®）、オランザピン（ジプレキサ®）、リスペリドン（リスパダール®）

　ドパミン D$_2$ 受容体拮抗薬はドパミンの 2 つの作用（アセチルコリンの放出を抑制し胃の活動を抑制する作用と、化学受容器引き金帯（CTZ）に作用して嘔吐を引き起こす作用）を阻害する。メトクロプラミドやドンペリドン、イトプリドは消化管など末梢のドパミン D$_2$ 受容体に対して拮抗作用をもち、消化器運動機能改善薬に分類される。ハロペリドール、プロクロルペラジン、ペルフェナジン、クロルプロマジンなどの定型抗精神病薬は中枢のドパミン D$_2$ 受容体以外にセロトニン、ヒスタミン、アドレナリン、ムスカリン受容体など複数の受容体を遮断する作用をもつ。

　ドパミン D$_2$ 受容体拮抗薬で注意すべき副作用として錐体外路症状があり、末梢性・中枢性ともに出現する可能性がある。急性に発症する錐体外路症状はジストニア、アカシジアがあり、長期投与後に出現する症状としてジスキネジアやパーキンソニズムがある。メトクロプラミドは錐体外路症状の出現が 4 〜 25% と報告されており意外と出現率が高い。プロクロルペラジンにいたっては 25 〜 67% と、高率で錐体外路症状の出現が報告されている。腎排泄であるため腎機能の低下した患者への高用量の投与、パーキンソン病の患者への投与は注意が必要である。

　リスペリドン、オランザピンといった非定型抗精神病薬は定型抗精神病薬と比べて錐体外路症状の出現が少ないとされている。しかし、眠気、高血糖、肥満などの副作用に注意が必要で、特にオランザピンは糖尿病患者への投与は禁忌となっている。

また、メトクロプラミドとイトプリドは添付文書では妊娠中の投与に関する安全性は確立していないとされるが、メトクロプラミドはFDA薬剤胎児危険度分類基準がカテゴリーBで、授乳を避ければやむを得ない場合は投与可能となっている。一方でドンペリドンは動物実験で催奇性が認められたため妊娠中の投与は禁忌となっている。また、機械的な消化管閉塞がある場合は末梢性ドパミンD_2受容体拮抗薬の投与が禁忌となることも注意が必要である。

4）ヒスタミンH₁受容体拮抗薬

代表的な薬剤：ジフェンヒドラミン（レスタミン®）、クロルフェニラミンマレイン酸塩（ポララミン®）

ヒスタミンH_1受容体拮抗薬は嘔吐中枢と前庭器に作用し嘔吐を抑制する。なお、ヒスタミンH_2受容体拮抗薬は血液脳関門を通過しにくいため制吐作用はない。

抗コリン作用をもつ薬が多く、緑内障や前立腺肥大症のある患者への投与は避ける。また注意すべき副作用として眠気がある。

5）ムスカリンM₁受容体拮抗薬

代表的な薬剤：ブチルスコポラミン（ブスコパン®）、スコポラミン臭化水素塩水和物（市販薬のトラベルミン®1に含有）

ムスカリンM_1受容体と拮抗することでアセチルコリンの放出を抑制し、腸蠕動に伴う嘔気や疼痛を改善させる。そのため、機械的な腸閉塞の際の嘔気・嘔吐に特に有効である。アセチルコリンを放出させ消化管運動を改善させるドパミンD_2受容体拮抗薬とは逆の作用を示す。血液脳関門を通過しないため中枢性の作用がなく、末梢の消化器症状に効果がある。

抗コリン薬であるため緑内障や前立腺肥大症の患者への投与は禁忌となる。市販薬のトラベルミン®1に含まれるスコポラミン臭化水素塩水和物は血液脳関門を通過するため、せん妄のリスクがある。高齢者に投与することで認知機能低下、転倒のリスク増加を引き起こすことにも留意しなければならない。

6）副腎皮質ステロイド

嘔気・嘔吐に対する作用機序は、延髄におけるγ-aminobutyric acid（GABA）の枯渇、血液脳関門の透過性の減少、脳幹におけるエンケファリンの放出抑制、

中枢性プロスタグランジンの産生抑制、セロトニンの産生放出抑制が推察されているが詳細は不明である。セロトニン 5-HT$_3$ 受容体拮抗薬と併用すると腸内のセロトニン濃度が減少しセロトニン 5-HT$_3$ 受容体の感受性が増加、制吐作用の効果が上昇する。

耐糖能異常、消化性潰瘍、精神症状、感染症について注意が必要である。また、長期投与時は骨粗鬆症予防も必要となる。

7）漢方薬（六君子湯）

六君子湯は 5-HT2B/5-HT2C 受容体を阻害しグレリンの分泌亢進と分解阻害作用により食欲や消化管運動に影響を与えることが報告されている。
六君子湯は人参、半夏、茯苓、白朮、大棗、陳皮、甘草、生姜の 8 種類の生薬からなり、甘草を含むため偽アルドステロン症に注意が必要である。

8）オピアト作動薬

代表的な薬剤：トリメブチンマレイン酸塩（セレキノン®）

運動亢進状態にある腸管に対しては副交感神経終末にあるオピオイド μ および κ 受容体に作用し、アセチルコリン遊離を抑制し、消化管運動を抑制する。その一方で、運動低下状態にある腸管に対しては、交感神経終末にある μ 受容体に作用してノルアドレナリン遊離を抑制する。その結果、副交感神経終末からのアセチルコリン遊離が増加し、消化管運動を亢進するといった機序をもつ。同時に消化管平滑筋に対しても作用し、弛緩した平滑筋細胞に対しては、K チャネルの抑制に基づく脱分極作用により細胞の興奮性を高める一方、平滑筋細胞の興奮性に応じて Ca チャネルを抑制することで過剰な収縮を抑制することが推測されている。

肝機能障害、黄疸などの副作用の報告があるが、頻度については研究が進んでいない。

9）アセチルコリンエステラーゼ阻害薬

代表的な薬剤：アコチアミド（アコファイド®）

アセチルコリンの量を増やし、副交感神経の刺激を強め、胃運動を活発化する。
副作用の頻度は少なく禁忌もないが、アセチルコリンの作用を増強する薬であるため、抗コリン薬と併用すると効果が減弱する可能性がある。

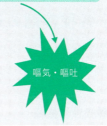

図1 嘔気・嘔吐に関係する受容体とその伝達経路

5-HT₃：セロトニン5-HT₃受容体、D₂：ドパミンD₂受容体、H₁：ヒスタミンH₁受容体、NK1：NK1受容体、mACh：ムスカリンM₁受容体

表1 制吐剤の作用機序

分類	作用機序
セロトニン5-HT₃受容体拮抗薬	CTZや上部消化管の5-HT₃受容体と結合し嘔吐を抑制
セロトニン5-HT₄受容体刺激薬	消化管のセロトニン5-HT₄受容体を刺激しアセチルコリンを放出
末梢性ドパミンD₂受容体拮抗薬	末梢のドパミンD₂受容体とドパミンが結合しアセチルコリン放出を抑制する作用を阻害
中枢性ドパミンD₂受容体拮抗薬	中枢のドパミンD₂受容体とドパミンが結合し嘔吐を引き起こす作用を阻害
	ドパミンD₂受容体以外の受容体以外にも作用する薬剤が多い
ヒスタミンH₁受容体拮抗薬	嘔吐中枢と前庭器に作用
ムスカリンM₁受容体拮抗薬	末梢または中枢のムスカリンM₁受容体に作用
NK1受容体拮抗薬	サブスタンスPと拮抗して中枢神経にあるNK1受容体に結合
副腎皮質ステロイド	嘔吐・嘔気を抑制する機序は不明
漢方薬	生薬が5-HT2B/5-HT2C受容体を阻害
オピアト作動薬	オピオイド受容体に作用し消化管運動を調整
アセチルコリンエステラーゼ阻害薬	アセチルコリンを増やすことで消化管運動を活性化

2 各種薬剤の特徴

　各種薬剤の大きな違いとして剤形の違いが挙げられる。同一クラスの薬剤でも錠剤、坐剤、注射薬があり患者の状態やシーンで使い分けが必要となる。各種

薬剤の剤型について 表2 にまとめた。

3 各種薬剤の適応病態

病態に合わせた薬剤の適応についてまとめる。なお、本項では化学療法や放射線療法後の制吐剤の予防投与や、術後の制吐剤の選択については割愛する。

1) 感染性胃腸炎

成人では末梢性ドパミン D_2 受容体拮抗薬やセロトニン 5-HT_4 受容体が適応となる。

小児ではメトクロプラミドの使用による錐体外路症状の有害事象が問題となる。The Royal Children's Hospital Melbourne のガイドラインでは体重に基づいたオンダンセトロンの単回投与（8〜15 kgの小児に2 mg、15〜30 kgの小児に4 mg、30 kg以上の小児に8 mg）することを推奨している。実際に上記の処方で急性腸炎の小児における嘔吐、入院、および静脈内水分補給の必要性が軽減されたとの報告があるが、日本では胃腸炎での嘔気・嘔吐に適応がない。日本で小児に対してファーストチョイスとなるのはドンペリドンである。

2) 片頭痛

片頭痛で嘔気・嘔吐や消化管運動低下の症状が出ることは非常に多い。消化管運動の低下により制吐剤や鎮痛剤の薬物吸収が遅れるため、非経口経路での投与が望ましい。メトクロプラミドやドンペリドンは消化器運動機能改善薬であり、アセトアミノフェンやNSAIDsといった鎮痛薬の吸収遅延時間を短縮するとの報告がされている。そのため併用鎮痛薬の効果を高めながら制吐剤の効果も見込め、まさに一石二鳥である。

3) 末梢性めまいや乗り物酔いなどの前庭障害

前庭核を介した嘔吐中枢の刺激が原因で、ヒスタミン受容体やアセチルコリン・ムスカリン受容体が関与する。そのため抗コリン薬や抗ヒスタミン薬が著効する。メトクロプラミドやドンペリドンも制吐作用をもつ。

4）妊娠悪祖

　妊娠悪祖による嘔気・嘔吐は妊娠初期の多くの女性が経験する。オンダンセトロンは副作用が少なく催奇性のリスクも低いとの研究が多数出ており、欧米ではファーストチョイスとなっているが、前述した通り日本では適応がない。日本で使用できる薬剤としては末梢性ドパミン D_2 受容体拮抗薬のメトクロプラミドやヒスタミン H_1 受容体拮抗薬のクロルフェニラミンマレイン酸塩がある。繰り返しになるが、ドンペリドンは催奇性があるため禁忌であることは覚えておかなければならない。

5）緩和ケア

　どの薬剤を選択しても一定の効果を見込めるが、中枢性ドパミン D_2 受容体拮抗薬の制吐作用が強い。本邦のがん診療ガイドラインではオピオイドを開始する場合、中枢性ドパミン D_2 受容体拮抗薬を7日間程度併用して嘔気・嘔吐の予防を行うことが推奨されている（推奨グレードC1）。実際にはプロクロルペラジンが使われることが多い。

　終末期がん患者では病態関連（腸閉塞、尿毒症など）、高カルシウム血症などの電解質異常、悪液質症候群による嘔気・嘔吐が起こりえる。こうした嘔気・嘔吐については原因の治療が第一であるが、制吐剤としてはクロルプロマジン25 mgを1日4回投与すると最も効果が高いとの報告がある。他にもメトクロプラミド10 mg 1日3回の投与やハロペリドール 1.5 〜 5.0 mg/ 日の投与も効果が高いと報告されている。

6）その他

　六君子湯は嘔気・嘔吐全般に適応があるが、特に比較的体力が低下していて、冷え性のある患者で嘔吐の症状がある場合に適している。

4 ｜ 末梢性ドパミン D_2 受容体拮抗薬の使い分け

　末梢性ドパミン D_2 受容体拮抗薬は幅広い嘔吐症状に投与できる薬剤であり、特に種類の多い薬剤であるため使い分けについて解説を行う。実のところ、メトクロプラミド、ドンペリドン、イトプリドの効果に大きな差異はないといわれており、投与経路、投与間隔、薬物相互作用を考慮し薬剤選択を行う。

投与経路には経口、経静脈、経直腸投与があるが、投与経路や剤形で効果に大きな差異はない。経直腸投与のみ薬が溶けきるまでに排出してしまうと効果が減少する可能性があり、小児や認知症のある高齢者への投与が難しい。メトクロプラミドは錠剤、注射液、細粒があり、ドンペリドンは OD 錠、細粒、シロップ、坐剤があり、イトプリドは錠剤のみ存在する。メトクロプラミドとイトプリドは OD 錠が存在しないため、嘔気・嘔吐が強く経口投与が難しい場合はドンペリドン坐剤かメトクロプラミドの静脈注射を選択する。

　投与間隔は、メトクロプラミドは錠剤で 1 日 2 ～ 3 回、静脈注射で 1 日 1 ～ 2 回、ドンペリドンは錠剤で 1 日 3 回、坐剤で 1 日 2 回（小児は 10 ～ 30 mg を 1 日 2 ～ 3 回）、イトプリドは 1 日 3 回となっている。

　薬剤相互作用についてはいずれの 3 剤も他のドパミン D_2 受容体拮抗薬と併用することで錐体外路症状が出現しやすくなる。また、抗コリン薬と併用することで消化管運動改善機能が減弱してしまう。3 剤の中でドンペリドンのみシトクロム P450 3A4（CYP3A4）で代謝されるため、イトラコナゾール、エリスロマイシン、ジルチアゼムなど CYP3A4 阻害薬と併用すると血中濃度が上昇してしまう。他にもドンペリドンは胃内 pH が上昇することで消化管吸収が阻害されるためプロトンポンプ阻害薬と併用すると効果が減弱してしまうことに注意が必要である。

5 処方開始時の注意点と患者への説明内容

　薬剤開始時には第 3 章で述べた有害事象について説明が必要となる。本章では特に使用頻度の高い薬剤について述べる。

　ドパミン D_2 受容体拮抗薬による錐体外路症状については、処方時に少なくとも投与間隔を 8 時間はあけることと、意図しない手足の動き、ムズムズ・そわそわする感覚がある、口や舌の異常な動き、手の震えや異常な筋肉の硬直がある場合は受診してもらうよう伝える必要がある。

　ヒスタミン H_1 受容体拮抗薬を処方するときには眠気による生活への支障の可能性と、自動車運転についてあらかじめ患者への確認が必要となる。

　ムスカリン M_1 受容体は認知機能低下やふらつきを引き起こす可能性があり、患者本人はもちろん、近くにいる家族にも伝えて副作用の出現がないか注意してもらう必要がある。

　漢方薬は食前・食間にお湯で煎じて飲むのが望ましいが、独特の風味があり苦手とする患者が多い。そのため、処方後は内服できているか確認が必要である。また、2 週間程度継続し効果がないようなら漫然と継続せず潔く終了する。

6 処方中止を検討するタイミング

　化学療法や放射線療法後の制吐剤の予防投与、緩和ケア、機能性ディスペプシアなど特殊な症例を除くと、慢性的に制吐剤が必要となる症例は多くない。腸炎、末梢性めまい、片頭痛、妊娠悪祖などによる嘔気・嘔吐は一過性の症状であり、筆者はよほどの重度の症状でなければ頓服で制吐剤を処方することの方が多い。もし、慢性的に制吐剤が必要となる症例があるのであれば原疾患の精査・治療を行いつつ、患者の自覚症状と相談しながら定時処方から頓服に変更し中止を目指す。

表2 各種薬剤の剤形、有害事象、適応疾患（〜 P.295）

分類	一般名（商品名）	剤型	本邦での用法用量	有害事象	適応症
セロトニン5-HT$_3$受容体拮抗薬	オンダンセトロン（マルイシ®）等			静注時にQT延長症候群	抗がん剤
セロトニン5-HT$_4$受容体刺激薬	モサプリドクエン酸塩水和物（ガスモチン®）	錠剤	1日15 mgを3回に分割、食前または食後	有害事象の頻度は少ない	消化管疾患
ドパミンD$_2$受容体拮抗薬	メトクロプラミド（プリンペラン®）	錠剤	1日7.67〜23.04 mgを2〜3回に分割、食前	錐体外路症状（ジストニア、アカシジア、ジスキネジア、パーキンソニズム等）	腸炎、偏頭痛、妊娠悪祖、緩和ケア、前庭障害
		注射剤	1回7.67 mgを1日1〜2回、筋注または静注		
ドパミンD$_2$受容体拮抗薬	ドンペリドン（ナウゼリン®）	OD錠	成人は1回10 mgを1日3回食前	錐体外路症状（ジストニア、アカシジア、ジスキネジア、パーキンソニズム等）	腸炎、偏頭痛、緩和ケア、前庭障害、小児のファーストチョイス
			小児は1日1.0〜2.0 mg/kgを3回に分割、食前		
			1日30 mgを超えず、6歳以上の最高用量は1.0 mg/kg		
		座剤	成人は1回60 mgを1日2回		
			3歳未満の場合は1回10 mgを1日2〜3回		
			3歳以上の場合は1回30 mgを1日2〜3回		

293

ドパミンD₂受容体拮抗薬	イトプリド（ガナトン®）	錠剤	1日150mgを3回に分割、食前	錐体外路症状（ジストニア、アカシジア、ジスキネジア、パーキンソニズム等）	慢性胃炎
	ハロペリドール（セレネース®）	錠剤	1回0.5〜2mgを4〜6時間ごとに		
		注射剤	1回0.5〜2mgを4〜6時間ごとに静注		
	プロクラルペラジン（ノバミン®）	錠剤	1日5〜20mgを1〜4回に分割		抗がん剤、術前術後（プロクロルペラジンはオピオイド使用時に使われることが多い）
		注射剤	5mgを1日1回筋注		
	ペルフェナジン（ピーゼットシー®）	錠剤	1日6〜24mgを分割		
		注射剤	2〜5mgを筋注		
	クロルプロマジン（コントミン®）	錠剤	1日30〜100mgを分割		
	オランザピン（ジプレキサ®）	錠剤	5〜10mgを1日1回	眠気、高血糖、肥満	緩和ケア、抗がん剤
	リスペリドン（リスパダール®）	錠剤・液剤	1.0〜1.5mgを1日1回、眠前		
ヒスタミンH₁受容体拮抗薬	ジフェンヒドラミン（レスタミン®）	錠剤	1日30〜50mgを2〜3回	眠気	妊娠悪祖、前庭障害
		注射剤	1回10〜30mgを皮下注または筋注		
	クロルフェニラミンマレイン酸塩（ネオレスタミン®）	錠剤	1回2mgを1日1〜4回		
		注射剤	1回5〜10mgを1日1〜2回、筋注または静注または皮下注		
ムスカリンM₁受容体拮抗薬	ブチルスコポラミン（ブスコパン®）	錠剤	1回10〜20mgを1日3〜5回	認知機能低下	消化管疾患（特に機械的腸閉塞）、前庭障害
		注射剤	1回10〜20mgを筋注または静注または皮下注		
	スコポラミン臭化水素塩水和物（市販薬のトラベルミン®1に含有）			認知機能低下、せん妄	
NK1受容体拮抗薬	アプレピタント（イメンド®）等			吃逆、食思不振等	抗がん剤、術前術後

副腎皮質ステロイド	デキサメタゾン（デカドロン®）	錠剤	1日4〜20 mgを1〜2回に分割	耐糖能異常、消化管潰瘍、精神症状、感染症等	緩和ケア、抗がん剤、術前術後
		注射剤	1日3.3〜16.5mgを1〜2回に分割して静注		
	メチルプレドニゾロン（ソル・メドロール®）	注射剤	1回250 mgを1日2回点滴静注		
漢方薬	六君子湯 （りっくんしとう）	顆粒	1日3回、食前または食間に白湯に煎じる	低カリウム血症	全般的な嘔気・嘔吐
オピアト作動薬	トリメブチンマレイン酸塩トリメブチンマレイン酸塩（セレキノン®）	錠剤	1日300 mgを3回に分割	肝機能障害（頻度不明）	慢性胃炎
アセチルコリンエステラーゼ阻害薬	アコチアミド（アコファイド®）	錠剤	1回100 mgを1日3回	有害事象の頻度は少ない	機能性ディスペプシア

参考文献

1） Athavale A, et al : Antiemetic drugs : What to prescribe and when. Aust Prescr. 2020; 43: 49-56.
2） Porreca F, et al : Nausea and Vomiting Side Effects with Opioid Analgesics during Treatment of Chronic Pain: Mechanisms, Implications, and Management Options. Pain Med. 2009; 10: 654-662.
3） 日本緩和医療学会 ガイドライン統括委員会. がん患者の消化器症状の緩和に関するガイドライン. 金原出版. 2017.
4） 日本癌治療学会. 制吐薬適正使用ガイドライン. 金原出版. 2015.

PART 7　コモンな消化器系症状への対症療法

3　便秘症へのアプローチ

中野弘康

はじめに

　まず、便秘と一口に言っても、若い患者と高齢患者へのアプローチはやや異なるため、本項では高齢者の便秘症に対するアプローチについて述べる。外来や病棟のセッティングを問わず、便秘症はcommonである。便秘で困っていないといえる高齢者はどのくらいいるだろう。それだけに、便秘診療を制する者は高齢者診療を制すると、筆者はひそかに考えている。最近の疫学研究で、高齢者の便秘は生命予後を悪化させるというエビデンスが続々と出ている。"たかが便秘、されど便秘"である。排便時の怒責で血圧が急激に上昇することで（怒責時は血圧が一過性に200を超える）、心筋梗塞や脳卒中などの心血管イベントを発症する[1]。また意外にも、便秘は慢性腎臓病（CKD）を悪化させる報告もある。腸内で腎毒性の代謝産物が腸内細菌によって産生→結腸粘膜より吸収→腎機能が悪化→腸管運動障害→便秘の悪化という"腸腎連関"に基づくらしい[2]。ほかにも、便秘はサルコペニアやフレイルのリスクを上げ[3]、男性患者ではパーキンソン病のリスクにもなる[4]。便秘で困って受診する患者をたかが便秘と安易に片付けることなかれ、適切に介入していきたいものである。

1　便秘診療の原則

　便秘診療の原則を述べる前に便秘の定義から述べたい。
　「慢性便秘診療ガイドライン2023」では、便秘とは、"**本来排出すべき糞便が大腸内に滞ることによる兎糞状態・硬便、排便回数の減少や、糞便を快適に排泄できないことによる過度な怒責、残便感、直腸肛門の閉塞感、排便困難感を認める状態である**"と定義されている。さらに、慢性便秘症を、**症状から排便回数減少型と排便困難型に分類し、病態から大腸通過正常型・大腸通過遅延型、便排出障害型**に分類した[5]。
　大まかな理解としては、糞便が大腸内に滞った状態は排便回数減少型を意味するが、直腸にある糞便が快適に排出できない状態を排便困難型と理解する。い

かにも字面ばかりでややこしいが、患者の訴える便秘を病態生理学的に捉える方法論として、この考え方は結構使える。しかも、この分類は後述する治療法にもつながる考え方であるため、応用が利く。まずは大まかでよいからこういった方法があるということを知ることを最初の到達点としたい。

2 病歴

さて、実臨床で便秘患者に向き合う方法論を、筆者の私見を交えて述べる。**便を快適に排泄できない状態の患者をみたら便秘として対応する**。まずは病歴である。器質性便秘を示唆する症状（後述するレッドフラグサインを重視）と便秘を惹起する薬歴を念入りに聴取する。これらがなければ機能性便秘として切り分けて、症状分類に従い排便回数減少型・排便困難型に分けて診断・治療を行うプロセスを経るのが実践的だ（ 表1 ：慢性便秘症の分類）。また、便秘の背景に、器質因として大腸がんの除外精査はきわめて重要である。病歴で便柱の狭小化、血便、大腸がんないし炎症性腸疾患の家族歴、予期せぬ体重減少などの全身症状をセットにして聴取する（ 表2 ：レッドフラグサイン）[6]。下痢が続くと患者が表現する場合は要注意である。この場合の患者が言う下痢が、私たち医療従事者が認識する下痢とイコールではないことに注意したい。つまり、左側結腸のがんの場合、進行して大腸が狭窄すると、狭いところを便が通過するため、頻回の水様便が少量排泄する現象がみられる。これを奇異性下痢（paradoxical diarrhea）といい、またの名を tenesmus（渋り腹）とも表現する。「少量の水様便を何回も排泄する＝頻回の便意を催す」という病歴をキャッチできるかどうかがポイントになる。一方で、医療者が認識する"下痢"は、冬場カキにあたって頻回の水様性下痢を比較的多量に排泄される現象を想像すればよろしく、**奇異性下痢と異なるのは便の量が多いことである**。患者の訴える"下痢"を額面通り下痢と受け取らず、それが何を意味するのか、きちんと患者に語ってもらう（そして病態を想像する）ことが奇異性下痢を見逃さないポイントとなる。この病歴は筆者はかなり重要視しており（実際この病歴だけで大腸がんの診断に至った事例は枚挙にいとまがない）、筆者は、"うんちしたい症候群"と称して、研修医に啓蒙している[7]。

また、昨今、便秘患者では、大腸がんに加え、膵臓がんや卵巣がんなどのリスクが上昇する報告がある。デンマーク発の報告で、15年間の追跡調査で便秘患者17万人以上におけるがんの累積発生率を算出した研究である。これによると、短期的な悪性腫瘍リスクに、大腸がん、膵臓がん、卵巣がんの上昇が認められたというのである[8]。生活習慣が乱れ、健診歴がない初診の便秘患者には、大腸がんのみならず胆膵疾患や婦人科疾患の可能性も念頭に置き、丁寧な病歴・身体所見

の実践が重要であろう。

表1　慢性便秘症の分類（機能性）

原因分類	症状分類	検査による病態分類	考えられる原因
機能性	排便回数減少型	大腸通過遅延型	● 特発性（原因不明） ● 症候性：代謝・内分泌疾患、 　　　　　　神経・筋疾患、膠原病、 　　　　　　便秘型過敏性腸症候群など ● 薬剤性
		大腸通過正常型	経口摂取不足（食べる量が少ない）など
	排便困難型	硬便による排便困難	硬便による排便困難・残便感 （便秘型過敏性腸症候群など）
		機能性便排出障害	骨盤底筋協調運動障害・腹圧（怒責力） 低下・直腸感覚低下・直腸収縮力低下など

（文献5より引用）

表2　便秘の患者で注意すべき警告徴候（レッドフラグサイン）

- 便柱の狭小化
- 便潜血反応陽性
- 鉄欠乏性貧血
- 閉塞症状
- 50歳以上で過去に大腸がんスクリーニングを受けたことがない
- 最近発症した便秘で原因が明らかでない
- 血便
- 大腸がんあるいはIBD（炎症性腸疾患）の家族歴
- 体重減少

3 検査

さて、大腸がんを少しでも疑ったら、**可能な限り造影CT検査を施行し大腸内視鏡検査に進むとよい**。ただしここで注意。仮に造影CTで大腸に高度狭窄を認めた場合は、前処置薬で腸閉塞をきたす恐れがある。必ず内視鏡医に連絡して前処置に用いる薬剤についてディスカッションする。場合によっては前処置なしで内視鏡検査を行うこともある。

4 治療を考えるうえで重要な病態生理

次に、高齢者の慢性便秘における病態生理を述べる。ポイントは、①結腸通過時間の遅延、②直腸の知覚鈍麻、③サルコペニア／筋肉の衰え、の3点である。この病態生理への理解を深めることで、後述する治療の理解が間違いなくスムー

ズになる。

1）結腸通過時間の遅延

　大腸が便を輸送する機能が低下し、排便回数や排便量が減少する。慢性便秘症の分類に基づくと、機能性便秘の排便回数減少型、大腸通過遅延型に該当する。加齢に伴い消化管の筋層にある、消化管運動に関与する Cajal 細胞が減少して、食後の蠕動運動低下がもたらされる。その結果、すっきり排便できず、刺激性下剤への依存度が高くなる（よく下剤を求めて受診する高齢者を想像してほしい）。さらに、高齢男性であれば前立腺肥大症に対する抗コリン薬も蠕動運動低下に関与し、うつ病に用いられる抗うつ薬や向精神薬も、結腸通過時間の遅延に影響を及ぼしてしまう。

2）直腸知覚鈍麻

　機能性便秘の便排出障害に該当する。高齢者では、直腸の進展刺激に対する閾値が高くなる。そのため直腸に便が充填されても、便意を感じず、直腸に糞便が貯留する糞便塞栓に至る。直腸に貯留した宿便が少量ずつ肛門から漏れ出して、漏出性便失禁を生じる。重症例では直腸潰瘍や穿孔をきたし、死亡につながることもある。ゆえに、直腸の知覚鈍麻を把握することは高齢便秘患者のマネジメントを考えるうえできわめて重要である。直腸内の便貯留を定期的に把握するため、日々の腹部診察で直腸診をルーティン化しておくことを勧める[9]。筆者は、直腸診で直腸内の評価を行うついでに、肛門括約筋の筋トーヌスを確認するようにしている。検者の指を肛門から直腸に挿入したまま、患者にお腹に力を入れるよう指示する。筋トーヌスが保たれている患者では、検者の指に適度な圧がかかるが、トーヌスが低下している患者では、検者の指に抵抗を感じない。肛門括約筋は非排便時に肛門を閉めて、排便時に肛門を開く機能を有するが、加齢により筋力が低下すると、直腸内の便汁が重力によって漏れ出て、下着につく＝漏出性便失禁をきたす。高齢者の肛門括約筋の筋トーヌスを把握しておくことは排便トラブルを未然に防ぐために重要といえよう。直腸診は慣れれば数分で施行できるが、どの程度直腸に便が貯留しているか正確に判断したい場合に、腹部 CT はよい検査機器である。しかし、コストや医療被曝の問題から頻回の検査は困難だ。最近ではポケットエコーを用いて容易に直腸内の便性状が把握できる時代になった（図1）。特に在宅診療では頻用されていると聞いており、エコーのプローブをパッとあてるだけで直腸内の便貯留が把握でき、治療介入前後の評価も容易であ

る[10]。医師のみならずコメディカルにも役に立つツールとして今後の普及が期待されている。

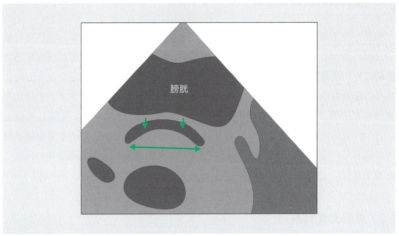

図1 膀胱の背側に高エコー域があり、直腸の便塊をみている
（文献10を参考に作成）

3）サルコペニア/フレイルによる筋肉の衰え

機能性便秘の便排出障害に該当する。高齢者では、排便に必要な筋力が低下し、いきみと骨盤底筋群の弛緩の協調運動が行えず、直腸内の排便を快適に排出できなくなる。その結果として、排便時に直腸内の糞便を十分量かつ快適に排泄できないため、後述する座薬を適宜用いる。

5 治療

1）非薬物療法

食事、運動、排便環境の整備を指導したい。1日あたり20ｇの食物繊維を意識して摂取し、心不全/腎不全などの体液過剰がなければ、多めの水分摂取を心がける。高齢者では直腸知覚鈍麻があるため、直腸に糞便が充填されてもトイレに行く行為に至らない（それゆえ便秘になるという悪循環が形成されてしまう）。したがって毎朝決められた時間にトイレに行って便器にしゃがむよう指導する。便秘の研究で高名な横浜市大の中島教授は、"ロダンの考える人"のような姿勢が排便に好都合と述べており[11]、和式のトイレで蹲踞位での排便を勧めている。

和式のトイレで排便するのが難しければ、前傾姿勢がよい。この姿勢は直腸肛門角が開大して直線化するため排便しやすくなる。個人的な話で恐縮ではあるが、筆者の勤務病院には和式を備えているトイレがあり、早朝、誰もいないトイレで快便したあとはなんとも言えない多幸感が味わえる。朝一番に大量の排便があった日は、その日の仕事能率が高く維持できていると感じる。早朝（つまり朝イチ）の排便は特に重視したい。

2）薬物療法

初動では、Bristol 便形状スケール（**図2**）のタイプ 4 ～ 5 を目標に薬物治療を開始する。便秘に対して使用可能な薬剤は多種存在するが、薬剤ごとに特性が異なり、各々の患者背景・病態に応じた薬剤選択を行うように心がける。**便秘症の薬物治療の基本的な考え方は、浸透圧性下剤や上皮機能変容薬を組み合わせて、刺激性下剤や座薬は頓用で用いると理解する。**

タイプ 1	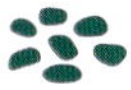	木の実状のコロコロした便 （排便が困難）	便秘傾向
2	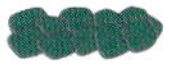	ソーセージ状だが でこぼこした硬い便	
3	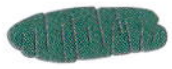	表面にひび割れのある ソーセージ状の便	
4	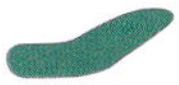	柔らかい ソーセージ状の便	正常
5	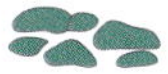	軟らかいが形がはっきりした 半固形状の便（排便が容易）	
6	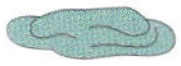	軟らかい泥状の便	下痢傾向
7	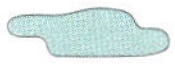	水様の便	

図2 嘔気・嘔吐に関係する受容体とその伝達経路

浸透圧性下剤の代表格である酸化マグネシウムは第一選択となっているが、高齢者の場合は潜在的な腎機能低下を認めることが多く、高マグネシウム血症のリスクがある[13]。したがって CKD を有する便秘患者に投与する際には定期的に血清 Mg 濃度を測定することをルーティン化する。ここで注意なのが、クレアチニンが一見基準範囲にある高齢者でも、筋肉量の低下から、潜在的な腎機能低下が存在することがあるため、可能であれば筋肉量に依存しないシスタチン C を測定

することで腎機能低下をキャッチするのが望ましいが、それが困難であれば、高齢者に酸化マグネシウムを処方する際は、腎機能の如何にかかわらず、血清Mg濃度を測定することを習慣とする[14]。また、これは意外に知られていないことだが、酸化マグネシウムの作用発現には胃酸の存在が必要であり、プロトンポンプ阻害薬（PPI）やP-CABをすでに内服している場合は、効果が減弱する可能性がある。PPI/P-CABは消化器内科界隈では逆流性食道炎という病名のもと、湯水のごとく使用されている薬剤であるが、適正使用に努めたい。逆に初診の便秘患者で酸化マグネシウムとPPI/P-CABを内服している場合は、そのPPI/P-CABが本当に必要な薬剤なのか、自問自答する癖を身につけておくとよい。

　実感として、高齢者の便秘では、酸化マグネシウムを積極的に使用する場面は減少傾向にあると感じている。安価な薬剤なので処方機会は多いと思われるが、長年マグネシウム製剤を内服している高齢者で、CKDなどの慢性疾患を併存している場合は、他剤への切り替えを考慮してもよい。ただし薬価や剤形などの問題もあるため、薬剤選択に困ったら消化器内科専門医や薬剤師へのコンサルトをおすすめする。

1）ルビプロストンへの変更 [14]

　酸化マグネシウムを段階的に減量し、ルビプロストンを夕食後12μgないし24μg 1Cap上乗せする。発売当初は24μgの剤形しかなかったが、現在は12μgから導入できるので重宝している。ルビプロストンは小腸上皮のクロライド受容体（ClC-2）に作用し、水分・粘液分泌を促進し便をやわらかくする作用がある。嘔気の副作用が有名だが、12μg夕食後から導入し、$7\sim10$日間程度で24μg 1Capに増量し、その後、忍容性をみながら48μgまで増量可能である。

2）ポリエチレングリコールへの変更

　PEG（モビコール®）に変更する。PEGは2018年9月から新たに保険収載され、PEGの浸透圧作用により保持された水分が腸に届き、大腸内の水分が増加することで、便が軟化し、便の容積も増大、生理的に大腸の蠕動運動が活発化し、用量依存性に排便が促される。習慣性や副作用の心配がなく、高齢者、CKD患者、慢性心不全患者にも安心に使用できる点がメリットだ[15]。1包6.8gであるが、60 mLの水に溶解させる必要があり、多少面倒なのが難点。日本以外の諸外国では、PEGはエビデンスレベルAで推奨されているのも特徴。本邦でももっと頻用されてよい薬剤である。

そのほか、近年、上皮機能変容薬をはじめとして、胆汁酸トランスポーター阻害薬なども発売されている。私見を交えつつ、特徴を述べることとしよう。

3）リナクロチド（リンゼス®）

便秘型過敏性腸症候群や慢性便秘症に保険適用がある。便をやわらかくするだけなく、神経に作用して内臓痛を改善させる効果があり、腹痛を伴った便秘型過敏性腸症候群（IBS-C）に使用することが多い[16]。筆者は訴えの多い神経質な高齢者で（便秘で認知機能低下に拍車がかかっているような高齢者）、腹痛を伴う場合の慢性便秘症に使用することがある。

4）エロビキシバット（グーフィス®）

回腸末端部の上皮細胞にある胆汁酸トランスポーターを阻害し胆汁酸の再吸収を抑制し、大腸に流入する胆汁酸を増加させることで、水分の分泌が亢進し、結腸の運動が促進され、直腸低感受性の改善が期待される。通常は 10 mg から導入し、効果が強く下痢の場合は 5 mg に減量する。効果が不十分な場合は 15 mg まで増量できる[17]。その薬理作用から、重篤な肝障害のある患者および胆道閉塞・胆汁酸分泌が低下している症例では使用できない。また、胆汁酸は食事摂取量に依存して分泌されるため、食事摂取量が不安定な患者には不適と考えた方がよい。食事量が少ない高齢者に漫然とエロビキシバットが処方されている場面を目撃するが、不適切処方と考えている。

5）漢方薬

実臨床で高齢者に対して比較的安全に使用可能な漢方薬として、大建中湯と麻子仁丸を覚えておくとよい。前者は、便秘としての緩下剤の作用は乏しく、臍周囲の冷えと腹部膨満、腹痛を認める場合にこれらの症状を緩和する目的で処方する。後者は兎糞状の便で腹部膨満を伴う場合に使用を検討する。どちらも漢方所見として虚証※の症例に使用することが多く、特に麻子仁丸は気鬱※の患者に頻用される傾向がある。個人的に認知機能の低下があり活気がなく、エネルギーと潤い成分の乏しい高齢者で、カチコチの便で困っている場合に麻子仁丸はフィッ

※実証：闘病反応が強い（症状が強く出やすい）
　虚証：闘病反応が弱い（症状があまり強く出ない）
　気鬱：きうつと読み、体を巡っている「気＝エネルギー」が停滞している患者のことを指す

トする印象をもっている。

6）坐剤

便秘に用いられる坐剤として2種類を覚える。どちらも挿入して1時間以内の排便が期待できる。内服薬で症状の改善がなく、早急に排便が必要な状況に適した製剤である。

a）新レシカルボン®坐剤
腸内ガスのうち、炭酸ガスは直腸膨大部において蠕動運動を亢進することが知られている。新レシカルボン®坐剤は、腸内で徐々に炭酸ガスを発生するように製剤化され、蠕動運動を高めることで自然な排便作用を促す。冷所保存を徹底する。

b）ビサコジル坐剤
刺激性下剤作用を示す。挿入後15〜60分で作用を示し速効性がある。

6 ｜ 副作用への対応

1）薬剤性便秘に敏感になる

薬剤性便秘は、薬剤の服用により副作用として起こるものであるが、大腸の形態的変化に伴わない機能性便秘に分類される。便回数減少型・大腸通過遅延型で、大腸が糞便を輸送する能力が低下しているため排便回数や排便量が減少する。

高齢者が肺炎ないし尿路感染症などの急性感染症で入院したとき、筆者は、病棟薬剤師と一緒に、患者のお薬手帳に目を通すことをルーティン化しており、不要な薬剤を減薬する作業を行っている。日々、薬剤性便秘で悩む高齢者は実に多いと実感している。被疑薬の減量ないし中止で便秘の改善を図り、処方カスケードを避けることができる。

注意すべき薬剤を以下に示す[18,19]。各々について病態生理を解説しよう。

a）抗コリン薬・向精神薬による便秘
抗コリン作用（Achを抑制）が原因とされる。

b）血圧降下薬（Ca拮抗薬）による便秘
commonである。消化管に存在する平滑筋細胞へのCa^{++}の流入を抑制する

ため腸管平滑筋が弛緩し、蠕動運動が抑制される。

c）利尿薬による便秘

電解質異常に伴う腸管運動の低下や水分排泄促進が原因とされる。

d）鉄剤による便秘

収れん作用による。

e）パーキンソン病治療薬による便秘

Ach 活性の低下による。

便秘の改善には原因薬剤を中止することが原則であるが、まずは自分が処方している薬剤が原因で、患者に不利益（便秘）を与えていることに自覚的であるべきである。ここで大切なのは自分一人で判断せず、複数の医師・薬剤師と相談のうえ、処方医と連絡を取り合い、適切な減薬調整に心がけたい。筆者は、患者が退院するときに、かかりつけ医に送付する診療情報提供書の備考欄に、服薬の減量過程と称して、減薬に至った背景・理由を記述するよう心がけている。これにより、明確な理由をもった薬剤処方の説明ができるようになるし、かかりつけ医にとっても、入院担当医の思考過程がわかるので、双方にとってメリットが大きいと感じている。

7 | 患者説明のポイント

便秘は患者にとってとても不快である。経験の少ない医療従事者にとっては、"たかが便秘"と考えてしまいがちであるが、ここに pitfall がある。適切に便秘に介入できている高齢者は、認知機能もよろしく、笑顔な患者が多い印象がある。便秘を侮ってはいけない。

おわりに

高齢者の便秘特徴を理解しよう。病態生理学的な特徴として、"結腸通過時間の遅延・直腸感覚の鈍麻・フレイル / サルコペニアによる筋力低下、肛門括約筋の機能低下"を念頭に、担当患者の排便状況・直腸診による直腸内の便貯留程度の確認を怠らない。そして、便秘においては器質因の除外が最も優先される。迅速な精査を必要とする徴候（レッドフラグサイン）や奇異性下痢の有無を確認

し、器質因が否定されれば、薬剤性便秘を考慮する。治療として非薬物療法を指導しつつ、浸透圧性下剤を中心に導入する。薬剤特性から刺激性下剤の漫然とした使用は大腸機能を低下させるため、なるべく控えたい。お薬手帳を必ず確認し、薬剤性便秘の関与に敏感になりたい。

高齢者では、入院契機が肺炎や尿路感染症などありふれた疾患でも、入院中の便秘対策はきわめて重要である。便秘に適切に介入せず放置すると、患者は糞便性潰瘍や消化管穿孔で急変する。便秘で夜間せん妄となった高齢者も経験したことがある。

まさに、便秘診療を制する者は高齢者診療を制するのである。

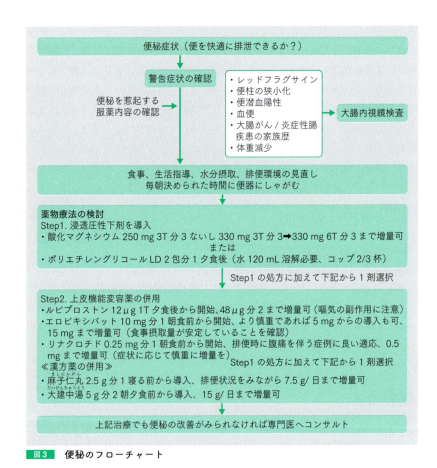

図3　便秘のフローチャート

参考文献

1） Sumida K, et al. Constipation and risk of death and cardiovascular events. Atherosclerosis. 2019; 281: 114-120.
2） Sumida K, et al. Constipation and incident of CKD. J Am Soc Nephrol. 2017; 28: 1248-1258.
3） Hyungchul Park, et al. Status of Constipation and Its Association with Sarcopenia in Older Adults: A Population-Based Cohort Study. Int J Environ Res Public Health. 2021; 18: 1108-1113.
4） Stocchi F, et al. Constipation in Parkinson's disease. Int Rev eurobiol. 2017; 134: 811-826.
5） 日本消化管学会編. 便通異常症診療ガイドライン2023 慢性便秘症. 南江堂. 2023.
6） Tyler P Black. "Red flag" evaluation yield in irritable bowel syndrome. J Gastrointestin Liver Dis. 2012; 21: 153-156.
7） 須藤　博. Old-Fashioned Doctor からの助言 —Fred HL.『Looking Back (and Forth)；Reflections of an Old-Fashioned Doctor』. Medicina. 2023;60: 2176-2177.
8） Sundbøll J, et al : Risk of cancer in patients with constipation. Clin Epidemiol. 2019; 11: 299-310.
9） Sayuk GS. The Digital Rectal Examination: Appropriate Techniques for the Evaluation of Constipation and Fecal Incontinence. Gastroenterol Clin North Am. 2022; 51: 25-37.
10） Yabunaka K. Assessment of rectal feces storage condition by a point-of-care pocket-size ultrasound device for healthy adult subjects: A preliminary study. Drug Discov Ther. 2018; 12: 42-46.
11） 木下芳一, 他. 便秘症の治療の実際-治療フローチャートはどうあるべきか？ - 日内会誌. 2019; 108: 63-80.
12） Lewis SJ, et al. Stool form scale as a useful guide to intestinal transit time. Scand J Gastroenterol 1997; 32: 920-924.
13） Yamaguchi H, et al. Severe hypermagnesemia induced by magnesium oxide ingestion: a case series. CEN Case Rep. 2019; 8: 31-37.
14） Wilson NK, Tremblay S. Lubiprostone in constipation: clinical evidence and place in therapy. Ther Adv Chronic Dis. 2015; 6: 40-50.
15） Dipalma JA, et al. A randomized, multicenter, placebo-controlled trial of polyethylene glycol laxative for chronic treatment of chronic constipation. Am J Gastroenterol. 2007; 102: 1436-1441.
16） Fukudo S, et al. High-dose linaclotide is effective and safe in patients with chronic constipation: A phase III randomized, double-blind, placebo-controlled study with a long-term open-label extension study in Japan. Neurogastroenterology & Motility. 2019; 31: e13487.
17） Nakajima A, et al. Safety and efficacy of elobixibat for chronic constipation: results from a randomised, double-blind, placebo-controlled, phase 3 trial and an open-label, single-arm, phase 3 trial. Lancet Gastroenterol Hepatol. 2018; 3: 537-547.
18） Monane M et al. Anticholinergic Drug Use and Bowel Function in Nursing Home Patients Arch Intern Med. 1993; 153: 633-638.
19） Russell RP. Side effects of calcium channel blockers. Hypertension. 1988; 11: 1142-1144.

PART 7　コモンな消化器系症状への対症療法

4　機能性ディスペプシア

瀧田康哲

　機能性ディスペプシアは形態的あるいは数値的な検査異常（器質因）を認めないにもかかわらず、長期間持続あるいは増悪緩解を繰り返す心窩部を中心とした症状（心窩部痛、胃もたれ、早期満腹感）を呈するものをいう[1]。機能性ディスペプシアの有病率は世界ではおおむね5～30％とされ[2,3]、日本の一般外来でもよく遭遇する非常にコモンな疾患のひとつである。生命予後に直結しないもののQOLへの影響が大きく、かつマネジメントに苦手意識のある臨床医も少なくないだろう。機能性ディスペプシアを正しく診断し、患者さんと共に不安感・不全感を味わわなくて済むマネジメントを習得したいところである。

　機能性ディスペプシアの診断基準として代表的なものにRome IV基準がある（表1）が、医療アクセスのよい日本での日常診療には適していないという報告もあり、ディスペプシア症状をRome基準の4症状に限定せず、「慢性的」の定義を具体的な期間で区切らずに介入することが日本のガイドラインでも認められている[1]。

表1　機能性ディスペプシア　Rome基準IV

6か月以上前に症状を経験し、3か月間持続しており、1・2を満たすもの。
1. 以下の症状が1つ以上存在する
    a. 食後腹部膨満感
    b. 早期満腹感
    c. 心窩部痛
    d. 心窩部灼熱感
2. 症状を説明できる器質的疾患がない

（文献3を参考に作成）

1　対応の原則

- 食後の胃もたれ、早期満腹感、心窩部痛、胸やけのような症状がある際に機能性ディスペプシアを積極的に疑う。
- 警告徴候（嚥下障害、嚥下時痛、意図しない体重減少、吐下血、上腹部の腫瘤、リンパ節腫脹、頻回嘔吐）をねらって探しに行く。

● 優先順位をつけて必要な検査は行いつつも、いたずらに辛さを長引かせない。十分な病態説明と治療介入を早期に始める。

2 | 病歴聴取・診察

病歴と身体診察では必ず警告徴候の有無を確認する。糖尿病や甲状腺疾患などの基礎疾患の有無も確認する。そして 表2 にも示したように市販薬でもディスペプシア症状を引き起こすものがあるため、サプリメント・市販薬も含めて詳細に薬歴を聴取する。

表2　機能性ディスペプシアの鑑別疾患

非悪性腫瘍疾患
消化管疾患
消化性潰瘍、*H. pylori* 感染、慢性膵炎、Crohn 病、過敏性腸症候群、セリアック病、慢性胃炎、胆石発作、急性胆嚢炎、慢性腸管虚血、好酸球食道炎、急性腸管虚血、上腸間膜動脈症候群、逆流性食道炎
非消化管疾患
高カリウム血症、高カルシウム血症、高マグネシウム血症、糖尿病性ケトアシドーシス、副腎不全、甲状腺機能異常、副甲状腺機能異常
薬剤
NSAIDs、ビスホスホネート製剤、ステロイド、βラクタム系抗菌薬、カルシウム拮抗薬、硝酸薬、鉄剤、ACE 阻害薬、テオフィリン
悪性腫瘍
胃がん、膵がん、肝細胞がん、胆管がん、胆嚢がんなど

3 | 検査

警告徴候を1つでも認める場合や、説明がつかない鉄欠乏性貧血を認める場合には積極的に上部消化管内視鏡を検討する。また、胆道や膵由来の疾患を想起するような背部への放散痛を認める場合には上腹部超音波検査や腹部CT検査を検討する。

上部消化管内視鏡で *H. pylori* 感染が疑われた場合は、症状治療につながりうるため必ずピロリ菌検査を行う。

血液検査では、貧血の有無の確認と肝胆道系酵素や膵酵素（リパーゼ・アミラーゼ）、カルシウム、カリウム、血糖などを確認する。

4 治療

機能性ディスペプシアは様々な要因が複雑に絡み合って発症するため（図1）、多角的な介入が必要となる。

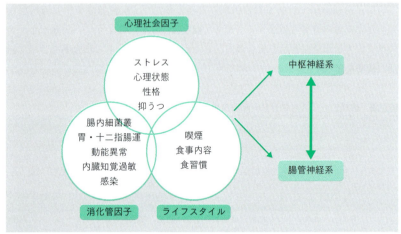

図1　機能性ディスペプシアの病因

1）薬物療法

機能性ディスペプシアの薬物治療選択をするうえでは、患者の症状を病型に分類すると病態に応じた治療方針を立てやすい。機能性ディスペプシアの病型は心窩部痛症候群と食後愁訴症候群の2つに分けられる（表3）。具体的には心窩部痛症候群には H_2 ブロッカーやプロトンポンプ阻害薬のような胃酸分泌抑制薬を、食後愁訴症候群にはアコチアミドといった消化管運動改善薬が病態に応じた治療の参考となる[3]。

表3　機能性ディスペプシアの病型

食後愁訴症候群
少なくとも1週間に3日は以下のいずれかまたは両方、以下の症状を満たす ● 日常生活に支障をきたすような食後満腹感 ● 早期満腹感
支持所見
● 食後心窩部痛・灼熱感、膨満感、げっぷ、嘔気が出現することがある ● 頻回嘔吐は違う疾患を考慮する ● 胸やけはディスペプシア症状ではないが併存することがある ● 排ガスや排便で改善する場合はディスペプシアの1症状として考えるべきでない
心窩部痛症候群
1週間に少なくとも1日、以下の1つ以上の症状を生じる ● 日常生活に支障をきたすような心窩部痛 ● 心窩部灼熱感
支持所見
● 痛みは食事摂取によって引き起こされることもあれば、改善することもあり、空腹時に痛みが 　生じることもある ● 食後の心窩部膨満感やげっぷ、悪心は生じることがある ● 持続する嘔吐は他の疾患を示唆する ● 胸やけはディスペプシア症状ではないが併存することがある ● 痛みは胆道由来の痛みの基準は満たさない ● 排ガスや排便で改善する場合はディスペプシアの1症状として考えるべきでない

（文献3を参考に作成）

とはいえ、診療で遭遇する機能性ディスペプシア患者は病型が重複していることも多く、クリアカットに仕分けすることが難しいことが多い。また、病型に基づいて治療戦略を立てる方が治療成績がよいといったエビデンスの蓄積は不十分である。しかし、機能性ディスペプシア自体が多因子の病因が合わさって症状を生じるため病態も複雑であり、治療方針の道標のひとつと考えてもよいアプローチと考える。

a）ピロリ菌除菌

機能性ディスペプシア患者において *H.pylori* 感染と胃の運動機能異常との関連は示されていないが、*H.pylori* に感染することによって炎症性の反応が惹起され、抗体反応が起こることで平滑筋の機能障害が起こるといった報告はある[4]。

機能性ディスペプシアとピロリ感染を有する患者5,555人を含む25のランダム化比較試験（RCT）のシステマティックレビューでは、ピロリ除菌はディスペプシアの症状に対してわずかであるが、有効性が示唆された（RR 1, 24、95% CI 1.12-1.34 NNT9-26）[5]。これだけではピロリ除菌を支持するエビデンスには乏しいが、胃潰瘍や胃がんなどのピロリ感染関連の重要疾患の発症のリスクを下げるため、ディスペプシア症状をピロリ感染例ではまずピロリ除菌を行う。治療によ

り症状の改善が認められた例に関しては *H.pylori* 関連ディスペプシアとして他の機能性ディスペプシアとは区別される。

b) 制酸薬（プロトンポンプ阻害薬と H_2 受容体拮抗薬）

消化管の運動異常に加えて胃の機械的刺激受容体の機能障害や中枢神経系の処理異常によって胃の痛みの閾値が低下すること（内臓知覚過敏）で、機能性ディスペプシアになることがある[6]。また、胃内の酸に対して機能性ディスペプシア患者は健常者よりもディスペプシア症状をきたしたといった報告もある[7]。このような病態からプロトンポンプ阻害薬（PPI）や H_2 受容体拮抗薬といった制酸薬を用いる。実際に PPI は機能性ディスペプシア患者に対して一定の有効性が示唆されており、18 の RCT のシステマティックレビューでは PPI はプラセボ群と比較してディスペプシア症状に有効であったと報告がある（RR 0.88, 95% CI 0.82-0.94　NNT 11）[8]。しかし漫然と継続し続けることも副作用の観点から適していないため、治療反応性がある患者も 6 か月から 1 年で中止を検討する必要がある。一方、H_2 受容体拮抗薬は計 2,138 人の 12 研究のメタ解析で、プラセボ群と比較して 23%の症状改善を示した（RRR 23%, 95% CI 8-35 percent　NNT 7）。

PPI と H_2 受容体拮抗薬を比較したシステマティックレビューもあるが[9]、有効性は両者で有意差はなかった。特別な理由がない限り、初期治療としては H_2 受容体拮抗薬を優先して使用するほうがよい。

c) 消化管機能改善薬

機能性ディスペプシアは複数の蠕動運動障害と関連があり、胃適応性弛緩障害、胃排出能障害（早期胃排出能障害、胃排出能遅延）、十二指腸胃逆流などがある[10]。このような病態に合わせて消化管機能改善薬用いる。消化管機能改善薬は消化管運動機能調節を中心に作用する薬剤の総称で、これまでに機能性ディスペプシアに対して用いられてきた薬剤にはドパミン拮抗薬、セロトニン 5-HT$_4$ 受容体拮抗薬、アセチルコリンエステラーゼ阻害薬などがある。現在日本で使用できる薬剤はトリメブチン、メトクロプラミド、ドンペリドン、スルピリド、モサプリド、イトプリド、アコチアミドである。いずれも症状改善を示唆されているものの、有効性を確立するようなエビデンスには乏しい。しかし、機能性ディスペプシア自体、病態が複雑であり治療に難渋することも多いため、重要な副作用の出現がなければ使用する。

d) 抗うつ薬

機能性ディスペプシアは不安などの心理社会的因子が関連していると考えら

れ、初期治療に効果が不十分な場合には抗うつ薬を検討する。機能性ディスペプシアに有効性の示唆されている薬剤は三環系抗うつ薬である。胃酸分泌抑制薬や消化管機能改善薬などでも治療抵抗性がある場合には検討する余地はある。

　メタ解析における三環系抗うつ薬の4研究のサブ解析では、プラセボ群と比較して症状が改善しない患者を減らした（RR = 0.76, 95% CI 0.62-0.94）[11]。ただし選択的セロトニン取り込み阻害薬に関しては同メタ解析においてプラセボ群と比較して有効性は示されなかった。

　加えて、PPIに治療抵抗性のある機能性ディスペプシア患者を対象とした低用量イミプラミン（50 mg/ 日）を治療薬として用いたRCTでも症状改善に有効性を示したが、副作用出現もプラセボ群と比較して有意に多かったとの報告がある[12]。

　また、ミルタザピンも早期満腹感や体重減少、消化器症状に関連した不安に対する有効性が示唆されている[13]。実際に使用する場合は7.5 mg/ 日のように少量から導入して漸増する。症状や副作用をモニタリングしながら30 〜 45 mg/ 日までの増量を検討する。

2）漢方・東洋医学的アプローチ

　六君子湯は胃運動機能改善を中心とした薬理学的作用を有するとされる。Rome Ⅲ基準の機能性ディスペプシア患者を対象にしたプラセボ群と比較したランダム化比較試験（RCT）では primary outcome である8週後の自覚症状改善率では統計的な有意差は認めなかったものの、secondary outcome での心窩部痛や食後早期満腹感では症状改善に有意差を認めた[14]。制酸剤で症状改善を認めない場合には導入も一考の余地はある。その他、半夏厚朴湯もあげられるがエビデンスの蓄積が待たれる状況である。

3）非薬物療法

a）食事療法・禁煙

　食事療法をはじめとする生活指導に関して有効性を示すエビデンスには乏しいものの、薬物療法などと併用して行うことが一般的には勧められる。具体的にはカフェインを控える、脂質の多い食品と高 FODMAP（表4）を控えるといった指導をする。喫煙と機能性ディスペプシアの関連があることから禁煙を勧めるのも有用である。

表4	高FODMAP食品
果物	りんご、さくらんぼ、マンゴー、梨、すいか、ドライフルーツ、プラム、杏子、桃
野菜	アスパラガス、アーティチョーク、カリフラワー、マッシュルーム、にんにく、玉ねぎ
糖・人工甘味料	はちみつ、キシリトール、マンニトール、ソルビトール
乳製品	牛乳、ヨーグルト、ソフトチーズ、カスタードクリーム、アイスクリーム
穀類	小麦、ライ麦

5 | 患者説明のポイント

　機能性ディスペプシアの治療として重要なことは、医師からの「説明」と「保証」である。脳腸相関が病態に深く関与している機能性消化管疾患である機能性ディスペプシアは器質的疾患に比べて、医師からの言葉の処方が効果的である。医療機関を訪れる患者は「何か悪い病気が隠れているのではないか」、「一生この症状が続くのではないか」というように不安を抱きながら受診する。機能性ディスペプシアの病態を「説明」し、命にかかわる致命的な疾患ではなく、適切な治療介入で症状は改善することを「保証」することも治療の一環である。

> **患者への声かけの具体例：**
> 「この疾患は身体の問題だけではなく、ストレスや心理状態、食生活などの生活習慣など様々な原因が絡み合って症状を引き起こすことを特徴としていますが、命に関わるような大きな病気ではないので安心してください（説明）。また、生活習慣の改善や薬などによる適切な治療を行うことで症状の改善が期待できます（保証）。ただし、病気の仕組みが複雑なため、患者さん一人一人でお薬の効き目などが異なり、症状が改善するまでに時間がかかってしまう場合がありますが、あなたに合った治療を一緒に見つけていきましょう」

　説明と保証を含め、薬物療法でも症状の改善に乏しい場合には、認知行動療法の併用を目的として専門機関への紹介を検討する。

おわりに

　機能性ディスペプシアは多くの要素が複雑に絡み合うことで症状が生じる疾患であり、多方面から治療介入を行うとともに鑑別疾患を除外していくといったように、診断と治療介入を同時進行で行うことがコツである。具体的な治療のフ

ローチャートを示す（図2）。治療がうまくいかなかったときに考えなければならないこととしては、自身が行ってきた評価が本当に正しかったのか、他に重要な疾患を見逃していないか、自身のマネジメントを振り返ることである。経過観察中にはこれらの症状が新しく出てきていないか確認が必要である。

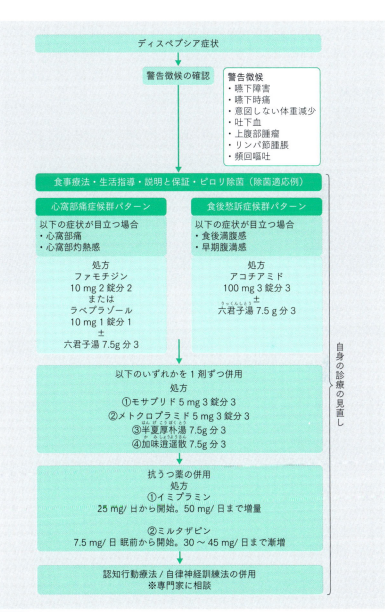

図2 治療フローチャート

機能性ディスペプシアは生命予後には直結しない疾患である。しかしながら、似たような症状をきたす他の疾患の中には致死的な疾患が多数存在するといったように、診療を行っていく中でpitfallに陥りやすい油断大敵な疾患である。日常診療をしている中で大手を振って「この人は絶対に機能性ディスペプシアだ」と言えるシチュエーションは稀であり、その思考も見落としを生む可能性がある。常に他の重大な疾患を見逃していないか、自身の診療のPDCA（plan → do → check → act）サイクルを回し続けることが重要である。

参考文献

1） 三輪洋人, 他. 機能性消化管疾患診療ガイドライン2021. In: 日本消化器学会（編）. 機能性ディスペプシア改訂第2版. 南江堂. 2021: 1-10.
2） Talley NJ, Ford AC. Functional Dyspepsia. N Engl J Med. 2015; 373: 1853-1863.
3） Stanghellini V, et al. Gastroduodenal Disorders. Gastroenterology. 2016; 150: 1380-1392.
4） Bercík P, et al. Immune-mediated neural dysfunction in a murine model of chronic Helicobacter pylori infection.Gastroenterology. 2002; 123: 1205.
5） Li-Jun Du, et al. Helicobacter pylori eradication therapy for functional dyspepsia: Systematic review and meta-analysis. World J Gastroenterol. 2016; 22: 3486-3495.
6） Van Oudenhove L, et al. Abnormal regional brain activity during rest and (anticipated) gastric distension in functional dyspepsia and the role of anxiety: a H(2)(15)O-PET study.Am J Gastroenterol. 2010; 105: 913-924.
7） Oshima T, et al. Generation of dyspeptic symptoms by direct acid and water infusion into the stomachs of functional dyspepsia patients and healthy subjects. Aliment Pharmacol Ther. 2012; 35: 175.
8） Pinto-Sanchez MI, et al , Proton pump inhibitors for functional dyspepsia.Cochrane Database Syst Rev. 2017; 11: CD011194.
9） Moayyedi P, et al, Pharmacological interventions for non-ulcer dyspepsia. Cochrane Database Syst Rev. 20068） Karamanolis G,
10） Caenepeel P, et al. Association of the predominant symptom with clinical characteristics and pathophysiological mechanisms in functional dyspepsia. Gastroenterology. 2006; 130: 296.
11） Lu Y, et al. Antidepressants in the Treatment of Functional Dyspepsia: A Systematic Review and Meta-Analysis. PLoS One. 2016; 11: e0157798.
12） Cheong PK, et al. Low-dose imipramine for refractory functional dyspepsia: a randomised, double-blind, placebo-controlled trial. Lancet Gastroenterol Hepatol. 2018; 3: 837.
13） Tack J, et al. Efficacy of Mirtazapine in Patients With Functional Dyspepsia and Weight Loss. Clin Gastroenterol Hepatol. 2016; 14: 385-392.
14） Suzuki H, et al. Rikkunshito study group. Randomized clinical trial: rikkunshito in the treatment of functional dyspepsia--a multicenter, double-blind, randomized, placebo-controlled study. Neurogastroenterol Motil. 2014; 26: 950-961.

PART 7 | コモンな消化器系症状への対症療法

symptoms

5 | 過敏性腸症候群（IBS）へのアプローチ

中野弘康

はじめに

　過敏性腸症候群（IBS）は、機能性ディスペプシア（FD）と並んで、内科外来で遭遇する頻度の高い病態である。IBS と FD を交えて機能性消化管障害（functional gastrointestinal disorders: FGIDs）と呼称し、両者はしばしば合併することもある。したがって IBS を理解するために FD を理解する必要があり、FD を理解するためには IBS を理解しておく必要がある。心理社会的ストレスによって消化器症状が悪化し、後述する腸脳相関（gut-brain interaction）が主病態となる。

　筆者は FGIDs こそ、内科医の病気と考えている。たまたま消化器症状が前景に出ただけで、FGIDs の患者とその患者を取り巻く家族や社会環境は非常に複雑である。その複雑さを解きほぐすための柔軟な対応が我々内科医に求められていると日々感じている。むろん内科医だけではうまくいかないことも多く、心理社会的因子が病状の増悪に関与していると判断した場合、筆者は顔の見える精神科医や臨床心理士に紹介し、器質的な病態は内科で継続診療し、心身症的側面は専門家のバックアップを受けながら、同時並行で診療するスタンスをとっている。つまりは継続的にかかわり続けることが大切で、"有事再診"という言葉を用いることはない。また FGIDs の患者が精神科・心療内科を初回受診することは稀で、まずは身体症状に困って内科外来の門をたたく。そこで患者の悩みを受け取るのは他でもない私たち内科医である。

　本項では、筆者の診療スタイルも交えつつ、エビデンスも紹介しながら、読者を IBS の世界に誘いたい。

1 | IBS 患者の病態生理

　慢性かつ繰り返す消化管由来の症状があり、原因となる器質的疾患が検査を行っても明らかでない病態を機能性消化管障害（FGIDs）と総称する。このうち、排便と関連した反復性の腹痛と便通異常が慢性的に続く状態を IBS という。IBS の診断には、国際的な作業部会（Rome 委員会）によって作成された Rome

IV（病型分類と診断基準）を用いる。診断基準として 表1 [1] を参照されたい。筆者が考える FGIDs/IBS のゲシュタルトは、"消化管に関連する症状（慢性的な腹痛や排便の不快感）があり、消化管内視鏡を行うも粘膜障害がない患者群"である。

表1 Rome IV 診断基準

IBS の診断基準（Rome IV 基準）
繰り返す腹痛が、3 か月間で平均して少なくとも週 1 日あり、下記の 2 項目以上の特徴を満たす * －排便に関連する －排便頻度の変化を伴う －便形状（外観）の変化を伴う

*少なくとも診断の 6 か月以上前に症状が出現している必要がある

　FGIDs/IBS の病態は、腸脳相関で説明される。腸管の管腔側で上皮の透過性亢進、消化管免疫・微小炎症、消化管の運動異常・知覚過敏が想起される。脳と腸は自律神経を介してつながっているため、心理社会的因子（ストレス）が病態の悪化に大きな影響を与える。興味深いことに、神経伝達物質のセロトニン、ストレス関連ペプチドの副腎皮質刺激ホルモン放出ホルモン（corticotropin-releasing hormone: CRH）は、内臓の知覚過敏や大腸運動異常との関連が示唆されている[2]。つまり、ストレスを感じると、視床下部から CRH が分泌され、下垂体前葉からの副腎皮質刺激ホルモン（adrenocorticotropic hormone: ACTH）が放出されると同時に、大腸の蠕動運動が惹起される（ 図1 ）。CRH には腸管運動を活発にして、腹痛や便意の感覚を高める作用があり、IBS 患者では、CRH に対する反応性が健常者に比べ亢進している[3]。IBS の病態で「脳腸相関」という言葉が用いられるのは、このような背景が基礎となっている。近年では、感染性腸炎（カンピロバクターやサルモネラなど）の発症を契機に IBS の病態が形成される例が報告されており（PI-IBS）[4]、脳腸相関に腸内細菌の関与も指摘され、「脳腸微生物相関」との認識が主流となっている。感染性腸炎により腸内細菌叢の変化が生じ、不安や女性、腸炎症状が強い場合に PI-IBS に進展しやすい可能性が指摘されている。

2 │ 病歴・身体診察をもとにした診療の流れ

　慢性的な消化管に関連した症状で不快感を訴える患者をみたら FGIDs/IBS を連想するのは難しくない。ただし、FGIDs/IBS の診断の基本は器質的疾患がないことが前提のため、可能な限り内視鏡検査を施行して粘膜異常がないことを確認する作業が必要である。ただ、初診の FGIDs/IBS 患者を全員内視鏡検査に送り込むのは現実的ではない。したがって、 表1 に示す警告徴候の有無を積極的に確認し、器質因の精査の一助とする。

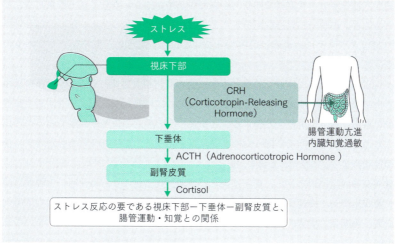

図1 ストレスと腸管運動・知覚の関係
（文献1を参考に作成）

　筆者は、慢性・反復性の腹部愁訴を訴える患者を診た場合、FD、IBSを鑑別の上位にあげつつ、FD、IBSと似た様相を呈する疾患群をFGIDsクラスターとして、各々の疾患に特徴的な症状/所見がないか確認する作業を常としている（この考え方は志水太郎先生のpivot and cluster理論に倣い、FGIDsクラスターと勝手に名づけている）。例として、腹痛患者を考えてみよう。**表2**に、慢性・反復性腹痛の鑑別疾患をあげる。上腸間膜動脈症候群、正中弓状靱帯圧迫症候群はやせた女性に多くみられ、聴診器で心窩部にbruitを聴取することがある。片頭痛の既往のある症例の腹部症状では腹部片頭痛に思いを馳せたい。前皮神経絞扼症候群はしばしば原因不明とされ、あらゆる医療機関へ受診するも原因不明の腹

表2 慢性・反復性の腹痛で考慮すべき疾患群

● FGIDs（FD、IBS）
● 胆石発作の反復（胆嚢頸部へ陥頓したり外れたり）
● 胆道ジスキネジア
● 上腸間膜動脈症候群、正中弓状靱帯圧迫症候群
● 腹部てんかん、腹部片頭痛
● 前皮神経絞扼症候群
● 遺伝性血管性浮腫
● 急性間欠性ポルフィリン症
● 鉛中毒

（文献5より引用）

痛とされる疾患の代表格であり、圧痛範囲が狭いこと、カーネット徴候が陽性であること、皮膚の知覚過敏があることなどが診断の一助となる。紙面の都合で、FGIDsクラスターの詳細は説明できないが、拙著でその一部を紹介しているので、参考にされたい[5]。

　IBSの診断には慢性的な腹痛と排便習慣の変化が重要である。IBSの腹痛は腸管由来のため蠕動痛であることが多く、周期的に増悪と寛解を繰り返すことが特徴である。痛みは排便で改善することが多い。心理的な負荷や食事で痛みが悪化することもあり、背景に抑うつや不安障害を伴うと、よりIBSらしさが増す。便の性状により、便秘型、下痢型、混合型と分類する。下痢型では、水様便よりも、軟便が頻回に認められる。排便は朝または朝食後に起こり、排便前に下腹部に間欠痛が出現し、排便後は不完全な排便感ないし渋り腹を自覚する。大量の下痢や血便、脂肪便、就寝時や夜間に下痢や腹痛を自覚する場合は、IBSではないことが多く、炎症性腸疾患などの器質的疾患を考慮する必要がある。便秘型では、便はコロコロ便のことが多く、直腸に便がたまっていなくても、渋り感を自覚することがある。

　IBSの病型は、便秘型をIBS-C、下痢型をIBS-D、混合型IBS-M、分類不能型IBS-Uに分類する。病型に応じて提供する治療法が異なるからである（便秘症で述べた通り、適切な治療を施すためには、患者の訴えを適切に病型分類することが要となる）。また便の性状を患者に確認する際にはBristolスケールが役立つ（便秘のページで既出）。カチカチの便や兎便はブリストールの1, 2に該当し、軟便や水様便は6, 7番に該当する。

　IBS患者においては、好酸球性胃腸炎や炎症性腸疾患の鑑別が重要で、警告徴候を丁寧に聞き出したい。発熱、関節痛、血便、意図しない体重減少の有無を確認しつつ、身体診察で口腔内観察を追加し、直腸診にて肛門部病変の有無も確認する。私も含め、内科医があまり慣れていないのは、一般に皮膚・関節診療とされているが、IBS患者を診る場合は、結節性紅斑や関節炎所見も確認しておきたい。好酸球性胃腸炎を疑ったら、アレルギー疾患の既往を問診する。これらに該当する項目があれば消化管内視鏡検査を検討する。

3 ｜ 検査

　IBSに特徴的な検査所見はない。一般的には採血で炎症反応や甲状腺機能を含めた評価を行い、腹部単純写真、腹部超音波検査、便潜血、尿検査を行う。これらはスクリーニングとしての意味合いもある。これら諸検査で異常がある場合は大腸内視鏡に進むが、異常がなくとも病歴や身体所見で器質的疾患の可能性が否

定できなければ、大腸内視鏡検査に進む。

　FGIDs/IBS の診断は器質的疾患の除外と Rome Ⅳ 基準に基づき行われる。下痢型 IBS では顕微鏡的大腸炎（microscopic colitis）の鑑別が重要で[6]、プロトンポンプ阻害薬（PPI）や NSAIDs が被疑薬となる場合がある。大腸内視鏡で粘膜に明らかな異常がなくとも、microscopic colitis を疑った場合は、大腸のランダム生検が実施される。あらかじめ内視鏡医に臨床情報を提供しておきたい。

4 治療

1）治療前の話として

　IBS の診断は、"なんとなくもやもやする"というのが実臨床での肌感覚ではないだろうか。採血でさしたる異常がなく、大腸内視鏡でもパッとした異常がないことから、もやもやする感覚を覚える。ただし患者は本気で不快な消化器愁訴に困っており、治療者と患者間の病気に対する認識にずれがあることをまずは自認するところから IBS 診療は始まるのである。

　筆者は、器質的疾患の可能性がきわめて低いことが確認できたところで、患者に「あなたの困っている症状は少なくとも大腸がんや炎症性腸疾患のような病気ではありませんでした。どうか安心してください」と伝えている。つまり、FGIDs/IBS 患者に対する治療の初動は"丁寧な説明で安心させること"に尽きる。具体的には、説明用紙を用いてイラストを描きながら腸脳相関について説明し、胃や小腸・大腸などの消化管粘膜には炎症や腫瘍などの器質的な異常がなく（炎症と腫瘍もわかりやすく説明するのがポイント）、腸と脳の調節を行う自律神経のバランスに不具合が生じていることを理解してもらう。ここで、「おなかが痛かったり、下痢・便秘したりするのは、胃腸が悪いんじゃなくて神経のネットワークに不具合が生じているからですよ」という説明をすると安心してもらえる印象をもっている。

　そのうえで、普段の生活の様子や、家族・仕事環境を丁寧に聞き出す。医療面接を通じて、消化器症状を生むに至ったストレッサーを明らかにする作業に移る。筆者の考える FGIDs/IBS 治療の構図は、初回の面接で、患者が病に苦しみ私たち医師のもとに訪れるまでの軌跡を受容・共有しつつ、時間をかけて丁寧に病態説明を行うことに尽きる。これを端折らずきちんと行うことで、以後の薬物療法や食事療法がきわめてスムーズとなるのを幾度も経験している。そして、こまめに外来で再診しながら、症状をフォローし、生活指導や薬物療法を併用しながら微調整する。FGIDs/IBS 診療は 1 回のセッションで終わることはなく、継

続的な外来通院が必要と考えている。

2）治療について

　良好な医師－患者関係の確立とケアの重要性をふまえ、生活療法と薬物療法を組み合わせて治療する。食事療法では、IBS に対する低 FODMAP 食の症状改善効果が注目されており、欧米諸国では IBS の食事指導として短鎖炭水化物を避けるよう指導されている[7]。筆者自身は、自分で栄養指導を行うこともあるが、当院には管理栄養士が在籍しており、必要に応じて専門家による栄養指導を依頼することがある。ただし食事療法のみでうまくいったことはあまりないので（単に患者教育が下手なのかもしれないが）、認知行動療法的アプローチ、運動指導、漢方を含めた薬物療法の導入を積極的に行っている。

　病型によらず使用可能な薬剤は、トリメブチンマレイン（セレキノン®）、ポリカルボフィルカルシウム（ポリフル®）、整腸剤（プロバイオティクス）が使用可能である。トリメブチンマレインは、消化管運動機能調節薬として、自律神経の状態に介入し、消化管運動を抑制ないし亢進させることで、鎮痙薬としての作用がある[8]。腹痛のある IBS 全般に使用可能だ。ポリフルは高分子ポリマーであり、副作用も少なく使いやすい薬剤であるが、これだけで著効感が得られることは少ないと感じている。IBS 診療の初心者は、まずこれら 3 剤を第一選択薬として用いてみて、改善が乏しければ、病型に応じて追加で薬剤を選択するとよい。

3）下痢型 IBS

　虚証※で四肢の冷えがあるようならや真武湯や人参湯※の親和性がある。漢方が内服困難な場合ないし漢方不耐の場合は、5-HT$_3$ 拮抗薬であるラモセトロン（イリボー®）を 2.5 μg の少量から導入する[9]。ラモセトトロンは腹痛の緩和効果もあり、腹痛を伴う下痢症にも親和性が良好である。ここで注意点がある。IBS 患者の多くは、症状を軽減させる薬剤を使用した場合、症状が改善した自分を受け入れ難いようで、下痢型の場合、かえって便秘になった、ウンチが出にくくなった、という不満感を口にすることがある。おそらく慢性的に不快な症状で悩まされていた状況が薬剤で改善されてしまうことにある種の不安（または心理

※虚証：闘病反応が弱い（症状があまり強く出ない）
※真武湯や人参湯：筆者は、人参湯は胃もたれが強く心窩部の冷えが強い下痢症に用いることが多く、真武湯は全身の冷えと水毒を伴い、倦怠感が強い下痢症に用いることが多い。

的抵抗）を覚えるからであろう。ここで、多くの医師はウっとなって内服を中止させてしまうが、筆者は可能な限り内服を継続させる方針をとる。「一日や二日おきでいいから継続して飲んでみて」と説明している。これでも下痢が改善しない場合は、止痢薬としてロペラミド（ロペミン®）を検討する。

4）便秘型 IBS

　漢方の親和性があれば大建中湯（だいけんちゅうとう）は初出として導入しやすい。生姜と水飴、そして山椒が含まれており、甘くピリッとする特徴があり、特に若い女性に飲みやすいと人気があり、副作用もほぼなく、安全に使用可能である。基本的に腹痛に加えて腹部の冷えと腹部膨満がある症例に選択するのが望ましい。緩下作用は乏しいため、便秘そのものを改善させる作用は弱いと考えるとよい。

　下剤は、非刺激性下剤を第一選択として、酸化マグネシウムは使用しやすいであろう。ただ、酸化マグネシウムのみでうまくいくことはあまりなく、便秘型IBS に特化した薬剤として、本邦の診療ガイドラインでは、粘膜上皮機能変容薬（リナクロチドとルビプロストン）の使用が推奨されている[10]。近年、便秘型 IBS 患者を対象として、これら薬剤による IBS 症状や腹痛の改善、副作用に関して大規模なネットワークメタ解析が報告された。これによると、本邦で承認されている薬剤としてリナクロチドとルビプロストンがプラセボと比較して効果があり、リナクロチドは腹痛や排便回数に対する高い有効性が示されている。実臨床の感覚としてもリナクロチドは有効と感じるが、ラモセトロンと同様、少量から慎重に使用しても、かえって下痢っぽくなった、便がゆるくなったと不満を口にする患者もいる。その場合は、減量したり、隔日内服にしたり、整腸剤を併用するなど工夫をして、なるべく自覚症状の軽減が図れるように患者と相談しながら（←ここがポイント）、薬剤の微調節を図るようにしている。医師主導で治療を進めるとたいてい失敗するので、患者の微妙な訴えや排便状況の変化を聞き取りながら、既存薬の増量や他剤の add on を慎重に行っている。

5）腹痛、混合型・分類不能型の薬物療法

　まずセレキノン®やポリフル®の使用を優先する。実感的にもエビデンス的にもセレキノン®は副作用もほとんどなく使用しやすい。これらでも症状のコントロールが難しいときは以下の薬剤を用いる。

a) 桂枝加芍薬湯

腹痛の改善効果があり、大建中湯同様、お腹の冷えを感じる症例に用いられる。下痢型、便秘型双方に使用可能である。

b) 半夏厚朴湯

腹痛の軽減効果は乏しいが、不安が強くて咽喉頭部の不快感を常に感じている虚証の症例には、よくフィットする実感がある。

c) 抗コリン薬

効果は限定的である。高齢者には副作用の観点から使用は控えた方が望ましい。若年者で腹痛のコントロールが必要な場合に頓服で用いることはある。

d) 抗うつ薬

コクランレビューで、IBS 治療において選択的セロトニン再取り込み阻害薬（SSRI）は IBS 症状を改善させる報告がある[11]。抑うつや不安障害を有する IBS 患者では、セルトラリンを少量 12.5 mg ないしエスシタロプラムを少量 10 mg いずれも夕食後から導入するとよい。SSRI の導入に慣れていない場合は精神科や心療内科へ紹介する。ただし注意点としては患者を紹介して終診にするのではなく、紹介した後も一緒に併診していくのが望ましい。

e) 抗不安薬

基本的に SSRI が第一選択薬であるが、SSRI が効果を示すまでの間、症状改善を目的としてベンゾジアゼピン薬を短期間ないし頓用で使用することはある。ベンゾジアゼピンには作用時間が短い薬剤から長時間型作用薬剤まで幅広く存在し、基本的に後者は長時間ゆっくり作用するため、うまく用いると疼痛の軽減や不眠の軽減効果も期待できる。身体症状症、機能性腹痛症であらゆる薬剤を使用してもうまくいかなかったケースに眠前少量クロナゼパムを導入したところ、腹痛の軽減を図ることができた症例を経験している。慣れないうちは SSRI やベンゾジアゼピンの使用に精通した精神科医・心療内科医にコンサルトしながら、使用経験を増やすのもよいと考えている。

5 患者説明のポイント

すでに述べた通りであり、基本的には傾聴を主体に、患者が腹部愁訴で受診するまでに至った軌跡を共有し、"つらかったですね"という言葉が自然に出る診

療が望ましい。これは困って受診した患者を診療したときに、自然と出る（出てしまう）のが重要と考えており、取り繕った共感はかえってよくないと感じている。患者に共感することの重要性は医学部時代に講義でさんざん教わったが、患者は共感してほしいと思って病院に来ているのではない。まずはきちんと患者を診たてる（＝その基本は内科医として器質的疾患をきちんと除外する）ことが先決である。そのうえで、器質的な病態が否定的であれば、上述した生活指導や薬物療法を用いながら、患者を慰め（comfort）に誘う姿勢が肝要と考える。

おわりに

　FGIDs/IBS は思春期から高齢者まで幅広い。消化器症状のみならず、漠然とした不安や頭痛、めまい、動悸などの非消化器症状を随伴していることも多い。患者がつらいと感じて病院に来るまでの軌跡を受容しながら、そのつらい症状を生むに至ったストレッサーを見抜き、適切な診断・治療につなげていくのは、とてもやりがいを感じる部分である。ともすると IBS 患者は消化器症状をメインに受診するため、消化器科医に診療が委ねられてしまうシチュエーションは多いと思われるが、筆者は、むしろ、消化器科医の存在意義は内視鏡検査にあると考えており、FGIDs/IBS の診療の中心には内科医がいれば十分と考えている。

参考文献

1） Benninga MA et al. Childhood functional gastrointestinal disorders : neonate/toddler. Gastroenterology. 2016; 150: 1443-1455.
2） Vanner S et al. Fundamentals of neurogastroenterology : basic science. Gastroenterology. 2016; 150: 1280-1291.
3） Fukudo S, et al. Impact of corticotropin-releasing hormone on gastrointestinal motility and adrenocorticotropic hormone in normal controls and patients with irritable bowel syndrome. Gut. 1998; 42: 845-849.
4） Berumen A, et al. Post-infection Irritable Bowel Syndrome. Gastroenterol Clin North Am. 2021; 50: 445-461.
5） 中野弘康（編）. 消化器疾患のゲシュタルト. 金芳堂. 2022.
6） Kamp EJ, et al. Irritable Bowel Syndrome and Microscopic Colitis: A Systematic Review and Meta-analysis. Clin Gastroenterol Hepatol. 2016; 14: 659-668.
7） Johannesson E, et al. Intervention to increase physical activity in irritable bowel syndrome shows long-term positive effects. World J Gastroenterol. 2015; 21: 600-608.
8） Ruepert L, et al. Bulking agents, antispasmodics and antidepressants for the treatment of Irritable bowel syndrome. Cochrane Database Syst Rev. 2011; 2011: CD003460.
9） Fukudo S, et al. Effect of ramosetron in female patients with irritable bowel syndrome with diarrhea: a phase III long-term study. J Gastroenterol. 2016; 51: 874-882.
10） Christopher JB, et al. Efficacy of Secretagogues in Patients With Irritable Bowel Syndrome With Constipation: Systematic Review and Network Meta-analysis. Gastroenterology. 2018; 155: 1753-1763.
11） Quartero AO, et al. Bulking agents, antispasmodic and antidepressant medication for the treatment of irritable bowel syndrome. Cochrane Database Syst Rev. 2005; (2): CD003460.

PART

8

泌尿器系症状への
対症療法

PART 8 泌尿器系症状への対症療法

1 尿失禁への対症療法

和田直樹

1 尿失禁とは

　尿失禁とは、尿が不随意に漏れるという愁訴であり、膀胱や尿道の蓄尿機能障害によって引き起こされる。尿意切迫感とともに尿が漏れるものを切迫性尿失禁（urgency urinary incontinence: UUI）といい、労作・運動時、咳、くしゃみなどで尿が漏れるものを腹圧性尿失禁（stress urinary incontinence: SUI）という（表1）。この両者をあわせもつものを混合性尿失禁（mixed urinary incontinence: MUI）といい、高齢女性に多い。夜尿症は睡眠中の尿失禁である。ここではUUIとSUIの治療を中心に述べる。

表1　尿失禁の種類

尿失禁：蓄尿機能の障害であり、尿が不随意に漏れるという愁訴
●切迫性尿失禁（urgency urinary incontinence） 　尿意切迫感とともに尿が漏れる、過活動膀胱の症状
●腹圧性尿失禁（stress urinary incontinence） 　労作・運動時、咳、くしゃみなどで尿が漏れる
●混合性尿失禁（mixed urinary incontinence） 　切迫性尿失禁と腹圧性尿失禁をあわせもつ
●夜尿症（nocturnal enuresis） 　睡眠中に不随意に尿が漏れる

＊溢流性尿失禁➡蓄尿機能障害ではなく排尿機能障害
　慢性尿閉（残尿が非常に多い状態）に伴い尿が漏れ出す

　溢流性尿失禁という言葉は臨床においてよく用いられており、前立腺肥大症などによって生じた多量の残尿のために尿が溢れ出てくるものである。これは蓄尿機能の障害ではなく、排尿機能の障害である。尿失禁は、膀胱ないしは尿道の蓄尿機能の障害であるため溢流性尿失禁は、厳密には尿失禁ではない。

2 尿失禁の診断

　尿失禁の診断は症状によって診断される。UUIにおける尿意切迫感とは、急に沸き起こる強い尿意であり、いわゆる過活動膀胱（overactive bladder: OAB）の主症状であ

る。尿意切迫感という強い異常な尿意とともに尿が漏れる場合はUUI（＝OAB）である。SUIは、腹圧がかかったときに尿が漏れるものであり、尿意を感じることなく漏れることとなる。咳やくしゃみ、運動時に尿が漏れるのであればSUIと判断する。

　尿失禁の診断は容易に思えるが、尿意や愁訴を訴えることのできない認知症患者ではどのタイプの尿失禁かわからないことも多い。また知らぬ間に漏れてしまう、立ち上がったときに漏れるといった症状もどちらのタイプか迷うことがある。立ち上がったときに漏れるといった症状はSUIと判断されがちであるが、立ち上がったときに膀胱の過活動が誘発され失禁を生じる場合もあるため、UUIの可能性も否定できない。医療者側から積極的に尿意切迫感や腹圧時の尿失禁がないかを聴取することが必要となる。UUIは男女ともに罹患するが、男性SUIの頻度は高くない。男性のSUIの多くは泌尿器科疾患の術後（前立腺がんに対する前立腺全摘術や前立腺肥大症に対する前立腺摘除）に多い。

　上述の溢流性尿失禁では表面上は尿が漏れるといった愁訴になるため尿失禁として捉えられてしまうが、基本的な病態は残尿が多いことにある。よって尿失禁の患者では膀胱に多量の残尿がないかを超音波などで確認すべきである。

3 ｜ 尿失禁の治療

1）非薬物治療

　UUI（＝OAB）およびSUIともに体重減少（ダイエット）と骨盤底筋訓練はエビデンスレベルの高い行動療法としてあげられる[1,2]。骨盤底筋訓練は、おしっこを我慢するイメージで尿道を、おならを我慢するイメージで肛門を締めて緩めるといった運動を座位や立位で行うとよい[3,4]。女性のみならず男性にも有効であると考えられる。また意識的に尿意を我慢させることによって排尿間隔を延ばす膀胱訓練や、2〜3時間ごとにトイレに行くスケジュールを決めて排尿を促す定時排尿法なども推奨される[5]。

　エビデンスレベルとしては高いものではないが、禁煙、飲水指導や便秘の改善なども重要である。特に気温の低い冬期間では市販されている蒸気温熱シートがOABの症状軽減を示すデータもある[6]。

2）薬物治療

a）UUI に対する薬物治療

　UUIに対する薬物治療は、いわゆるOABの治療薬である。OABの治療薬に

は抗コリン薬とβ_3作動薬がよく使用されている。本邦では貼付剤も含めると7種類の抗コリン薬と2種類のβ_3作動薬が使用可能である（ 表2 ）。

表2 本邦で使用可能な切迫性尿失禁（＝過活動膀胱）に対する推奨グレードの高い治療薬

一般名	商品名	用法・用量
抗コリン薬		
オキシブチニン	ポラキス®	1回2〜3 mgを1日3回経口
オキシブチニン経皮吸収型製剤	ネオキシテープ®	貼付剤1枚を1日1回、1枚を貼付
プロピベリン	バップフォー®	20 mgを1日1回経口　20 mgを1日2回まで増量可
トルテロジン	デトルシトール®	4 mgを1日1回経口
ソリフェナシン	ベシケア®	5 mgを1日1回経口　1日10 mgまで増量可
イミダフェナシン	ステーブラ®/ウリトス®	1回0.1 mgを1日2回経口　1回0.2 mgを1日2回まで増量可
フェソテロジン	トビエース®	4 mgを1日1回経口　1日8 mgまで増量可
β_3作動薬		
ミラベグロン	ベタニス®	50 mgを1日1回経口
ビベグロン	ベオーバ®	50 mgを1日1回経口

　抗コリン薬はアセチルコリンの膀胱のムスカリン受容体への作用を遮断することで膀胱の異常な収縮を抑制し、β_3作動薬は膀胱のβ_3受容体に作用し、膀胱の弛緩を増強させることでUUI（＝OAB）を改善する。これら2つの薬剤の有効性はおおむね同等と考えられている[7]　一方で、有害事象はβ_3作動薬で少ないとされる[8]。抗コリン薬では口内乾燥や排尿障害による残尿量増加などがしばしば問題となる。また抗コリン薬による認知機能障害のリスクも取り沙汰されており、特に高齢者ではその使用を控えることが推奨されている[9,10]。

　女性のUUI（＝OAB）では残尿量が有意でなければ（100 mL未満）、抗コリン薬ないしはβ_3作動薬を単独で使用することが推奨される一方で、男性においては前立腺肥大症による排尿機能障害が併存する場合があるため、まず前立腺肥大症の治療を行う必要がある（「排尿困難への対症療法」の項を参照）。そのうえでUUI（＝OAB）が持続し、残尿量が有意でない場合にβ_3作動薬を処方する（男性においても抗コリン薬よりもβ_3作動薬が推奨される）。

　7種類の抗コリン薬ないしは2種類のβ_3作動薬における使い分けの明白な基準はない。様々な臨床研究などからは認知機能障害が懸念される高齢者にも比較的使用可能な抗コリン薬はフェソテロジン（トビエース®）であり[11]、また夜間頻尿を併発するUUI（＝OAB）ではイミダフェナシン（ステーブラ®/ウリトス®）

を使用される傾向がある[12]。2種類のβ_3作動薬も効果は同等する報告がある[13]一方で、女性のUUIではビベグロン（ベオーバ®）の方がより有効とする報告もある[14]。

　一剤による薬物治療では効果が不十分である場合には抗コリン薬とβ_3作動薬の併用療法が有効であるが[15]、先述したように高齢者や男性患者では併用療法によって抗コリン薬を使用する場合には注意を要するため専門医への紹介を考慮するとよい。

b）SUIに対する薬物治療

　SUIの適応病名で使用可能な薬剤はクレンブテロール（スピロペント®）のみである。「女性下部尿路症状診療ガイドライン（第2版）」においては推奨グレードBとなっており[5]、使用が推奨されているが、その有効性は決して高くはない。手指の振戦をきたすことがしばしば認められる。SUIに対する有効性の高い他の薬物治療はなく、現時点におけるunmet needsであろう。薬物治療で効果不十分である場合には手術治療が主体となる。

4 ｜ 治療開始時の患者説明内容

　薬物治療を行う際であっても並行して骨盤底筋訓練を行うことは推奨される。
　UUI（＝OAB）の薬物治療ではUUIやOABの主症状である尿意切迫感を改善させるための薬剤であることをよく説明するとよい。UUI（＝OAB）のある患者では夜間頻尿を併存することが多い。抗コリン薬やβ_3作動薬によってもUUI（＝OAB）と併存する夜間頻尿を改善させうるが、決して夜間頻尿が改善の期待される主症状ではないことに留意が必要である。特に抗コリン薬では口内乾燥などの副作用が生じる可能性を伝えておく。また基本的には薬物治療の継続が必要であることの説明を加えておくとよい。

　SUIでは、薬物治療を開始するものの有効性は決して良好ではなく、より改善を望まれる場合には手術治療の可能性もあることを伝えておく。

5 ｜ フォローアップの注意点

　薬物治療を開始した際には当然のことながら効果を確認する必要がある。効果がないものを漫然と継続することは無意味な治療になるので避けるべきである。改善効果の確認は基本的に患者本人の症状を聴取することによる。UUI（＝OAB）では過活動膀胱症状質問票（OAB symptom score: OABSS）（図1）を用

いて評価されていることが多い。認知症など症状の訴えが困難な患者では使用する失禁パッドやオムツ類の使用枚数が減ったかなどを家族や介護者に確認する。

過活動膀胱症状質問票
(Overactive Bladder Symptom Score;OABSS)

以下の症状がどれくらいの頻度でありましたか。この1週間のあなたの状態にもっとも近いものを、ひとつだけ選んで、点数の数字を○で囲んで下さい。

質問	症　状	点数	頻　度
1	朝起きた時から寝るまでに、何回くらい尿をしましたか	0	7回以下
		1	8〜14回
		2	15回以上
2	夜寝てから朝起きるまでに、何回くらい尿をするために起きましたか	0	0回
		1	1回
		2	2回
		3	3回以上
3	急に尿がしたくなり、我慢が難しいことがありましたか	0	なし
		1	週に1回より少ない
		2	週に1回以上
		3	1日1回くらい
		4	1日2〜4回
		5	1日5回以上
4	急に尿がしたくなり、我慢できずに尿をもらすことがありましたか	0	なし
		1	週に1回より少ない
		2	週に1回以上
		3	1日1回くらい
		4	1日2〜4回
		5	1日5回以上
合計点数			点

過活動膀胱の診断基準
　尿意切迫感スコア（質問3）が2点以上かつOABSS合計スコアが3点以上
過活動膀胱の重症度判定
　OABSS合計スコア　　軽症　：5点以下
　　　　　　　　　　　中等症：6〜11点
　　　　　　　　　　　重症　：12点以上

図1　過活動膀胱症状質問票

　UUIに対して特に抗コリン薬を処方した際には有害事象として便秘や口内乾燥、排尿困難感や残尿増加をしばしば生じることがある。定期的な残尿量の確認は行っておくべきであろう。抗コリン薬に特有の有害事象で薬物治療の継続が困難である場合にはβ_3作動薬への切り替えも考慮する。

6 専門医への紹介

　尿失禁の愁訴であってもUUIかSUIかの判断が困難である際や非薬物治療および薬物治療を数か月行っても改善を認めない場合には泌尿器科専門医へ紹介するとよい。

7 まとめ（図2）

　尿失禁では男女ともに、また UUI、SUI ともに体重減少（ダイエット）や骨盤底筋訓練が有効である。SUI では有効性の高い薬物治療があまりなく、基本的に手術治療に進む場合が多い。一方、UUI は OAB の一症状でもあり、多数の薬剤が存在する。ただし前立腺体積の大きな（30 mL 以上）男性ではまず前立腺肥大

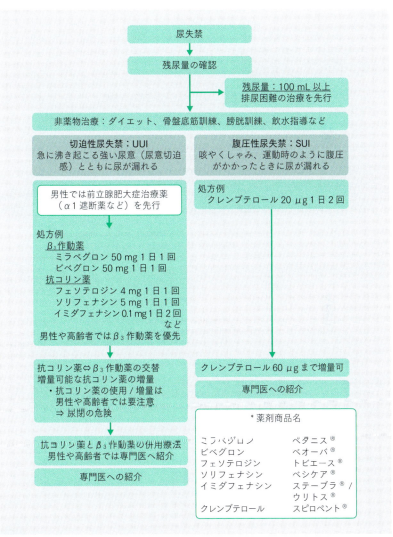

図2　治療フローチャート

症に対する治療薬を先行投与する必要がある。またさらに、男性や高齢者では抗コリン薬による排尿障害や認知機能障害が危惧されるため、β_3作動薬を優先して使用することが推奨される。ファーストラインの薬物治療で効果が不十分である場合には薬剤の変更や増量可能な薬剤の増量、さらには抗コリン薬とβ_3作動薬の併用療法と段階を踏むが、ファーストラインで効果不十分であれば専門医への紹介を考えてもよいであろう。

参考文献

1) Radziminska A, et al. The impact of pelvic floor muscle training on the quality of life of women with urinary incontinence: a systematic literature review. Clin Interv Aging. 2018; 17: 957-965.
2) Subak LL, et al. Weight loss to treat urinary incontinence in overweight and obese women. N Engl J Med. 2009; 60: 481-490.
3) https://www.youtube.com/watch?v=EW_MyUH9nEw
4) https://www.youtube.com/watch?v=0nW6NHyX7Sk
5) 日本排尿機能学会, 日本泌尿器科学会（編）. 女性下部尿路症状診療ガイドライン 第2版. リッチヒルメディカル. 2019.
6) 納城隆一, 他. 蒸気温熱シートによる高齢者の排泄機能改善効果（第2報）過活動膀胱に対する適用効果. 臨床体温. 2009; 27: 26-31.
7) Wang J, et al. Meta-analysis of the efficacy and safety of mirabegron and solifenacin monotherapy for overactive bladder. Neurourol Urodyn. 2019; 38: 22-30.
8) Milsom I, et al. Which drugs are best for overactive bladder? From patients' expectations to physicians' decisions. Int J Clin Pract. 2021; 75: e13870.
9) 日本サルコペニア・フレイル学会, 国立長寿医療研究センター（編）. フレイル高齢者・認知機能低下高齢者の下部尿路機能障害に対する診療ガイドライン 2021. ライフサイエンス出版. 2021.
10) illioux J et al. SUFU white paper on overactive bladder anticholinergic medications and dementia risk. Neurourol Urodyn. 2022; 41: 1928-1933.
11) Oelke M, et al. Appropriateness of oral drugs for long-term treatment of lower urinary tract symptoms in older persons: results of a systematic literature review and international consensus validation process (LUTS-FORTA 2014). Age Ageing. 2015; 44: 745-755.
12) Wada N, et al. Effect of imidafenacin on nocturia and sleep disorder in patients with overactive bladder. Urol Int. 2012; 89: 215-221.
13) Kinjo M, et al. Comparison of mirabegron and vibegron in women with treatment-naïve overactive bladder: a randomized controlled study. Urology. 2023; 175: 67-73.
14) Wada N, et al. Comparison of mirabegron and vibegron for clinical efficacy and safety in female patients with overactive bladder: a multicenter, prospective randomized crossover trial. World J Urol. 2024; 42: 113.
15) Yamaguchi O, et al. Long-term safety and efficacy of antimuscarinic add-on therapy in patients with overactive bladder who had a suboptimal response to mirabegron monotherapy: A multicenter, randomized study in Japan (MILAI II study). Int J Urol. 2019; 26: 342-352.

PART 8 泌尿器系症状への対症療法

2 排尿困難への対症療法

和田直樹

1 排尿困難を生じる病態

排尿困難を感じることなく排尿ができるのは膀胱および尿道（男性では前立腺を含む）の適切な協調運動がなされているためである。すなわち排尿期には十分に尿道が弛緩し、膀胱が収縮することでスムーズな排尿が行われる。よって排尿困難を生じるのは、排尿期に尿道の弛緩が不十分である場合や膀胱収縮力の低下を認める場合である。

尿道の弛緩が不十分である代表的疾患は男性の前立腺肥大症（benign prostatic hyperplasia: BPH）である。BPHでは腫大した前立腺による機械的な尿道の閉塞とともにα1受容体を介した機能的な閉塞も考えられている。また女性特有の疾患である骨盤臓器脱（子宮脱や膀胱瘤など）においても排尿困難を生じる場合がある。男女ともに尿道狭窄や、また胸腰部脊髄疾患などでみられる排尿期に尿道括約筋の弛緩が起こらない排尿筋括約筋協調不全（detrusor sphincter dyssynergia: DSD）と呼ばれる特殊な病態によっても尿道の弛緩が障害される。

一方、膀胱収縮力の低下をきたす疾患は多い。加齢に伴う膀胱排尿筋の機能低下によって収縮力の低下は引き起こされる。様々な神経疾患や長期にBPHに罹患している場合などでも二次的に膀胱収縮力の低下をきたす。また抗コリン作用を有する薬剤などによっても膀胱収縮力の低下が引き起こされる。

2 排尿困難の診断

排尿困難とは、下部尿路症状（lower urinary tract symptoms: LUTS）のひとつであり、患者が訴える愁訴である。排尿開始時に時間を要する、排尿そのものの時間が長い、排尿の勢いが悪い、尿線が細い、または腹圧をかけないと排尿しづらいといったようにその内容は様々である。

客観的に排尿困難を判断する際にはウロダイナミクス（尿流動態検査）のひとつである尿流測定（uroflowmetry: UFM）が使用される（図1）。排尿量や排尿時間、また尿流量が測定されるが、泌尿器科施設でなければ通常は施行できな

い。簡便に客観的な排尿困難を判断するには、排尿開始から終了までの時間（排尿時間）を測定することや、さらにはその際の排尿量を測定するとよい。排尿量を排尿時間で除すると平均尿流量が計測可能である。排尿時間や平均尿流量の明瞭な正常値を述べることは困難であるが、目安として排尿時間 30 秒以上、平均尿流量 5.0 mL/秒以下であれば客観的に排尿困難があるといえるであろう。また排尿直後に超音波などを用いた残尿量測定において 100 mL 以上の残尿を認める場合でも排尿機能に障害があると考えてよい。

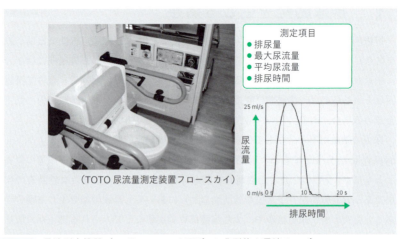

図1　尿流測定機器（uroflowmetry: UFM）と典型的な尿流カーブ

　排尿困難をきたす原因は先述のように様々である。膀胱収縮力の低下（排尿筋低活動）であるのか尿道抵抗の上昇（膀胱出口部閉塞）であるのか、もしくは両者が混在しているのかを鑑別しなければならない（図2）が、明瞭に鑑別するには侵襲的ウロダイナミクスである内圧尿流同時測定を行わなければならない。しかし、すべての排尿困難を訴える患者に内圧尿流同時測定を施行するわけではない。患者の年齢や服用薬剤、排尿困難をきたしうる神経疾患などの既往症、男性であれば前立腺体積、女性であれば骨盤臓器脱の有無、上述の UFM の結果などを鑑みて推定することが多い。初期段階で男性では超音波などによって前立腺体積を測定し（図3）、女性では台上診で骨盤臓器脱の有無を確認する。実際薬物治療の詳細は次項で述べるが、出口部閉塞を改善させる有効性の高い薬剤や外科治療は存在するものの、排尿筋低活動に対する有効性の高い薬剤や外科治療があまりないのが実情である。

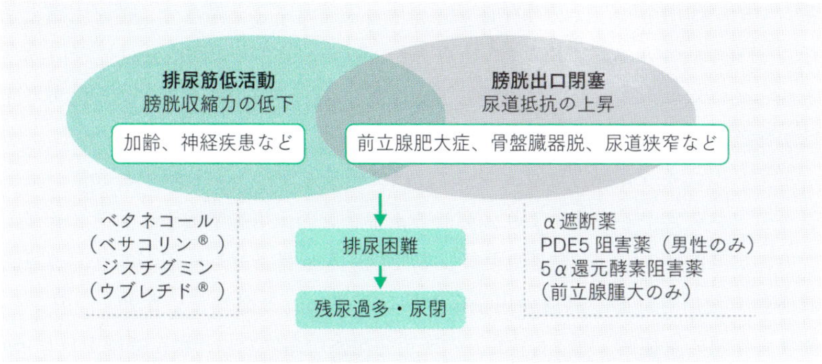

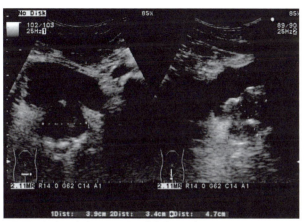

図2 排尿困難をきたす病態と治療薬

図3 経腹超音波による前立腺体積の測定
膀胱内に尿が貯留していないときは前立腺を描出しづらいが、経腹超音波によって前立腺体積をおおよそ測定可能である。示した症例では前立腺の三径から以下の計算式で計測できる。
3.9 cm × 3.4 cm × 4.7 cm × 3.14 ÷ 6 = 33 mL
前立腺体積が30 mL以上である場合には前立腺腫大があると判断される。

3 排尿困難の治療

1）膀胱収縮力低下（排尿筋低活動）に対する薬物治療

　排尿筋低活動の患者に対する有効性の高い薬剤は存在せず、数種類の薬剤の臨床試験が行われているところである[1,2]。現在使用可能な薬剤はベタネコール（ベサコリン®）とジスチグミン（ウブレチド®）である[3]。

　ベタネコール（ベサコリン®）はアセチルコリン類似の薬剤であり、膀胱のムスカリン受容体に作用し、膀胱平滑筋の収縮を増強すると考えられている。しか

しニコチン作用を弱いながら有しているため尿道内圧を上昇させ、排尿困難を悪化させる可能性がある。用量は、1日30〜50 mgを3〜4回に分けて経口投与となっているが、高用量では血管拡張や徐脈、心拍出量の低下などをきたす可能性がある。

一方、ジスチグミン（ウブレチド®）はアセチルコリンを分解するコリンエステラーゼを阻害することにより、アセチルコリンの作用を増強する。ジスチグミンの作用時間は12〜24時間と長く、膀胱内圧を上昇させる作用があり、排尿筋低活動で使用される。以前の用量は1日5〜20 mgとされていたが、コリン作動性副作用の重症例（死亡も含む）の推定発現率が高いため、現在では1日5 mgに限定されている。

両薬剤ともに保険適応病名は神経因性膀胱などの低緊張性膀胱による排尿困難（尿閉）である。上述のように排尿筋収縮力を増強させる薬理作用は有しているものの臨床効果は限定的である。また有害事象も懸念されるため、非泌尿器科医による処方は推奨しない。

┃ 2）膀胱出口部閉塞に対する薬物治療

膀胱出口部閉塞に対する薬物治療は、いわゆる男性のBPHに対する薬物治療である（ 表1 ）。α遮断薬は、膀胱頸部および前立腺の平滑筋緊張に関係するα1受容体を阻害して閉塞の機能的要素を減少させることで排尿困難を軽減させる。ウラピジル（エブランチル®）以外はBPHのみが適応疾患であるため男性にしか使用できない。女性の排尿困難では排尿筋低活動が原因であることも多いが、先述のように有効性の高い薬剤がないため、尿道抵抗を可能な限り低下させる目的でウラピジル（エブランチル®）がよく用いられる。

表1	本邦で使用可能な前立腺肥大症に対する推奨グレードＡの治療薬			
一般名	商品名	用法・用量	適応疾患名	
α遮断薬				
タムスロシン	ハルナール®	0.2 mgを1日1回経口	前立腺肥大症	
ナフトピジル	フリバス®	25 mgを1日1回経口 1日75 mgまで増量可	前立腺肥大症	
シロドシン	ユリーフ®	4 mgを1日2回経口	前立腺肥大症	
テラゾシン	バソメット®	0.5〜1 mg/日を1日2回経口	前立腺肥大症	
ウラピジル	エブランチル®	15〜45 mg/日を1日2回経口	前立腺肥大症、神経因性膀胱	
ホスホジエステラーゼ5（PDE5）阻害薬				
タダラフィル	ザルティア®	5 mgを1日1回経口	前立腺肥大症	
5α還元酵素阻害薬				
デュタステリド	アボルブ®	0.5 mgを1日1回経口	前立腺肥大症	

　男性のBPHを原因とする排尿困難ではα遮断薬の他にホスホジエステラーゼ5（PDE5）阻害薬や5α還元酵素阻害薬も使用ができる。PDE5阻害薬は従来勃起障害に使用されてきた薬剤であるが、男性の排尿困難にも効果が認められたため2014年にBPHにも適応が広がった。有効性はα遮断薬と同等と考えられるが[4]、硝酸薬との併用は禁忌となっている。

　5α還元酵素阻害薬であるデュタステリド（アボルブ®）は、前立腺体積の大きなBPH（30 mL以上）にのみ適応がある。テストステロンをジヒドロテストステロン（DHT）に変換する5α還元酵素を阻害することでDHTを低下させ、前立腺縮小効果を発揮する。投与後約半年で30％程度の縮小をきたす[5]。一方、前立腺がんのスクリーニングで用いられる血清PSA値をおおむね半減させてしまうため、デュタステリド（アボルブ®）を服用中の血清PSA値は2倍にして考える必要がある。

　適応疾患名としてのBPHに対する薬剤であるが、すべての男性の排尿困難に対してα遮断薬やPDE5阻害薬が使用される。これら薬剤はある程度の速効性が期待できる一方で5α還元酵素阻害薬は前立腺体積の30 mL以上の患者にのみ有効性が確立しており、効果出現は緩徐である。

3）尿閉や残尿過多に対する自己導尿

　排尿困難の最たるものが残尿過多であり、尿閉である。排尿筋低活動でも膀胱出口部閉塞でも起こしうる。残尿過多の残尿量の基準はないが、200 mL以上の残尿がある場合や排尿が全くできない尿閉の際にはまず導尿が必要である。いっ

たん導尿を施行し、先述の薬剤を処方することで改善していく場合もあるが、継続して導尿が必要となる場合もある。患者本人による導尿が可能である場合には、12ないしは14Frのカテーテルを用いて間欠的自己導尿を指導する。導尿が困難である場合には一時的な尿道留置として専門医へ紹介されるとよい。

4 治療開始時の患者説明内容

排尿困難の明確な原因は既述の通り侵襲的ウロダイナミクスである内圧尿流同時測定を施行しなければ診断できない。男女ともに排尿困難に対しては、まずα遮断薬を処方されることが多いが、既述のように膀胱出口部閉塞に対する薬剤であるため、排尿困難の原因が排尿筋低活動である場合にはその効果は十分期待できない場合もある。また男性において前立腺体積が顕著に大きい場合に対する5α還元酵素阻害薬の治療効果発現は緩徐であることも説明しておくべきである。

5 フォローアップの注意点

薬物治療開始後は症状が改善しているか、残尿量が減少しているかを確認していく。改善が認められれば継続処方を行う。5α還元酵素阻害薬を処方する前にはかならず血清PSA値を確認し、処方以降も6か月ごと程度でPSA検査を行う。通常は投与6か月程度で血清PSA値は半減する。半減しない場合や、半減しても徐々に再上昇してくる場合には前立腺がんの疑いがあるため専門医への紹介が必要である。

6 専門医への紹介

残尿過多や尿閉で導尿や尿道留置が必要な場合には専門医へ紹介する。薬物治療を行っても排尿困難が改善されない場合も同様に専門医へ紹介するとよい。

7 まとめ（図4）

排尿困難の原因は排尿筋低活動と膀胱出口部閉塞に大別される。しかし排尿筋低活動に対する有効性の高い薬剤がないため、排尿困難に対しては膀胱出口部閉塞に対する薬剤であるα遮断薬を使用することが多い。男性ではα遮断薬の他にPDE5阻害薬や前立腺腫大のある場合には5α還元酵素阻害薬を併用することも可能である。薬物治療でも効果不十分であったり、残尿過多で導尿が必要であったりする場合には専門医へ紹介されるとよい。

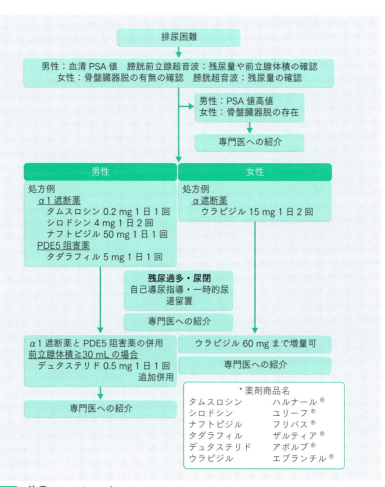

図4 治療フローチャート

参考文献

1) van Till JWO, et al. Muscarinic-3-receptor positive allosteric modulator ASP8302 in patients with underactive bladder. A randomized controlled trial. Neurourol Urodyn. 2022, 41. 1139-1148.
2) Yoshida M, et al. Efficacy of TAC-302 for patients with detrusor underactivity and overactive bladder: a randomized, double-blind, placebo controlled phase 2 study. World J Urol. 2022; 40: 2799-2805.
3) 日本排尿機能学会, 日本泌尿器科学会（編）. 女性下部尿路症状診療ガイドライン 第2版. リッチヒルメディカル. 2019.
4) Yokoyama O, et al. Tadalafil once daily for lower urinary tract symptoms suggestive of benign prostatic hyperplasia: a randomized placebo- and tamsulosin-controlled 12-week study in Asian men. Int J Urol. 2013; 20: 193-201.
5) 和田直樹, 他. α1遮断薬投与中の前立腺肥大症患者に対するデュタステリド追加投与の効果：特に過活動膀胱の改善について. 泌尿紀要. 2012; 58: 475-480.

PART

9

婦人科系症状への
対症療法

PART 9 │ 婦人科系症状への対症療法

1 │ 妊娠・授乳中のくすり

篠崎　萌、水谷佳敬

　本書を手に取る人の中には、目の前の患者が妊娠している、または授乳しているという理由でなんとなく処方が難しいと思っている方も多いのではないだろうか。本項などを参考にしっかりと知識を身につければ、妊娠・授乳中の患者への診療や処方に対する不安が薄らぎ、診療の幅が広がる。

1 │ 妊娠編　総論

1）妊娠中の処方のポイント

　妊娠週数によって薬剤の影響は異なる（**表1**）。妊娠経過中の影響や胎児への安全性について、多くの薬剤で明らかになっていない。一般的に安全とされている薬剤についても、その評価は限られた症例報告の集積結果でしかない。一方で、妊娠中に禁忌薬となるような薬剤はごく一部である（**表2**）。また、薬剤の曝露にかかわらず、妊娠全体の 15% が自然流産となり、2～3% に大小様々な先天異常が認められる。このように、もともと存在している自然流産や先天異常などのリスクを「ベースラインリスク」という。流産や先天異常が薬剤と関係ないものだとしても、妊婦やその家族の後悔につながる処方にならないように注意する必要がある。

　薬剤投与の必要性を十分に考慮し、より安全性の高い薬剤を選択したうえで、ベースラインリスクについて患者と共通認識をもって処方を行うことが、妊娠中の処方のポイントである。また、妊娠中の女性を診察する際には、妊娠中の危険徴候（red flag）を常に念頭におく（**表3**）。

表1 妊娠週数における薬剤の影響

週数		影響
受精～3週	All or none の法則	異常はすべて修復されるか流産となるため 形態異常の原因とならない
4～8週	催奇形性が問題になる	重要臓器の形成への悪影響 (中枢神経、心臓、眼、上下肢など)
8～16週		性器の形成や口蓋への悪影響
16週以降	胎児毒性が問題になる	機能的な異常、発育の阻害、 羊水過少、出生後の発育と発達に 悪影響を及ぼす

(文献1より引用)

表2 妊娠中の投与によって胎児や妊娠経過に悪影響を及ぼす薬剤の例 (～ P.346)

用途	一般名・種類	胎児への影響
解熱・鎮痛剤	NSAIDs[※1] (湿布も含まれる)	妊娠後期:胎児動脈管閉鎖に伴う、肺高血圧 や羊水過少
鎮咳嗽	リン酸コデイン	分娩前:多動、神経過敏、不眠
抗菌薬	アミノグリコシド系 ピボキシル基含有物 ニューキノロン系 テトラサイクリン系	非可逆的先天性聴力障害 低カルニチン血症 発育抑制、骨格異常 妊娠中後期:歯牙の着色、エナメル質の形成 不全
甲状腺機能亢進 症の治療薬	無機ヨウ素、放射性ヨウ素 ヨード系うがい薬	妊娠初期:過量投与で胎児の可逆的な甲状腺機 能低下症、流産や先天奇形が増加する報告あり
甲状腺機能亢進 症の治療薬	チアマゾール	妊娠初期:頭皮欠損、臍帯ヘルニア、気管食 道瘻などのチアマゾール奇形症候群のリスク が上がる
抗 NSAIDs[※1] 潰瘍剤	ミソプロストール	強力な子宮収縮作用、 流産の危険性
降圧薬	アンジオテンシン受容体拮 抗薬 / アンジオテンシン変 換酵素阻害薬	腎障害、羊水過少、催奇形性 20週以降で使用禁止 妊娠がわかり次第変更が必要
抗凝固薬	ワルファリン	妊娠初期:軟骨形成不全、発育不全、発育遅 滞などの胎児ワルファリン症候群のリスク 妊娠後期:胎児出血のリスク
抗てんかん薬	バルプロ酸 カルバマゼピン フェニトイン フェノバルビタール プリミドン	神経管欠損症
肝炎治療薬	リバビリン	催奇形性 (リバビリン使用後は6か月避妊を 推奨)

PART 9 婦人科系症状への対症療法

345

免疫抑制剤	メトトレキサート	高用量で中枢神経系奇形の報告 （メトトレキサート使用後は 1 月経周期の避妊を推奨）
	ミコフェノール酸　モフェチル	流産・先天奇形
抗がん剤		薬剤や使用する時期によって影響は様々 流産、胎児死亡、先天奇形を増加
血糖降下薬	スルホニル尿素薬 / ビグアナイド系	児の低血糖、催奇形性
角化症・乾癬治療薬	内用レチノイド （イソトレチノイン、エトレチナート）	頭蓋顔面、胸腺、心臓など明らかな催奇形性の報告
尋常性痤瘡治療薬	アダパレン	全身への移行が少なく、明らかな催奇形性のリスク増加の報告はないが妊娠がわかった時点で使用を控える
サプリメント	ビタミン A（大量）	催奇形性
漢方薬	マオウ / ダイオウ / ヨクイニン / ボタンピ / トウニン / ゴシツ / ボウショウ / ブシ / カンゾウ / ニンジン	添付文書で妊娠の可能性のある人に投与しないことが望ましい生薬としてあげられている 血圧上昇や流産・早産を促進する、副作用が現れやすくなるなど添付文書上に記載があるが、実際に安全性・リスクについて研究されたデータがない
副腎皮質ホルモン	デキサメタゾン / ベタメタゾン	妊娠初期：大量の使用で口蓋裂のリスクの指摘 ※プレドニゾロンは胎盤通過性が低い
アルコール		精神発達遅滞、発育不全、外表奇形などの胎児アルコール症候群の原因となる
喫煙		流早産・発育不全・常位胎盤早期剥離などの種々の周産期合併症のリスク

※1　non-steroidal anti-inflammatory drugs：非ステロイド性抗炎症薬
（文献2を参考に作成）

表3　妊婦の危険徴候（red flag）

問診項目	問診内容
子宮収縮	下腹部の痛み、生理痛のような痛み 1 時間に 3 ～ 4 回生理様の痛みがある場合は要注意
破水感	水が流れ出るような、水様性帯下の増加
性器出血	付着程度の少量であっても一度診察を行うことが望ましい
胎動減少	胎動減少の指標： 胎動が 10 回 /20 分以下 1 時間以上胎動がない 2 時間以上胎動が弱い
高血圧	自宅血圧が 135/85 mmHg 以上、頭痛や眼科閃発、呼吸困難等

（文献3、4を参考に作成）

2 妊娠編 各論 安全に使えるものだけピックアップ

1）かぜ症候群 対症療法、解熱鎮痛剤

a）解熱鎮痛剤

> アセトアミノフェン：通常量（1 回 400 ～ 1,000 mg）で使用可

　アセトアミノフェンは古くから広く使用されている解熱鎮痛剤である。早産、出生体重、胎児の発育のリスクを増加させないというメタアナリシスの報告がある[5]。一方で、妊娠中のアセトアミノフェンの曝露により児の注意欠陥多動性障害（ADHD）のリスクを増加させ、特に長期の使用によりそのリスクが増加すると報告されている[6]。しかし、様々な交絡因子があるといわれており、明確な結論には至っていない。長期に漫然と使用するのは避けたいが、発熱そのものが胎児にとって害となる状態であり、これまでの安全性のデータの蓄積から、アセトアミノフェンは妊娠中の解熱鎮痛剤として第一選択となる。

b）鎮咳・去痰薬

> デキストロメトルファン臭化水素酸塩水和物

　ヒトにおいてデキストロメトルファンの曝露と先天奇形発生の発生について因果関係はないと報告されている[7]。その他の鎮咳薬、気道粘液溶解薬、気道粘液修復薬、気道粘液分泌細胞正常薬、気道潤滑薬については、多くで、催奇形性などの有害性の報告が今までされていないが、安全性に関するデータも乏しい。

c）漢方薬
　風邪診療において麦門冬湯、桔梗湯などが処方されることが多いが、すべて有益性投与[※1]となっている[8]。

※1 有益性投与：有益と判断すれば投与する

2）アレルギー症状：抗ヒスタミン薬、皮膚外用薬

a）抗ヒスタミン薬

第2世代ヒスタミンH₁受容体拮抗薬　セチリジン・ロラタジン
第1世代ヒスタミンH₁受容体拮抗薬　ジフェンヒドラミン塩酸、d-クロルフェニラミンマレイン酸　等

第1世代抗ヒスタミン薬は古くから使用されており、妊娠期の使用に関する安全情報が多い[9]。第2世代抗ヒスタミン薬と比較すると、鎮静作用や抗コリン作用が強い。

第2世代抗ヒスタミン薬はセチリジンとロラタジンに関する安全性に関する情報が多いことから妊娠期に選択しやすい。セチリジンとロラタジンはどちらも妊娠期の使用で先天奇形の発生率の増加を認めていない[10-13]。

b）点鼻薬

副腎皮質ホルモン薬、抗アレルギー薬をはじめとした一般的な点鼻薬

局所作用を目的とした薬剤は、全身循環への移行は微量であり妊娠や胎児に与える影響はほとんどないと考えられる。例えばフルチカゾン点鼻薬の場合、バイオアベイラビリティが1%以下なので消化管吸収による全身作用に対する心配は不要となる。副腎皮質ステロイド点鼻薬について、妊婦・胎児への影響はほとんどないと考えられる。また、抗アレルギー点鼻薬として使用されるクロモグリク酸ナトリウムについても、消化管吸収はほとんどなく同様に安全に使用できると考えられる。

c）皮膚外用薬

ベタメタゾン吉草酸エステルなどの一般的な外用ステロイド

外用薬は通常の用量であれば、全身循環系に吸収される量はわずかであるため、妊娠中に使用してもほぼ問題がない。ベタメタゾン吉草酸エステルを器官形成期のウサギに大量塗布したところ、口唇口蓋裂が見られたという報告があるが[14]、ヒトでは妊娠中のステロイド外用薬使用による奇形の報告はない。

3）消化器症状（便秘症、胃腸炎、胃逆流症、妊娠悪阻）

a）便秘症

> 酸化マグネシウム

　妊娠中は、プロゲステロンによる平滑筋の収縮力の低下と、子宮の圧迫による腸の機械的閉塞が原因で便秘になりやすい。薬物療法に加えて、食物繊維摂取量、水分摂取量、運動の促進などの非薬物治療の指導を行う。

　酸化マグネシウムは消化管内の作用が主であり腎機能が正常であれば血中マグネシウム濃度への影響はほとんどないため、妊婦にも安全に使用できる。マグコロール®やラクツロースなどその他の浸透圧性下剤も同様の理由で安全に使用できる可能性が高い[15]。浸透圧性下剤使用でも便秘が改善されない場合は、ピコスルファートナトリウム水和物の使用が検討される。安全性についての十分なデータはまだないが、糞便中にほとんどが排泄されるため、胎児への影響はほぼないとされる[16]。

b）胃腸炎

> メトクロプラミド

　妊娠中の胃腸炎も common であるが、他の疾患との鑑別を必ず行う。妊娠中の腹痛ではまず切迫流産や早産、常位胎盤早期剥離を鑑別するべきである。

　胃腸炎と診断された場合、経口補水液などによる水分摂取・適切な食事・感染予防が重要である。また、対症療法として患者が薬を希望した場合は乳酸菌製剤が、嘔吐の対症療法としてはメトクロプラミドが安全に使用できるとされている。メトクロプラミドは、妊娠初期に使用しても奇形発生率・自然流産・死産・早産・低出生体重児の発生率について有意差が見られなかったという報告がある[17-19]。

c）胃食道逆流症

> ヒスタミン H₂ 受容体拮抗薬： シメチジン、ラニチジン、ファモチジン
> プロトンポンプ阻害薬： オメプラゾール、エソメプラゾール

　妊娠期間中はプロゲステロンによる噴門部弛緩の影響や消化管蠕動運動の抑

制、子宮圧迫の影響で胃食道逆流症状が出現しやすい。

ヒスタミン H_2 受容体拮抗薬の妊娠初期の使用によって奇形発生率の増加は認められていない。ヒスタミン H_2 受容体拮抗薬の中でも、シメチジン・ラニチジン・ファモチジンの順に疫学研究が多くされている[20,21]。また、メタアナリシス研究によれば、妊娠期間中のヒスタミン H_2 受容体拮抗薬の使用による自然流産・早産のリスクは増加しないといわれている[22]。

プロトンポンプ阻害薬については、オメプラゾールで最も多く疫学研究がされており、7つのメタアナリシス研究によれば妊娠初期の使用で奇形発生率の増加はなく、自然流産との関連がなかった。また、早産リスクの増加をさせなかった[23]。エソメプラゾール、ランソプラゾール、ラベプラゾールナトリウムについても、妊娠初期の投与で先天奇形との関連はなかった[24]。

d）妊娠悪阻

> ショウガ、ビタミン B6（ピリドキシン）、メトクロプラミド

吐き気と嘔吐は妊婦の約 85% に生じる。重症妊娠悪阻は全体の 3% に見られる。薬物治療の第一選択としてはビタミン B6 が推奨されている。システマティックレビューでは、妊娠悪阻に対してプラセボと比較して効果があるのはショウガ、ビタミン B6、メトクロプラミド、抗ヒスタミン薬であった[25]。また、ビタミン B6 に抗ヒスタミン薬であるドキシラミンを併用することによって軽度〜中等度の妊娠悪阻の症状改善効果があることが示されている[26]。しかし、国内ではドキシラミンは使用できない。ジフェンヒドラミンで代用することはできるが、妊娠悪阻に保険適応がないことに注意が必要である。また、妊娠悪阻は心理社会的な側面の影響もあるため、薬物療法のみではなく、家庭環境などの情報の確認、サポート介入が必要となる。

4）抗菌薬

> ペニシリン系、セフェム系

a）ペニシリン系

アモキシシリン[27] を除いて個々の特定の薬剤について調査した研究は少ないが、種類を特定せずペニシリン系の薬剤を使用した妊婦を対象とした試験におい

て、奇形の発生率の増加は認めず、妊娠中にも安心して使用できると考えられる[28]。

b）セフェム系

　ペニシリン系同様、それぞれの薬剤の固有の研究はないが、セフェム系全体を評価した大規模な症例対照研究の結果によれば、奇形の発生率の増加は認めず安全性は高いと考えられている[29]。

c）マクロライド系

　マクロライド系の抗菌薬使用により流産の増加、消化管先天奇形の増加を指摘する論文が報告されたが[30]、絶対的なリスクはわずかにとどまっている。また、その後のメタアナリシスによると、アジスロマイシン、クラリスロマイシン、エリスロマイシンの妊娠初期における使用で主要な先天奇形および先天性心疾患の有意なリスク増加は検出されなかったと報告された[31]。非定型肺炎が強く疑われる場合や、妊婦健診で指摘された頸管粘液中のクラミジアに対する治療など、投与が必要な状況では、使用を控えなくてよい。

5）まとめ

　妊娠中のコモンな主訴に対する処方内容について述べてきた。妊娠・授乳中に身体の不調で困ったときに、ジェネラリストが対応することで、妊婦健診を受けている産婦人科にかからずとも、アクセスよくケアを提供することができる。

3 │ 授乳編　総論

1）授乳中の処方のポイント

> 一部の例外を除き、日常的に使用されるほとんどの薬剤が乳児に対する影響は少なく、使用が可能である

　授乳による乳児への薬剤の影響は、薬物の乳汁中への移行のしやすさ、乳児が哺乳する量・タイミング・代謝など様々な要素が関わる。妊娠中の子宮内での薬剤暴露の水準と比較しても母乳を介する薬剤暴露は 10% 未満、あるいは 1% 未満と考えられている[32]。観察研究によれば多くの薬物については、授乳婦が使用しても悪影響がほとんどないといわれている[33,34]。実際に授乳中に注意が必要な

薬剤については限られている（表4）。

表4　授乳中の使用について注意が必要な医薬品

授乳中止を検討	● 抗悪性腫瘍薬 ● 放射性アイソトープ ● アミオダロン
授乳中の使用に際して慎重に検討	● 抗てんかん薬（フェノバルビタール、エトスクシミド、プリミドン、ラモトリギン） ● 炭酸リチウム ● 抗不安薬と鎮静薬（ジアゼパム、アルプラゾラム） ● 鎮痛薬（オピオイド、特定の遺伝子型の妊婦にはリン酸コデイン） ● 無機ヨウ素 ● 抗甲状腺薬（チアマゾール 20 mg/ 日、プロピルチオウラシル 450 mg/ 日を○○使用する場合）
乳汁分泌を抑制する薬	● ブロモクリプチン ● エルゴタミン（メチル・エルゴタミンを除く） ● ホルモン性経口避妊薬
その他	● 通常用量以上に薬を使用する ● アルコール

（文献34、35を参考に作成）

　薬物の乳汁中への移行を評価する主な指標には以下の3つがある（表5）。

表5　薬物の授乳中への移行に使用される主な指標

相対的乳児摂取量 （relative infant dose: RID）	母乳を介して乳児が1日に摂取した薬の量が、乳児の治療量の何％に相当するかに指標となる。一般的に 10％未満の薬剤が、安全性が高い
乳汁血漿中薬物濃度比 （milk-to-plasma drug concentration ratio:M/Pratio）	母体の薬物血中濃度 AUC（area under the concentration-time curve）と乳汁薬物濃度 AUC の比を指す。比が1を超えるものは、母体血中と比較して乳汁中に薬物が濃縮されているということになる。一般的に1未満のものが望ましいが、実際の総摂取量はごく少量のため、必ずしも影響があるとはいえない
Exposure Index:EI	M/P ratio を薬物クリアランスで除した概念

　実際の臨床現場においては1つ1つの薬剤ごとに（表5）の内容のデータを入手することは困難である。そのため、これらをもとにした二次資料を参考に処方の可否を検討する（表6）。

表6 授乳中の投薬に関する参考資料

参考資料	備考
薬物療法コンサルテーション　妊娠と授乳 改訂3版　南山堂（2020） 編集　伊藤真也、村島温子	書籍
LactMed	無料オンライン検索
e-lactancia	無料オンライン検索

4 授乳編　各論

1）母乳育児の支援

　母乳育児には様々なメリットがあり（**表7**）、WHOは「どの乳児も生後6か月までは母乳のみで育てられることが望ましい」として、母親の希望にもよるが3歳未満までは可能な限り母乳育児を継続することを（可能な限り2歳以上まで母乳育児の継続を）推奨している。

　母乳育児を中断する理由としては、①母乳不足感、②哺乳がうまくいかない、③乳房や乳頭の痛み、などがあげられる[36]。実際の授乳の指導については助産師など専門のサポートが必要となるが、医師としてもできるサポートがある。②③については、哺乳の際のラッチオンや授乳姿勢のYouTube動画やウェブサイト（**表8**）を見せることでサポートができる。①については、単純に赤ちゃんが泣き止まない、乳房の張りがなくなることで評価するのではなく、尿・便回数、1回の哺乳時間、児の体重増加で判断し、母親の不安感を軽減するサポートを行う。

表7	母乳育児のメリット [37,38)]
乳児へのメリット	●成長・発達への好影響（知能指数への好影響も含む） ●感染症の減少（中耳炎、肺炎、消化器感染症など） ●アレルギー性疾患の減少 ●乳幼児突然死症候群の減少 ●その他急性・慢性疾患の減少（糖尿病、クローン病、潰瘍性大腸炎、リンパ腫、白血病など）
母親へのメリット	●糖尿病、高血圧、脂質異常症、関節リウマチ、心血管疾患、閉経後の大腿骨頸部骨折の減少 ●卵巣がん、乳がんのリスク低下

表8 母乳育児の参考動画1 [39,40)]

赤ちゃんがおっぱいに吸い付くには	母乳をあげるときの抱き方

2）乳腺炎の対応

　乳腺炎とは、圧痛・熱感・腫脹を伴い、くさび形の発赤を呈する乳房の限局性の炎症のことである。多くが発熱・倦怠感・インフルエンザ様の悪寒や関節痛などの全身症状を伴う。原因の多くは乳汁うっ滞である（表9）。

表9 乳腺炎・乳汁うっ滞の原因 [41)]

●母親のストレスや寝不足
●乳房の圧迫（サイズの合っていない下着の着用）
●母乳産生量より授乳量が少ない場合（授乳回数が少ない、授乳間隔をあける、授乳をやめる、授乳の過剰分泌など）
●授乳方法の問題（乳房から効果的に乳汁を飲むことができない場合）
●乳頭損傷のある場合

　治療で最も大切なのは、うっ滞した乳汁を効果的に取り除く非薬物療法である。非薬物療法としては以下があげられる。

a）乳房ケアと授乳指導

　乳房ケアとしては、ラノリンを含む軟膏を乳首に塗ることで授乳時の乳房痛が改善するといわれている [42)]。実際に、ネット通販でランシノー®やピュアレーン®などのラノリン入りのクリームを手軽に入手することができる。また、機械また

は手絞りによる搾乳の提案や、授乳姿勢の指導、児がうまくラッチオンできているかなどの指導を行う（**表10**）。

b) 乳汁うっ滞の原因（**表9**）に対するアプローチ

表10 母乳育児の参考動画2 [43, 44)]

乳首が痛いときの対処法	おっぱいが痛いときの対処法

薬物療法としては、解熱鎮痛剤の使用や、経過によっては抗菌薬も検討する（**表11**）。

表11 感染性乳腺炎として抗菌薬治療を検討する場合 [45,46)]

- 適切な対症療法（効果的な乳汁うっ滞の解除）を行っても12～24時間以内に症状が改善されない場合
- 発症から24時間経過している場合
- 膿瘍形成を疑う場合

また、しばしば母親の疲労やストレスが原因となっていることもあり、家事援助について生活背景を含めたフォローアップも不可欠となる。

❚ 3）まとめ

妊娠中と比較すると使用できる薬剤は多く、乳児への影響はほとんどないといえる。妊娠中同様、授乳中だからという理由で投薬や診療を拒否することも避けるべきであるし、薬剤投与を理由に断乳という選択肢を母親に与えてはならない。最終的には母親本人が決定することであるため、医療者として関わるうえで適切な知識の提供と意思決定サポートが必要となる。

参考文献

1) 伊藤真也, 村島温子. 妊娠と授乳第3版. 南山堂. 2020: 6-7.
2) 伊藤真也, 村島温子. 妊娠と授乳第3版. 南山堂. 2020: 15-16.
3) 井上真知子, 他. 女性の救急外来ただいま診断中. 中外医学社. 2017: 8.
4) 水谷佳敬. 妊娠・授乳のみかた診療と処方薬の考え方. 金宝堂. 2022: 6-7.

5） Castro CT, et al. Effect of Acetaminophen use during pregnancy on adverse pregnancy outcomes: a systematic review and meta-analysis. Expert Opin Drug Saf. 2022; 21: 241-251.

6） Kwok J, et al. Analgesic drug use in pregnancy and neurodevelopment outcomes: an umbrella review. Neurosci Biobehav Rev. 2022; 136: 104607.

7） Martínez-Frías ML, et al. Epidemiologic analysis of prenatal exposure to cough medicines containing dextromethorphan: no evidence of human teratogenicity. Teratology. 2001; 63: 38-41.

8） Suzuki S, et al. Prescription of Kampo Formulations for Pre-natal and Post-partum Women in Japan: Data From an Administrative Health Database. Front Nutr. 2021; 8: 762895.

9） Seto A, et al. Pregnancy outcome following first trimester exposure to antihistamines: meta-analysis. Am J Perinatol. 1997; 14: 119-124.

10） Golembesky A, et al. Safety of cetirizine in pregnancy. J Obstet Gynaecol. 2018; 38: 940-945.

11） Källén B, et al. Use of antihistamine drugs in early pregnancy and delivery outcome. J Matern Fetal Neonatal Med. 2002; 11: 146-152.

12） Källén B, et al. No increased risk of infant hypospadias after maternal use of loratadine in early pregnancy. Int J Med Sci. 2006; 3: 106-107.

13） Andersson NW, et al. Association Between Fexofenadine Use During Pregnancy and Fetal Outcomes. JAMA Pediatr. 2020; 174: e201316.

14） 石村勝正. ベタメタゾン17-ベンゾエート（MS-1112）の催奇形性に関する研究Ⅱウサギにおける催奇形性試験. 応用薬理. 1975; 10: 685-694.

15） Trottier M, et al. Treating constipation during pregnancy. Can Fam Physician. 2012; 58: 836-838.

16） Rungsiprakarn P, et al. Interventions for treating constipation in pregnancy. Cochrane Database Syst Rev. 2015; 2015: CD011448.

17） Pasternak B, et al. Metoclopramide in pregnancy and risk of major congenital malformations and fetal death. JAMA. 2013; 310: 1601-1611.

18） Matok I, et al. The safety of metoclopramide use in the first trimester of pregnancy. N Engl J Med. 2009; 360: 2528-2535.

19） Sørensen HT, et al. Birth outcome following maternal use of metoclopramide. The Euromap study group. Br J Clin Pharmacol. 2000; 49: 264-268.

20） Garbis H, et al. Ritvanen A, Mathieu-Nolf M. Pregnancy outcome after exposure to ranitidine and other H2-blockers. A collaborative study of the European Network of Teratology Information Services. Reprod Toxicol. 2005; 19: 453-458.

21） Matok I, et al. The safety of H（2）-blockers use during pregnancy. J Clin Pharmacol. 2010; 50: 81-87.

22） Gill SK, et al. The safety of histamine 2（H2）blockers in pregnancy: a meta-analysis. Dig Dis Sci. 2009; 54: 1835-1838.

23） Gill SK, et al. The safety of proton pump inhibitors（PPIs）in pregnancy: a meta-analysis. Am J Gastroenterol. 2009; 104: 1541-1545.

24） Pasternak B, et al. Use of proton-pump inhibitors in early pregnancy and the risk of birth defects. N Engl J Med. 2010; 363: 2114-2123.

25） Parlin C, et al. Treatments for Hyperemesis Gravidarum and Nausea and Vomiting in Pregnancy: A Systematic Review. JAMA. 2016; 316: 1392-1401.

26） Koren G, et al. Effectiveness of delayed-release doxylamine and pyridoxine for nausea and vomiting of pregnancy: a randomized placebo controlled trial. Am J Obstet Gynecol. 2010; 203: 571.

27） Daniel S, et al. The safety of amoxicillin and clavulanic acid use during the first trimester of pregnancy. Br J Clin Pharmacol. 2019; 85: 2856-2863.

28） Czeizel AE, et al. Use of cephalosporins during pregnancy and in the presence of congenital abnormalities: a population-based, case-control study. Am J Obstet Gynecol. 2001; 184: 1289-1296.

29） Keskin-Arslan E, et al. Pregnancy outcomes following maternal macrolide use: A systematic review and meta-analysis. Reprod Toxicol. 2023; 115: 124-146.

30） Fan H, et al. Associations between use of macrolide antibiotics during pregnancy and adverse child outcomes: A systematic review and meta-analysis. PLoS One. 2019; 14: e0212212.

31） Hume-Nixon M, et al. A Systematic Review and meta-analysis of the effect of administration of azithromycin during pregnancy on perinatal and neonatal outcomes. EClinicalMedicine. 2021; 40: 101123.

32） 日本産科婦人科学会, 日本産婦人科医会（編）. 産婦人科診療ガイドライン産科編. 2023: 78-80.（2023年9月9日閲覧）

33） Ito S, et al. Drug therapy for breast-feeding women. N Engl J Med. 2000; 343: 118-126.

34） Verstegen RHJ, et al. Ito S. Drugs in lactation. J Obstet Gynaecol Res. 2019; 45: 522-531.

35） 伊藤真也, 村島温子. 妊娠と授乳第3版. 南山堂. 2020: 42-45.

36） 坂本保子. 母乳哺育を阻害している要因に関する研究. 八戸学院短期大学研究紀要. 2014; 39: 57-66.

37） Section on Breastfeeding. Breastfeeding and the use of human milk. Pediatrics. 2012; 129: e827-841.

38） Kramer MS, et al. Promotion of Breastfeeding Intervention Trial (PROBIT) Study Group. Breastfeeding and child cognitive development: new evidence from a large randomized trial. Arch Gen Psychiatry. 2008; 65: 578-584.

39） 赤ちゃんがおっぱいに吸い付くには. Attaching your Baby at the Breast（動画）. https://www.youtube.com/watch?v=zJDHhx4iudk（2023年9月29日閲覧）

40） 母乳をあげる時の抱き方. Psitions for breastfeeding（動画）. https://www.youtube.com/watch?v=X-UkUzO2_1s（2023年9月29日閲覧）

41） Deng Y, et al. Maternal Risk Factors for Lactation Mastitis: A Meta-analysis. West J Nurs Res. 2021; 43: 698-708.

42） Dennis CL, et al. Interventions for treating painful nipples among breastfeeding women. Cochrane Database Syst Rev. 2014; (12): CD007366.

43） 乳首が痛い時の対処法. What To Do About Nipple Pain（動画）. https://www.youtube.com/watch?v=cgdss0kPdJQ（2023年9月29日閲覧）

44） おっぱいが痛い時の対処法. What To Do About Breast Pain（動画）. https://www.youtube.com/watch?v=hHIxt1QsHxY（2023年9月29日閲覧）

45） Amir LH, et al. Academy of Breastfeeding Medicine Protocol Committee. ABM clinical protocol #4: Mastitis, revised March 2014. Breastfeed Med. 2014; 9: 239-243.

46） WHO. DEPARTMENT OF CHILD AND ADOLESCENT HEATH AND DEVELOPMENT. Mastitis:Case and Management. 2000.（2023年9月3日閲覧）

PART 9 婦人科系症状への対症療法

symptoms

2 | 月経困難症への アプローチ

溝越けやき、岡田唯男

　月経困難症とは月経期間中に月経に随伴して起こる病的症状である。具体的な臨床症状として下腹部痛、腰痛、腹部膨満感、悪心、頭痛、疲労・脱力感、食欲不振、イライラ、下痢および憂うつがあげられる[1]。原因は頸管狭小やプロスタグランジン（PGs）などの内因性生理活性物質による子宮の過収縮である[2]。20 〜 49 歳の一般女性 10,000 人を対象としたアンケート調査[3] によると、月経困難症について日常生活は普通に行えるが痛みなどを感じている女性は45.1%、鎮痛薬の服用によって日常生活が行える女性が 26.8%、鎮痛薬服用にもかかわらず日常生活に支障をきたす女性が 6% 程度、さらに 2% は月経時に寝たきりのような状態になっていることが報告されている。また、日本の女性全体での推定年間経済的損失は月経困難症においては 6,830 億円とされている[4]。

　月経困難症は、器質的な疾患を原因としない機能性月経困難症と、子宮内膜症、子宮腺筋症、子宮筋腫などを原因とする器質性月経困難症に分類される[5]。大多数は若年で機能性月経困難症であり、月経困難症の有病率は年齢が高くなるにつれて減少する。一方、器質性月経困難症は人生の後半に発症する傾向がある[6]。器質性月経困難症は原疾患に対する治療が優先され、機能性月経困難症は、患者の背景や症状に応じて治療を選択する必要がある。本稿では主に機能性月経困難症に対する対症療法について記載する。

1 | 対応の原則

　機能性月経困難症は除外臨床診断であるため、一般的に、器質性月経困難症を示唆する徴候や症状を探すための詳細な病歴聴取と身体診察が含まれる。他、月経困難症と鑑別が必要な疾患を 表1 に示す。器質性月経困難症が疑われる場合や初期治療に対する臨床反応が不十分な場合、または早期の挙時希望の場合は、器質性月経困難症の除外を行う。過多月経で子宮内膜症 / 子宮体がんのリスクファクターを含む場合は内膜細胞診を検討する。器質性月経困難症が否定的である場合、薬剤初期治療とともに機能性月経困難症に対する患者教育を行う。保険適応治療で効果不良の場合は、追加の心理社会的アプローチや心理カウンセリン

グも考慮される。

表1　月経困難症と鑑別

疾患			特徴
月経困難症	機能性月経困難症		10代～若年の月経痛のほとんど
	器質性月経困難症	子宮内膜症	中等症～重度の場合に性交痛が出現
		子宮腺筋症	過多月経
		子宮筋腫(粘膜下筋腫)	過多月経、下腹部に腫瘤を触れることもある
Emergency	異所性妊娠		腹痛±性器出血、妊娠反応陽性
	卵巣腫瘍捻転・破裂		腹部エコーで腫瘤像
Common	骨盤炎症性疾患（PID）		発熱、帯下異常
	流産		腹痛±性器出血、妊娠反応陽性
	出血性黄体囊胞（卵巣出血）		突然発症、運動や性交、腹膜刺激徴候
	尿路由来・結石		水腎症、尿所見、鋭い腰背部痛
	虫垂炎		食欲低下、嘔気、心窩部痛から右下腹痛
	消化器由来・便秘		腹部所見、排便で軽快
診断がつかない	慢性骨盤痛		慢性経過、診断されていない
	転換性障害・器質的異常なし		病歴が非特異的

2 | 病歴聴取・診察

病歴聴取・診察について簡易に以下に示す。詳細は他書籍を参照にされたい。

1）病歴聴取

疼痛の時期、疼痛以外の症状、疼痛の性状などについての詳細な問診が必要である。特に思春期の場合では家族同席と本人単独の双方での問診を行う必要がある。

2）身体診察

a）腹部診察

機能性月経困難症患者では、月経がないときは腹部の診察に異常はなく、月経時に下腹部圧痛を認めることがある。腫瘤の有無にかかわらず、限局性の圧痛を認める場合は、機能性月経困難症以外の診断を示唆する。

b）器質性月経困難症の除外検査

通常、成人患者に行われる。病歴から機能性月経困難症が疑われる性行為のな

い若年者や子宮異常出血または感染を示唆する症状を訴えない患者では、症状が
治療に反応しない場合を除き、器質性月経困難症の除外検査を行う必要はない[7]。

3 治療

　治療の目標は苦痛を十分に緩和することである。以下のアプローチで症状が
改善しない場合は器質性月経困難症の除外のための検査を要する。

1）薬物療法

a）NSAIDs

　月経困難症の主な原因は、子宮内膜から産生される PGs が子宮平滑筋に作用
し、収縮を促進することである。NSAIDs はシクロオキシゲナーゼ（COX）を阻
害し、PGs の産生を抑制するため、月経困難症の第一選択薬であり、ホルモン治
療などと併用されることも多い。PGs の放出は月経開始から 48 時間以内に起こ
るため、月経開始の 1 ～ 2 日前より内服を開始し、月経 2 ～ 3 日目まで継続して
内服するのが望ましい[8]。痛みが出現したら我慢することなくなるべく早く内服
するよう説明し、疼痛増強前に速やかに内服ができるよう薬を携帯するよう指導
する。日本で用いる NSAIDs には多種・多形が存在しており、ロキソプロフェ
ン、ジクロフェナクナトリウムなどが多く用いられる。数ある NSAIDs の中でど
れが最も有効かについては結論づけられていない[9]。NSAIDs には、一般的に消
化器障害の副作用が報告されており、注意が必要である。消化器障害の少ない薬
剤として、セレコキシブなどの COX-2 阻害薬が開発されており、機能性月経困難
症では COX-2 選択的阻害薬の有効性が報告されている[10]。現在本邦において月
経困難症を適応症とする COX-2 阻害薬はないが、消化器障害の既往がある場合
には、投与が考慮される薬剤であると考えられる。同様に予防として保険適用は
ないが、プロトンポンプ阻害薬の併用も検討される。
○ロキソプロフェンナトリウム（ロキソニン®錠 60 mg）1 回 60 mg・頓用・内
　服　または 3 錠分 3 毎食後
○ジクロフェナクナトリウム（ボルタレン®錠 25 mg）1 回 25 mg・頓用・内服
　または 3 錠分 3 毎食後

b）低用量経口避妊薬（OC）／低用量エストロゲン・プロゲスチン配合薬（LEP）

　ホルモン製剤は非ステロイド性抗炎症薬（NSAIDs）が無効であった際の第一

選択薬である。NSAIDsと併用されることも多い。OC/LEPは、子宮内膜の増殖を抑制することで経血量を減少させ、また、PGsの産生を抑制する。日本の研究においても、LEP投与により月経痛が改善したことが報告されている[11]、現在、保険収載されているホルモン製剤と投与方法を 表2 に記載した。初回処方時は副作用の発現に注意して1周期分だけを処方し、効果を評価しながら継続することが望ましい。エストロゲン量が少ない超低用量ピルが吐き気や下痢、頭痛、血栓症などの副作用の症状が少ない。『OC・LEPガイドライン』に収載されている「OC・LEP初回処方時問診チェックシート」（QRコード参照）を利用して問診を行うことで、禁忌症例や慎重投与症例を判断する。また、LEP内服時のリスクとして深部静脈血栓症が挙げられる。激しい腹痛、激しい胸痛、呼吸困難、激しい頭痛、視野障害、言語障害、下肢の痛み（ACHES）が出現した場合には内服を中止し、直ちに医療機関を受診するよう指示することが重要である。さらに飲み忘れは不正出血の原因となるため、内服コンプライアンスを保つ必要がある。薬剤により内服期間と休薬期間が異なるため、患者へのわかりやすい説明と患者の理解が重要である。飲みやすい時間帯を初回説明時に認識させ、内服時刻にアラームを鳴らす、服薬支援システム（携帯アプリ）などの利用を筆者は勧めている。

OC・LEP初回処方時問診チェックシート（日本産婦人科学会HP）

表2　ホルモン製剤と投与方法

	薬剤名 （先発品）	エスト ロゲン 量	1サイクル	薬価 （/錠）	28日費用 （3割負 担）	特徴
OC/LEP	（後）フリウェル® 配合錠LD （ルナベル®配合錠 LD）	低用量 35μg	21（7日間 休薬）	約75	473円	基準薬・低用量
	（後）フリウェル®配 合錠ULD （ルナベル®配合錠 ULD）	超低 用量 20μg	21（（7日間 休薬）	約71	447.3円	超低用量・最安価・不 正出血やや多い
	（後）ドロエチ®配 合錠 （ヤーズ®配合錠）		24（4日間 休薬）	87.2	733円	月経前症候群（PMS） にも有効
	ヤーズフレックス® 配合錠		最大120（4 日間休薬）	280	2,520円	PMSに有効・最大期 間連続投与可・フレ キシブル投与で有症 状頻度の減少が期待 できる
	ジェミーナ®		21（最大77 日）（7日間 休薬）	276.8	1,555円	連続投与で有症状頻 度の減少が期待でき る・血栓リスクがやや 少ない
黄体ホル モン （プロゲ スチン）	ジエノゲスト 0.5mg	なし	1日2回連 日内服	45.9	772円	血栓リスクがない。 避妊効果は認められ ていない
	レボノルゲストレル 放出子宮内システム （LNG-IUS）ミレーナ® 52mg		最長5年間 （ただし自 然脱出など リスクあ り）		約184円 5年で約 11,000円 （挿入費用 含む）	内服コンプライアン スにかかわらず効果 が期待できる。内診 台での定期的な位置 確認が必要。性交歴 がない女性には処置 が難しいことがある

■ 連続投与について

　OC/LEPの周期投与でも月経痛の改善を認めるが、連続投与によって消退出血の回数を減少させることで月経痛を回避することができる。さらに、休薬に伴う気分変調や頭痛といった症状も回避できる[13]。ヤーズ®フレックスは、24日目までは出血の有無にかかわらず内服継続し、25日目以降に3日間連続で出血を認める場合は、4日間休薬する。最長120日間連続内服し、4日間休薬する。また、ジェミーナ®は、出血の有無にかかわらず77日連続内服し、7日間休薬することができる。

　黄体ホルモンとして、ヤーズ®フレックスはドロスピレノン（DRSP）、ジェ

ミーナ®ではレボノルゲストレル（LNG）が使用されている。DRSPは、抗ミネラルコルチコイド作用、抗アンドロゲン作用を有し、ナトリウム貯留に伴う浮腫や体重増加の副作用は少ない。LNGは、アンドロゲン作用を有するが、他のプロゲスチン製剤と比較し、血栓リスクが低いという報告がある[14]。

OC/LEPの休薬期間中に腹痛や頭痛などの月経困難症状が出現する頻度が高いことを考慮すると、連続投与の方が有利といえる。しかし、実際には月に1回出血がないことを不安に感じる患者も多い。連続投与のメリットとデメリットを十分に説明し、開始することが望ましい。周期投与ならびに連続投与の考え方として、①最初の1～2周期は周期投与とし、以後は連続投与を考慮する、②周期投与中にもかかわらず疼痛が増強する場合は連続投与を考慮する、③連続投与による不正出血がQOLに影響がある場合は周期投与へ変更する、などがある。

c) ジエノゲスト

DNG 1 mg（ディナゲスト錠1 mg）は、以前より子宮内膜症治療薬、子宮腺筋症に伴う疼痛改善の治療薬として使用されていたが、2020年にディナゲスト錠0.5 mgが発売され、月経困難症を保険適応症としている。DNGはプロゲステロン受容体に対する選択的なアゴニスト作用を示し、抗アンドロゲン作用を有する。卵巣機能抑制および子宮内膜細胞の増殖抑制によりPGs産生を抑制することから、月経困難症に対する有効性を示すと考えられる。本邦の臨床研究においても、DNGの長期連続使用は月経困難症の疼痛を軽減させることを報告されており[15]、OC/LEPなどでの疼痛コントロールが無効である症例に用いられる。さらに、脂質代謝や凝固能への影響が少なく、血栓リスクが低いことから、OC/LEP慎重投与例などにおいて使用することができる。ただし、不正出血は頻発するため、事前に対応を説明しておく必要がある。

d) レボノルゲストレル放出子宮内システム

LNG-IUS（ミレーナ®）は、LNGを付加した子宮内避妊具である。LNGが子宮内で持続的に放出され、子宮内膜の増殖を抑制し、経血量の減少につながる。局所作用であることから、血栓の副作用もみられず、過多月経を伴う月経困難症に有用である。1回の挿入で5年間使用できるが、途中の脱落などのリスクがある。ミレーナ®の位置の確認と交換のため定期通院が必要である。添付文書には、子宮内避妊用具に関して未経産婦は経産婦と比較して脱出、妊娠、出血・疼痛、感染症、迷走神経反射の頻度が高いとの報告があり、避妊法としては、未経産婦には第一選択としないと記載されている。若年者の使用には注意が必要である。

2）漢方・東洋医学的アプローチ

　漢方方剤は年齢や挙児希望の有無を問わず使用可能であり、副作用の心配も少ないことやその安全なイメージからも、患者やその家族が希望することが多い。2017 年に報告された日本国内における月経困難症に対する治療法についての調査では、第一選択としては漢方療法が最も多く、38.8％の患者に処方されていた[16]。東洋医学の概念では、ヒトの体を構成する基本的な要素は気・血・水だと考えられている。

　気は体の動きを総括する生命エネルギー、血は体の中を流れる赤い液体（血液：身体の栄養）、水は体の中を流れる血以外の液体を指している。どれかの成分が不足したり、停滞したりして、この 3 つの要素のバランスが崩れると体に不調が起きると考えている。

　月経痛や月経困難症及び次の章で取り扱う更年期障害等、女性の性周期に関係した症状は、主に血液や血液循環の異常、血行が滞って血行不良になる「瘀血」や、血液が不足した「血虚」、気の働きが不安定になり身体の上方に突き上がっている「気逆」、水が停滞して諸症状を引き起こす「水滞」、などが重なり合った病態であると考えられ、体力を含めたそれぞれに合わせた漢方薬が用いられる。それぞれの適応鑑別の詳細は他書籍を参照にされたい。

　ただし、10 ～ 40 代の一般女性 1,073 例のうち 50 ～ 60％に瘀血を認め、月経困難症の患者では 71.7％と高率に瘀血がみられる。駆瘀血剤である当帰芍薬散、加味逍遙散、桂枝茯苓丸をランダムに用いても約 60 ～ 70％に有用とされており[17]、温経湯にも 89％の改善効果が報告されている[18]。上記の漢方治療には速効性は乏しいが、4 ～ 12 週の投与で症状の改善が期待できるため[19]、継続して内服するよう十分に説明する必要がある。また、甘草には PGs 産生抑制作用も報告されており[20]、月経に伴う腹痛には芍薬甘草湯を頓用で使用することもある。月経開始 5 日前から内服で 70％の症例で効果が認められたと報告されている[21]。

　実際には、当帰芍薬散、加味逍遙散、桂枝茯苓丸の 3 大処方を軸として、患者の体格や愁訴などからいずれか 1 剤を使用し、経過観察を行いつつさらに効果を補うために、別の処方を併用するか他剤への変更を試みるかを考えると扱いやすい。3 大処方の比較を 表3 に示す。ほかにもまず痛みを取る意味で、芍薬甘草湯や NSAIDs などの併用も検討する。

○当帰芍薬散（ツムラ漢方当帰芍薬散エキス顆粒）　1 回 1 包・1 日 3 回（食前または食間）

○加味逍遙散（ツムラ漢方加味逍遙散エキス顆粒）　1 回 1 包・1 日 3 回（食前または食間）

○桂枝茯苓丸（ツムラ漢方桂枝茯苓丸エキス顆粒）　1回1包・1日3回（食前または食間））
○芍薬甘草湯（ツムラ漢方芍薬甘草湯エキス顆粒）　1回1包　頓用

表3　月経困難症の3大漢方

漢方薬	気血水	良い適応の特徴
当帰芍薬散	瘀血・血虚・水滞	やせて体力のない、体力虚弱で、冷え症で貧血の傾向がある、疲労しやすく、時に下腹部痛、頭重、めまい、肩こり、耳鳴り、動悸などを訴えるもの
加味逍遙散	瘀血・気逆	体力が虚弱気味（中等度以下）で、のぼせ感、肩こり、疲れやすさ、精神不安、苛立ち、便秘などの傾向があるもの
桂枝茯苓丸	瘀血・気逆	比較的体力があり、時に下腹部痛、下痢、肩こり、めまい、のぼせて足冷えを訴えるもの

3）非薬物療法

a）運動

運動療法では、有酸素運動がエンドルフィンを分泌させ、リラックス効果があり、有効である。ストレッチで骨盤の血流をよくすることも月経痛改善につながる。1週間に3回、30～60分程度の有酸素運動が推奨されている[21,22]。

b）温熱

温熱療法は、下腹部や腰部に温熱蒸気発生シートやカイロの貼付などを行うものである。一般的に広く行われているが、下腹部の温熱療法は約63％に効果がみられたとの報告がある[23]。

c）心理社会的アプローチ

機能性月経困難症におけるPGsと痛みの関係はすでに述べたが、実際に痛みの訴えには様々な要素が影響するといわれる。機能性月経困難症は比較的若年層に多く、月経や月経痛に関する基本的理解と受容、および具体的治療法に関する知識不足が症状を悪化させている可能性がある。月経時の緊張や漠然とした不安などの心理的ストレスがあると疼痛閾値が低下するといわれる。そのほか、未成年、体重減少の試み、うつ、不安、社会支援との分裂、経血量、未産婦、喫煙などがリスク因子としてあげられる。思春期女子にとって初経は未知なる体験であり、回避と不安の混じった否定的心理状況と期待、予測する肯定的心理が葛藤する。初経後反復体験をすることによって月経を受容するようになるが、受容できないでいると月経を苦痛に感じ、月経随伴症状の発現につながる。月経観と月経

痛は関連し、否定的月経観であると月経痛は強くなる[24, 25]。諸外国の調査でも初経前に十分な準備がなされていないことが指摘されており、初経前からの月経困難症に関する知識と正しい治療に関する教育、不必要な我慢で学校生活に悪影響をもたらすことがないように準備教育が必要であることを述べている。本人は言うまでもなく、親、教師、保健担当教員などにも十分な教育がなされるべきである[26]。

4 患者説明のポイント

　月経困難症で疼痛などの症状がある場合でも他人と比較できず「こういうもの」と毎月の症状を耐え忍び治療対象としない女性も多い。さらに家族、学校関係者など各種治療に対する周囲関係者の理解不足も問題となる。痛み止めはやめられなくなる／効果が弱まるためできるだけ使いたくない、症状が強い場合でもOC/LEPを使用させたくない、OC/LEPは将来の健康や妊娠に影響があるのではないか、などという漠然とした不安などがある。治療の安全性とリスクを十分に伝えたうえで治療が本人の生活の支障を軽減させうることを説明することは重要である。早い段階からの月経メカニズム、意味、治療法選択肢にまで踏み込んだ本人への丁寧な説明が望まれる。一般に月経困難症は年齢とともに、また妊娠や出産によって症状が軽快することが多いことも説明する。

　①月経困難症の症状、②月経困難症の原因の中には子宮内膜症などの器質的疾患が存在する可能性があること、③月経困難症には治療法があること、④薬の種類と起こりうる副作用、⑤副作用出現時の対処法、⑥服用を忘れたときの対処法、⑦薬物療法を開始するのに適した年齢、⑧いつまで継続できるか、⑨妊娠に与える影響、⑩今後のフォロー（受診間隔）などについて説明するのが望ましいが、限られた時間の中で行うことは難しい場合もある。説明動画や資料を用いて患者のリテラシーを高め、自己学習を促しつつ、疑問が出た際にはそこから掘り下げていくのもよい手法である（患者説明資料例 ①②の QR コード参照）。

患者説明資料
①県立広島大学『動画「月経とうまく付き合っていくために〜月経困難症と PMS について知ろう〜」』（最終閲覧 2024 年 12 月 24 日）
動画「月経とうまく付き合っていくために〜月経困難症と PMS について知ろう〜」

②バイエルファーマナビ 患者向け資材（最終閲覧2024年12月24日）
診療サポートツール - 婦人科領域

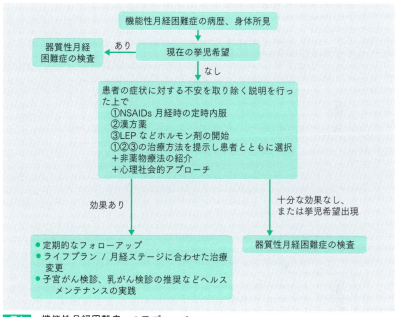

図1 機能性月経困難症へのアプローチ

おわりに

　機能性月経困難症へのアプローチを簡略にフローチャートにまとめた（図1）。
　機能性月経困難症では若年女性にとって漠然とした不安、恐れ、友人間の差異、受容度などに温度差があり、これらの要因が症状を修飾している可能性がある。初期治療として投薬や非薬物療法を使用しつつ、早い段階での月経メカニズム、意味、治療法選択肢にまで踏み込んだ教育が望まれる。

参考文献

1） 日本産科婦人科学会（編）. 産科婦人科用語集・用語解説集改訂第4版. 日本産科婦人科学会. 2018.
2） 日本産科婦人科学会（編）. 機能性月経困難症の治療は？ 産婦人科診療ガイドライン―婦人科外来編2017. 2017: 143-144.
3） 武谷雄二, 他. 平成12年度研究報告書厚生科学研究（子ども家庭総合研究事業）「リプロダクティブ・ヘルス（性と生殖に関する健康）から見た子宮内膜症等の予防, 診断, 治療に関する研究」. 2000.
4） Tanaka E. Burden of menstrual symptoms in Japanese women: results from a survey-based study. J Med Econ. 2013; 16: 1255-1266.
5） 百枝幹雄, 他, 武谷雄二（総編）. 新女性医学大系. 中山書店. 1998; 371-374.
6） Sundell G. Factors influencing the prevalence and severity of dysmenorrhoea in young women. Br J Obstet Gynaecol. 1990; 97: 588.
7） ACOG Committee Opinion No. 760 Summary: Dysmenorrhea and Endometriosis in the Adolescent. Obstet Gynecol. 2018; 132: 1517.
8） Owen PR. Prostaglandin synthetase inhibitors in the treatment of primary dysmenorrhea. Outcome trials reviewed. Am J Obstet Gynecol. 1984; 148: 96.
9） Marjoribanks J, et al. Nonsteroidal anti-inflammatory drugs for dysmenorrhoea. Cochrane Database Syst Rev. 2015; 7: CD001751.
10） Harel Z. Cyclooxygenase-2 specific inhibitors in the treatment of dysmenorrhea. J Pediatr Adolesc Gynecol. 2004; 17: 75-79.
11） Harada T, et al : Evaluation of a low-dose oral contraceptive pill for primary dysmenorrhea : a placebo-controlled, double-blind, randomized trial. Fertil Steril. 2011; 95: 1928-1931.
12） 日本産科婦人科学会. OC・LEPガイドライン2015年度版. 2015.
13） Momoko M, et al. Efficacy and safety of a flexible extended regimen of ethinylestradiol/drospirenone for dysmenorrhea: a randomized study. Int J Womens Health. 2017; 9: 295–305.
14） Monica VD, et al : A systematic review and meta-analysis of venous thrombosis risk among users of combined oral contraception J Gynaecol Obstet. 2018; 141: 287-294.
15） Osuga Y, et al : Long-term use of dienogest for the treatment of primary and secondary dysmenorrhea. J Obstet Gtnaecor Res. 2020; 46: 606-617.
16） Akiyama S, et al. Evaluation of the treatment patterns and economic burden of dysmenorrhea in Japanese women, using a claims database. Clinicoecon Outcomes Res. 2017; 9: 295-306.
17） 大屋敦子, 他. 月経困難症の漢方療法. 産科治療. 2009; 98: 51-54.
18） 加藤育民, 他. 月経不純並びに月経困難症に対する"温経湯"の有効性について. 産婦漢方研のあゆみ. 2010; 27: 7680.
19） Kotani N, et al : Analgesic effect of a herbal medicine for treatment of primary dysmenorrhea : a double-blind study. Am J Chin Med. 1997; 25: 205-212.
20） 柴田哲生, 他. 子宮筋Prostaglandin産生に及ぼす芍薬甘草湯の効果. 日産婦会誌. 1996; 48: 321-327.
21） 高松　潔, 他. 月経困難症と漢方. 産婦治療. 1997; 75: 529-533.
21） Dehnavi ZM, et al. The effect of aerobic exercise on primary dysmenorrhea : a clinical trial study. J Educ Health Promot. 2018; 7: 3.
22） Armour M, et al : Exercise for dysmenorrhea. Cochrane Database Syst Rev. 2019; 9: CD004142.
23） Takayoshi H, et al : Effects of a heat- and steam-generating sheet on relieving symptoms of primary dysmenorrhea in young women. J Obstet Gynaecol Res. 2010; 36: 818-824.
24） 野田洋子. 女子学生の月経の経験. 女性心身医. 2003; 8: 64-78.
25） 望月善子. 思春期月経困難症. 日本エンドメトリオーシス会誌. 2014; 35: 107-110.
26） Hillen TI, et al : Primary dysmenorrhea in young Western Australian women : prevalence, impact, and knowledge of treatment. J Adolesc Health. 1999; 25: 40-45.

PART 9 | 婦人科系症状への対症療法

symptoms

3 | 更年期障害

森川敬太、岡田唯男

はじめに

　更年期障害は、生物学的要因に加え、加齢に伴う身体的変化、更年期世代にしばしばみられる社会的・環境的要因、そして生来の性格や生育歴、メンタルヘルス既往歴などの心理的・性格的要因が相互に関連しあって発症するとされている[1]。

　また医療人類学の観点からは、北米で治療対象にされる"menopause（閉経）"に関連する諸症状が「閉経前後の数年間に生じるホットフラッシュや発汗・不眠」を指すイメージであるのに対して、日本の「更年期」は閉経前後の10年あまりにわたって生じる種々の症状や不調を示すという点で、疾患概念そのものにも多分に地域文化・社会にも影響を受けることが指摘されている[2]。本来的に身近な人間関係や社会的文脈にも影響を受ける更年期症状をプライマリ・ケア医が「それはエストロゲンの問題ですね」とホルモン分泌の減少だけの問題にせず、患者の周辺環境にも思いをはせることが重要である。

1 | 更年期障害の診断

1）閉経と更年期の定義

　一般に閉経は「月経が来ない状態が12か月以上続いたとき、さかのぼって最終月経が終了した時点」、更年期は「閉経前5年間と閉経後5年間の計10年間」を指すとされる。日本人女性の平均閉経年齢は50歳前後とされるため、ざっくり考えれば45～55歳となる。

2）更年期の診断

　閉経前の段階で、更年期であるか否かを判断する目安として、加齢と生殖に関するワークショップ（Stages of Reproductive Aging Workshop: STRAW）で示されたステージングモデルが参考になる（おおむね、ステージ-2から+1b, +1c

の一部が更年期に該当すると考えられる)[3]。

　更年期と診断するには月経歴が鍵となり、特に「月経が不順」なのか、「不正性器出血がある」のかをきちんと鑑別することが重要となる。不正出血が疑われる場合には、妊娠や悪性腫瘍など更年期以外の原因を考慮した鑑別や、精査を検討する。

　また40歳未満で無月経が3か月以上続く場合には、早発卵巣機能不全（早発閉経）による更年期症状が生じる可能性がある。

3）更年期障害の症状

　更年期障害と診断するための絶対的な診断基準はなく、「これがあれば」更年期障害といえる症状があるわけでもない。しかし更年期障害のうち、エストロゲン欠乏によって生じる症状の内容は経時的に変化する（図1）[4]ため、これらに基づいてカテゴリーごとに症状を捉え、それらが他の器質的疾患・精神疾患に起因しないことを確認し、更年期障害の診断を行う。

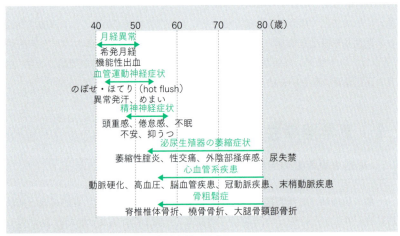

図1　加齢に伴うエストロゲン欠乏症状の変化
（文献1を参考に作成）

　外来では、自己記入式の「日本人女性の更年期症状評価表」[5]やSMIスコア（簡略更年期指数）[6]の問診票などが便利である（泌尿生殖器に関する症状の項目は含まれていないため、追加で問診する）。

2 | 更年期障害の薬物療法

1）適応病態と薬剤の使い分け

　更年期障害の症状に対する対症療法薬として代表的なものを 表1 にまとめた。これらの治療に一律の推奨はなく、一人一人の状態や希望に応じて選択していくことが重要である。

表1　更年期障害の薬物治療に関するエビデンスと適応病態

	経皮・経口HRT	局所E補充療法	SSRI/SNRI	漢方	エクオール・イソフラボン	プラセンタ
血管運動神経症状	◎		○	△	△	△
精神症状	△		うつ病でなければ△	△		
筋骨格系症状	○			△		
泌尿生殖器症状	○	○		△		

◎：症状を改善するエビデンスが比較的豊富であり、治療として推奨される
○：症状を改善するエビデンスか一定のコンセンサスがあり、治療の選択肢となる
△：症状を改善するエビデンスは一定しないが、試みてもよい
E：エストロゲン

a）ホルモン補充療法（HRT）

　更年期障害に対する治療の中心的な役割を担うのがホルモン補充療法（HRT）である。血管運動神経症状・性機能低下など更年期障害に伴う種々の症状改善が期待できる。このため、本人がつらい症状で困っており、ホルモン療法に抵抗のない場合は、まずHRTを推奨するとよいだろう。ただし、血管運動症状の改善ではなく、心血管疾患、がん、骨粗鬆症などの慢性疾患の予防目的にHRTを導入することは、USPSTF（U.S. Preventive Services Task Force）ではD推奨となっている（推奨されていない）[7]。

■HRTの基本的なコンセプト

　欠乏したエストロゲンを補う治療、というのがHRTの基本的な考え方である。投与方法や剤形には様々な選択肢があり、ここでは詳細は割愛するが、内服だけではなく貼付剤や外用剤（ゲル等）が使用可能である。

■ HRT 開始にあたって

開始にあたっては禁忌の確認[8]、内診・経腟超音波検査による婦人科疾患の除外、乳がん・子宮頸がん検診の実施、肝障害のスクリーニング採血等を事前に実施することが望ましいと「ホルモン補充療法ガイドライン（2017年度版）」で推奨されているが、根拠論文やエビデンスレベルの記載はない。片頭痛や喫煙などは必ずしも禁忌ではないことが OC/LEP 製剤と異なる点である。自施設で婦人科診療を行っていない場合には、適切な医療機関とのスムーズな連携・紹介が重要となる。

表2　HRT の禁忌と慎重投与

禁忌
● 重度の活動性肝疾患
● 現在の乳癌とその既往
● 現在の子宮内膜癌、低悪性度子宮内膜間質肉腫
● 原因不明の不正性器出血
● 妊娠が疑われる場合
● 急性血栓性静脈炎または静脈血栓塞栓症とその既往
● 心筋梗塞および冠動脈に動脈硬化性病変の既往
● 脳卒中の既往

慎重投与
● 子宮内膜癌の既往
● 卵巣癌の既往
● 肥満
● 60歳以上または閉経後 10年以上の新規投与
● 血栓症のリスクを有する場合
● 冠攣縮および微小血管狭心症の既往
● 慢性肝疾患
● 胆嚢炎および胆石の既往
● 重症の高トリグリセリド血症
● コントロール不良な糖尿病
● コントロール不良な高血圧
● 子宮筋腫、子宮内膜症、子宮腺筋症の既往
● 片頭痛
● てんかん
● 急性ポルフィリン症
● 全身性エリテマトーデス（SLE）

（文献8より引用）

■ HRT のリスク

● 静脈血栓塞栓症

HRT は静脈血栓塞栓症のリスクを増加させると考えられているが、一般に HRT で用いられる製剤のエストロゲン強度は低用量エストロゲン・プロゲスチン配合剤（LEP）の1/4〜1/8程度とされる。また、経皮の HRT に関しては有意なリスクがないとする報告[9]もある。閉経後 10年以上経過あるいは 60歳以上の女性が新規に HRT を開始すると血栓症等のリスクが高まるとされるため、

HRTはできるだけ早期に開始することが望ましい。

● 浸潤性乳がん

EPT（エストロゲン・黄体ホルモン併用療法）では施行が長いほど浸潤性乳がんの発症リスクが10,000人・年単位で8人程度増加するという報告はあるものの[10]、5年未満の施行であれば、プラセボと比較して有意な上昇は認めないとする大規模な米国の疫学研究がある[11]。さらに、子宮摘出後の女性を対象にしたET（エストロゲン単独療法）では、7年未満の施行であればリスクの有意な上昇がなく、むしろリスクが低下した[12]。これらのデータから、「ホルモン補充療法ガイドライン（2017年度版）」[8]では、「5年以上の投与を行う場合には再度乳がんリスクについて説明し、継続について同意をとること」とされている。

● 脳卒中

脳卒中のリスクもHRTによって微増することが指摘されているが、HRTの対象となる世代の女性人口におけるベースラインのリスク自体が非常に低く、NHSの研究では50〜54歳の女性が1年間HRTを受けることで増加する脳卒中の絶対リスクは2/10,000例であるとされる[13]。

● その他婦人科疾患への影響

子宮内膜がんのリスクは、EPT（特に持続投与法）であればリスクを上昇させないと考えられている。卵巣がんのリスクは期間が長いほど上昇する可能性があるとされるが、「ホルモン補充療法ガイドライン（2017年度版）」で紹介されているメタ解析[14]よれば、HRTの施行により卵巣がんの罹患が1,000人に1人増える程度とされている。また、使用する製剤や期間によってもリスクは異なる。子宮筋腫は増大させる可能性があるが、臨床症状を起こすほどではないと考えられており、子宮内膜症の既往がある患者では再燃の可能性は低いと考えられている。

これらの知識により、紹介元となるプライマリ・ケア医が過度な不安を与えないようにしたい。

b) 漢方薬[15]

私見だが、ホットフラッシュや発汗などの血管運動神経症状には、HRTの方がシャープな効き目を実感できる症例が多い。漢方は軽度で多彩な症状にまんべんなく対応したい場合、HRTが禁忌で使用できない場合などに適する。

まず婦人科三大漢方（桂枝茯苓丸・当帰芍薬散・加味逍遙散）の使い分けについて、ここで紹介する。

■ 婦人科三大漢方の使い分け

婦人科三大漢方は、瘀血に対して血の巡りをよくするような、駆瘀血剤と呼ば

れるジャンルに該当し、体の中の血や水の巡りをよくする芍薬・茯苓という生薬が共通で入っている。

● 桂枝茯苓丸

　代表的な駆瘀血剤の１種であり、中でも「実証」と呼ばれる、病に対して充実した生体反応を起こしている状態に適しているとされる。頭痛や肩こり、動悸、のぼせや赤ら顔、便秘、腰痛などの特徴をもつ女性に用いるとよい。

● 当帰芍薬散

　駆瘀血剤の中では、「虚証」と呼ばれる、体力の低下や虚弱な体質に適しているとされ、色白（場合によっては顔色不良）、貧血、冷え性、皮膚がかさつくような女性に適している。当帰芍薬散も、むくみや頭重感・倦怠感・手足のしびれや冷えなどといった身体症状に有効と考えられる。

● 加味逍遙散

　こちらも駆瘀血剤の中では「虚証」の状態に適しているとされ、ホットフラッシュがある場合には、まず試してよい方剤といえる。乳がんのホルモン療法中のホットフラッシュに対しても、まず用いやすい対症療法といえる。また、精神神経症状を伴う場合にも使いやすく、特に外向きにいらいらが放出され、他罰的な傾向を伴うような場合に適しているとされる。山梔子による長期投与の際には、腸間膜静脈硬化症の発生に留意が必要である [16]。

c) SSRI/SNRI、抗不安薬、睡眠薬

　選択的セロトニン再取り込み阻害薬（SSRI）のエスシタロプラムやセロトニン・ノルアドレナリン再取り込み阻害薬（SNRI）のデュロキセチンは、周閉経期のうつ症状改善に有効であることが研究 [17,18] で示されている。精神症状が中核的な症状であるか、HRT で改善しない精神症状がある場合には投与を検討するとよいだろう。ただし、これらの研究に参加した更年期の女性は多くが大うつ病性障害の診断基準を満たす患者群であり、うつ病の診断基準を満たさない抑うつに対して積極的に投与すべきとまではいえない。

　一方、SSRI のパロキセチンやエスシタロプラム、SNRI のベンラファキシンには、うつ症状のみならず血管運動神経症状を改善する効果があるとされ [19,20]、HRT が禁忌となる症例の代替薬として検討可能である。

　パロキセチンは乳がんの治療薬であるタモキシフェンの効果を減弱させ、乳がん死亡を増やすとされているため、タモキシフェン内服中の女性には避ける。

d) エクオール・大豆イソフラボン

　エクオールは、大豆イソフラボンの１種であるダイゼインが腸内細菌によって

分解されることで生じる代謝産物であり、構造が17β-エストラジオールに類似している。日本で行われた二重盲検ランダム化比較試験（RCT）[21, 22]では、12週間のエクオール内服（10 mg/日）により、プラセボと比べてホットフラッシュや首・肩こりといった更年期症状を有意に緩和することが示されている。

しかし、これらの研究で見られたアウトカムの差は「ホットフラッシュの頻度が1回/日程度減る」などの内容であり、臨床的にどのような改善が見られるかは個人差が大きいと思われる。また、精神神経症状に対する効果に関しては一定した結論がない。

なお、大豆イソフラボンからエクオールを腸内で産生できる女性は日本人の半数前後と推定される[23]が、アウトカムの有意差は主にエクオールを腸内で産生できない女性の被験者で認められていることから、すべての女性に一律に効果があるかは不明である。

このため、軽度の更年期症状ですぐにHRTを希望しない場合に、東洋医学的アプローチand/orエクオールをまず1〜3か月程度試してみることを提案してもよいだろう。

なお、エクオールの材料となる大豆イソフラボンを直接食事やサプリメントで補うことでもホットフラッシュと腟乾燥が軽減されると示すメタアナリシス[24]が提出されているが、十分なエビデンスがあるとは言い難い。

e）プラセンタ（ヒト、その他動物由来）

種々のアミノ酸やミネラルを含む胎盤からの抽出物であるプラセンタ製剤のうち、ヒト胎盤由来の抽出物を皮下投与するメルスモン® は乳汁分泌不全や更年期障害に保険適応があるが、更年期障害の症状緩和に有効であったとするエビデンスは僅少である。経口サプリメントに関しても同様と考えられる[25]。

またプラセンタ注射製剤は特定生物由来製品に該当し、投与歴のある女性は現状献血を控える必要がある。

このため、プライマリ・ケアの更年期障害診療で第一選択とする場面はあまりなく、HRTの代替になるものでもない。

f）その他のサプリメント、ハーブなど

■ ブラックコホシュ（北米に自生するキンポウゲ科の植物）[26]

サプリメントとして摂取することで、更年期障害の症状の一部を軽減する可能性が示唆されているが、質の高い効果・安全性に関するエビデンスは存在せず、医療機関で勧める根拠に乏しい。

PART 9　婦人科系症状への対症療法

■ **セントジョーンズワート（セイヨウオトギリソウ）**

軽度および中等度のうつ病に対して、プラセボに比し有意な改善効果があり、標準的な抗うつ薬に匹敵するとするエビデンス[27]がある。しかし種々の薬剤との相互作用の懸念もあり、更年期障害に関連した精神神経症状に適用できる可能性はあるが、積極的に用いる根拠はない。

g）経腟エストロゲン製剤

腟乾燥や性交時痛に対しては、全身性のHRTのみならず腟錠等による局所のエストロゲン製剤投与や潤滑ゼリーの使用が有効である。局所のエストロゲン投与による副作用やリスクはきわめて稀とされるため、プライマリ・ケアでまず試してみてよいと考えられるが、原因不明の性器出血が生じた場合には、適切な精査を行う必要がある。

③ 更年期障害の非薬物療法 [28]

1）認知行動療法・カウンセリング

更年期障害に対する認知行動療法の実施により、血管運動症状や精神症状を改善したとするRCT[29]等の研究がいくつか存在する。

2）運動

2014年のコクランレビューでは、運動により血管運動神経症状を緩和する効果があると結論づけるエビデンスは乏しいとされている[30]が、更年期以降の生活習慣病予防、骨粗鬆症による骨折予防、ストレス軽減目的に定期的な運動を推奨したいところである。

3）ヨガ

2017年に提出された13のランダム化試験のメタアナリシスでは、ヨガによって精神症状、筋骨格系症状、血管運動神経症状、生殖泌尿器症状いずれも軽減する効果があり、有害事象との関連はないことが示されている[31]。

4）鍼治療

2013 年のコクランレビューにて、鍼治療は無治療よりは効果がある可能性もあるが、十分なエビデンスが存在しないと結論づけられている[32]。

4 患者教育と検査・治療開始時の説明の例

繰り返しになるが、更年期障害には特定の診断基準が存在しない。このため、「あなたは更年期障害です」と診断すること自体の意義を一人一人の女性ごとに考える必要がある。症状が器質疾患・精神疾患・典型的なエストロゲン欠乏いずれとも言い難いケースでは、「あなたは更年期障害と言われたいですか？」と質問してしまうことで、その女性の解釈について話し合うきっかけづくりになるかもしれない。

閉経前後の女性は、人間の自然な加齢の流れの中で、エストロゲンと呼ばれる女性ホルモンが低下していく。また、この年代は一般に社会や家庭で求められる役割が変化（子の巣立ち、親の介護、夫婦の倦怠期など）することも多く、今まで経験したことのない種類のストレスにさらされやすい。これらの複合的な要因で生じる心身の不調を更年期症状、それが生活に支障をきたすレベルの場合には「更年期障害」と呼ぶ。心身の変化やホルモンバランスのゆらぎ自体は人間として自然な加齢のプロセスなので、常に完璧な体調を頑張って目指しすぎないことも大事かもしれない。患者さんには、これから医学的にしっかりとサポートしていくので安心してもらうように伝える。

まず、更年期障害以外の内科の病気が隠れていないか、気持ちの落ち込みがどの程度あるかなど、簡単な問診や採血検査を行って確かめる。

ほてりや発汗を中心とした更年期症状があってつらい場合には、ホルモン補充療法と呼ばれる治療で症状を和らげることができる。飲み薬以外にも、今では塗り薬や貼り薬で治療ができる薬剤も開発されていて、より簡単に治療が行えるようになっている。ホルモンの薬は怖いと心配する患者もいるが、適切な評価と検査を受けながら使用すれば、リスクは最小限にできること、症状が良くなるメリットの方がはるかに大きい場合が多いことを伝える。ホルモン補充療法を希望される場合には、まず子宮に病気がないかなどの事前のチェックをするため、婦人科へ紹介する。

もし、すぐにホルモン補充療法を始めたいほどの症状ではない場合には、漢方やエクオールのサプリメントを 1、2 か月程度試してみるのもよい。そこで症状

が改善しなかった場合には、改めて治療方針を一緒に考えていくとよいだろう。

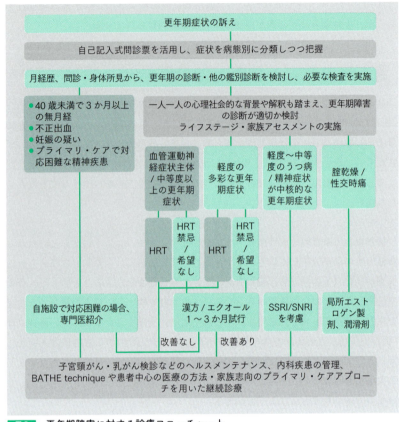

図2 更年期障害に対する診療フローチャート
(参考文献33、34を参考に作成)

おわりに

　更年期女性の症状の背景にある多様な因子に対して、全人的な視点で寄り添うことが、実り多き人生の秋を迎える女性たちへのエールになるのではないだろうか。

処方例

(漢方)
ツムラ　桂枝茯苓丸／当帰芍薬散／加味逍遙散　エキス顆粒 (2.5 g/包)　1回1包　1日3回食前または食間

（SSRI/SNRI）

エスシタロプラム（レクサプロ®錠）10 mg　1回1錠　1日1回夕食後　より開始

デュロキセチン（サインバルタ®カプセル）20 mg　1回1カプセル　1日1回朝食後　より開始

ベンラファキシン（イフェクサー®SRカプセル）37.5 mg　1回1カプセル　1日1回夕食後　より開始

（局所エストロゲン製剤）

エストリール腟錠　0.5 mg　1回1錠　1日1回腟内挿入　10〜14日（適宜使用期間は延長）

※ HRTの処方例は成書やガイドラインを参照。
※エクオールは処方薬として処方できないため、10 mg/ 日を目安に市販のサプリメントを使用。
※性交痛に対する潤滑剤は市販のリューブゼリー等を勧める。

専門医へ紹介すべきタイミング

● 女性が定期的な子宮頸がん検診を受けておらず、自施設で実施できないとき（自治体検診を勧めるのでもよい）
● 月経歴から、不正出血や妊娠が疑われ、自施設で対応が困難なとき
● 早発卵巣機能不全や早発閉経が疑われるとき
● プライマリ・ケアで対応困難な精神疾患が疑われるとき

参考文献

1) 日本女性医学学会（編）. 女性医学ガイドブック更年期医療編2019年度版. 金原出版. 2019.
2) マーガレット・ロック. 更年期　日本女性が語るローカル・バイオロジー. みすず書房. 2005.
3) Harlow SD, et al. "Executive summary of the Stages of Reproductive Aging Workshop + 10: Addressing the unfinished agenda of staging reproductive aging," Menopause. 2012; 19: 387-395.
4) 小串真澄, 鳴本敬一郎. "プライマリ・ケア医のための更年期女性の診かた". 日本医事新報社電子コンテンツ. 2022.
5) 日本産科婦人科学会, 生殖・内分泌委員会. "日本人女性の更年期症状評価表". 日産婦誌. 2001; 53: 883-888.
6) 小山嵩夫. "更年期婦人における漢方治療: 簡略化した更年期指数による評価". 産婦人科漢方研究のあゆみ. 1992; 9: 30-34.
7) https://www.uspreventiveservicetaskforce.org/uspstf/recommendation/menopausal-
8) 日本産科婦人科学会, 日本女性医学学会. ホルモン補充療法ガイドライン2017年版. 2017.
9) Vinogradova Y, et al. "Use of hormone replacement therapy and risk of venous thromboembolism: Nested case-control studies using the QResearch and CPRD databases," BMJ (Online). 2019; 364.
10) Rossouw JE, et al. Risks and benefits of estrogen plus progestin in healthy postmenopausal women: principal results From the Women's Health Initiative randomized controlled trial JAMA. 2002; 288: 321-333.
11) Heiss G, et al. Health risks and benefits 3 years after stopping randomized treatment with estrogen and progestin. JAMA. 2008; 299: 1036-1045. [Online]. Available: http://jama.jamanetwork.com/
12) Chlebowski RT, et al. "Menopausal Hormone Therapy Influence on Breast Cancer Outcomes in the Women's Health Initiative.," J Natl Compr Canc Netw. 2015; 13: 917-924.
13) Grodstein F, et al. Postmenopausal hormone therapy and stroke role of time since menopause

and age at initiation of hormone therapy. Arch Intern Med. 2008; 168: 861-866. [Online]. Available: http://archinte.jamanetwork.com/

14）Collaborative Group on Epidemiological Studies of Ovarian Cancer. Menopausal hormone use and ovarian cancer risk: individual participant meta-analysis of 52 epidemiological studies. The Lancet. 2015; 385: 1835-1842.

15）秋葉哲生．活用自在の処方解説：広い応用をめざした漢方製剤の活用法．ライフ・サイエンス．2009.

16）Shimizu S, et al. Involvement of herbal medicine as a cause of mesenteric phlebosclerosis: results from a large-scale nationwide survey. J Gastroenterol. 2017; 52: 308-314.

17）Joffe H, et al. Treatment of depression and menopause-related symptoms with the serotonin-norepinephrine reuptake inhibitor duloxetine. J Clin Psychiatry. 2007; 68: 943-950.

18）Soares CN, et al. Escitalopram versus ethinyl estradiol and norethindrone acetate for symptomatic peri- and postmenopausal women: impact on depression, vasomotor symptoms, sleep, and quality of life. Menopause. 2006; 13: 780-786.

19）Freeman EW, et al., Efficacy of escitalopram for hot flashes in healthy menopausal women: a randomized controlled trial. JAMA. 2016; 305: 267-274.

20）Simon JA, et al. Low-dose paroxetine 7.5 mg for menopausal vasomotor symptoms: two randomized controlled trials. Menopause. 2013; 20: 1027-1035.

21）Ishiwata N, et al. New equol supplement for relieving menopausal symptoms: Randomized, placebo-controlled trial of Japanese women. Menopause. 2009; 16 :141-148.

22）Aso T et al. A natural S-equol supplement alleviates hot flushes and other menopausal symptoms in equol nonproducing postmenopausal Japanese women. J Womens Health. 2012; 21: 92-100.

23）Arai Y, et al. Comparison of isoflavones among dietary intake, plasma concentration and urinary excretion for accurate estimation of phytoestrogen intake. Journal of Epidemioloov. 2000; 10: 127-135.

24）Franco OH, et al., Use of plant-based therapies and menopausal symptoms: A systematic review and meta-analysis. JAMA. 2016; 315: 2554-2563.

25）Koike K, et al. Efficacy of porcine placental extract on climacteric symptoms in peri- and postmenopausal women. Climacteric. 2013; 16: 28-35.

26）厚生労働省．ブラックコホシュ．eJIM『「統合医療」に係る情報発信等推進事業』．Available: https://www.ejim.ncgg.go.jp/pro/overseas/c04/07.html（2023年10月22日閲覧）

27）Apaydin EA, et al. A systematic review of St. John's wort for major depressive disorder. Syst Rev. 2016; 5.

28）澤田健二郎，更年期症状に対する補完代替医療の位置づけ─HRT以外にできること．臨床婦人科産科．2023; 77: 548-556.

29）Green SM, et al. Cognitive behavior therapy for menopausal symptoms (CBT-Meno): A randomized controlled trial. Menopause. 2019; 26: 972-980.

30）Daley A, et al. Exercise for vasomotor menopausal symptoms. Cochrane Database of Systematic Reviews. 2014; 11: 1-43.

31）Cramer H, et al, Yoga for menopausal symptoms—A systematic review and meta-analysis. Maturitas. 2018; 109: 13-25.

32）Dodin S, et al. Acupuncture for menopausal hot flushes. Cochrane Database of Systematic Reviews. 2013; 2013.

33）日本産科婦人科学会，日本産婦人科医会．産婦人科診療ガイドライン婦人科外来編2023. 2023.

34）The National Institute for Health and Care Excellence, "Menopause: diagnosis and management," NICE guideline [NG23].hormone-therapy-preventive-medication（2024年4月15日閲覧）

PART

10

臓器を特定できない
症候への対症療法

PART 10 臓器を特定できない症候への対症療法

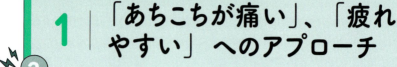

1 「あちこちが痛い」、「疲れやすい」へのアプローチ

松本 美富士

1 線維筋痛症と慢性疲労症候群

「あちこちが痛い」、「疲れやすい」は不定愁訴的に日常診療でよくみられる症状である。これらの症状が主症状となり、その他多彩な身体・精神・神経症状を伴い、通常の一般的検査で明らかな異常のない一群の疾患・病態として、医学的説明困難な症状（medically unexplained symptoms: MUS）、機能性身体症候群（functional somatic syndrome: FSS）あるいは中枢性感作[※1]症候群（central sensitization syndrome: CSS）がある。その代表的疾患に線維筋痛症（fibromyalgia: FM）と筋痛性脳脊髄炎/慢性疲労症候群（myalgic encephalomyelitis/chronic fatigue syndrome: ME/CFS）がある。

両疾患ともに新興疾患でなく、古くから同様の病態は知られており、様々な病名で扱われていた。いずれも原因不明であり、特異的疾患マーカーのないことから、診断は症状の組み合わせからなる操作的診断基準（分類基準）を用いた診断である。したがって、その治療・ケアのゴールは広範囲慢性疼痛の消失ではなく、痛みの緩和であり、また激しい疲労・倦怠感の改善を図り発病前の日常生活動作（ADL）へ近づけ QOL を改善することである。そのために非薬物療法をも含めた各種対症療法が多職種連携で行う必要がある。

最近、両疾患の脳画像解析でミクログリアの活性化による脳内神経炎症が確認[1,2]され、原因療法につながる病態として注目されている。また、COVID-19 感染後後遺症である long COVID 患者の中に ME/CFS、あるいはごく一部に FM と診断される症例のあることも知られている[3]。

※1 中枢性感作：痛覚を含む知覚神経の中枢レベルで刺激閾値が低下、あるいは同じ刺激に対する反応が増強される現象。

2 線維筋痛症(FM)

1)疾患概念と疫学

　線維筋痛症(FM)は身体の広範な部位の慢性疼痛とこわばりを主症状とし、激しい疲労・倦怠感、抑うつ気分、思考力・集中力低下などの認知障害、睡眠障害、口腔・眼の乾燥感など多彩な身体・精神・神経症状などを伴う。診察上は解剖学的に明確な部位の圧痛やアロディニア(異痛症)[※2]を認める以外、他覚的および一般臨床検査(検体・生理学的・画像検査)で明確な異常のない原因不明の疾患である。

　FMの痛みは慢性疼痛(慢性疼痛は3か月以上の持続性あるいは反復性の痛み)であり、国際疾患分類のICD-11では「慢性一次性疼痛」に分類[4]され、国際疼痛学会(IASP)(図1)の痛みの病態分類では、いわゆる"第3の痛み"である痛覚変調性疼痛[※3](nociplastic pain)に分類[5]され、その代表的疾患とされている。また、筋骨格系の痛みが主症状であることより、リウマチ性疾患でもある。

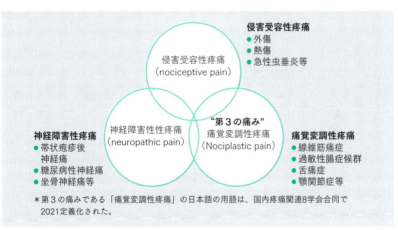

＊第3の痛みである「痛覚変調性疼痛」の日本語の用語は、国内疼痛関連8学会合同で2021定義化された。

図1 痛みの新しい分類(国際疼痛学会;IASP 2017)
(文献5を参考に作成)

※2 アロディニア(異痛症):通常は疼痛とならないような軽度の刺激(圧迫、接触など)で疼痛を感じる現象。
※3 痛覚変調性疼痛:末梢侵害受容器の活性化を引き起こす実質的または切迫した組織障害の証拠(侵害受容性)がない、あるいは痛みを引き起こす体性感覚系に疾患や病変の証拠(神経障害性)がないにもかかわらず、侵害受容が変化することによって生じる痛み。

国際疼痛学会（IASP）による痛みの病態分類（2017）[5] に基づき、日本痛み関連学会連合（8学会）が第3の痛みである nociplastic pain の日本語用語として痛覚変調性疼痛（2021）を提唱した。

本邦での患者の年齢と性差は中年女性（男女比1：4.8）に比較的多く、有病者数は一般人口の1.7%（約200万人）と推計されている。また、FMはしばしば併存疾患を伴うことが多く、その主なものはME/CFSであり、1/2〜1/3に併存[6] し、その他にシェーグレン症候群、全身性エリテマトーデス、関節リウマチ、脊椎関節炎、変形性関節炎などで10〜30%前後に併存するとされている[7]。これらの疾患は筋骨格系の痛みが共通しており、痛みの持続により「痛みの感作」が起こり、慢性疼痛化、広範囲痛へと進化すると考えられている。

FMの発症に各種誘因（心理社会的負荷と身体的負荷）の存在することが知られている。心理的社会的誘因として、各種ライフイベント（結婚、離婚、家族の死別、就職・入学、転職・失職、転居、いじめ、不登校など）、身体的負荷では外傷（特に交通外傷）・手術、疾病罹患、過激な運動の持続などが誘因となることがある。

2）臨床症状

FMの中心症状は広範囲の慢性疼痛と解剖学的に明確な部位の圧痛であり、随伴症状として半数以上に認められるものは、疲労・倦怠感、頭重感・頭痛、しびれ感や抑うつ気分、睡眠障害、認知障害などがあげられる。ほかに眼・口腔の乾燥症状、消化器症状や集中力低下、焦燥感等もみられる（表1）。痛みを含め、これらの症状には日差・日内変動があり、しかも心身のストレスなどの外因により悪化することが多く、併存疾患がある場合は基礎疾患の悪化・再燃によりFM症状も悪化する[8]。

表1 本邦の線維筋痛症（FM）患者の臨床症状・徴候（厚生労働省研究班全国疫学調査 2004、N=257）[8]

厚生労働省研究班[8]により実施された本邦の線筋痛症（FM）患者の全国疫学調査による調査時の臨床症状および徴候の一覧である。広範囲慢性疼痛と疲労は全例にみられ、その他に不定愁訴的な訴えが多彩にみられることがわかる。

臨床症状・徴候	出現頻度（%）	臨床症状・徴候	出現頻度（%）
疼痛		咳嗽	16.3
全身痛	91.7	嚥下痛	12.2
関節痛	82.0	嗄声	11.0
筋肉痛	70.9	月経困難症	22.3
その他の痛み	47.2	生理痛	13.0
リウマチ・膠原病様症状		**膀胱炎症状**	
こわばり	63.7	頻尿	15.0
乾燥症状	49.3	残尿感	15.0
手の腫脹	23.8	排尿痛	10.3
口内炎	22.4	**脳神経症状**	
発熱	17.6	頭痛・頭重感	72.1
皮膚掻痒	17.5	しびれ感	64.8
レイノー現象	12.9	めまい	44.6
皮疹	10.9	浮遊感	25.4
光線過敏	9.8	羞明	15.8
身体症状		手根管症候群	5.5
疲労	90.9	**精神症状**	
腹部症状	44.2	睡眠障害	73.1
便通異常	43.1	不安感	64.3
身体の冷感	32.5	抑うつ気分	60.5
動悸	30.1	焦燥感	41.1
身体のほてり	26.8	集中力低下	38.7
呼吸苦	24.3	健忘	18.5
体重変動	23.7	睡眠時無呼吸	7.8
いびき	19.1	意識障害	2.0
アレルギー症状	17.1		

（文献8を参考に作成）

3）病歴聴取のポイント

　FMでは広範囲慢性疼痛以外に実に多彩な不定愁訴的症状を執拗に訴えることから、他疾患との鑑別、あるいは併存疾患がある場合には、併存疾患の症状と紛らわしく、FMの存在に気づきが遅れることもある。すなわち、併存疾患の活動

性・重症度で説明できない症状を執拗に訴える場合はFMの併存を考慮する必要がある。FM患者は確定診断までにドクターショッピングの場合が多く、各診療科での鑑別診断、検査結果などの詳細な確認が重要であり、FMを疑う根拠となることが多い。

4）診断法

FMは通常の一般的な検体・生理・画像検査所見に明らかな異常がなく、疾患特異的な臨床的バイオマーカーがないことより、その診断は操作的診断（分類）基準によらざるを得ない。現在、国際的に最も広く用いられている診断（分類）基準には米国リウマチ学会（ACR）分類基準（1990年）[9]（ 図2 、 表2 ）があるが、圧痛点の確認が必要であり、プライマリ・ケア医にとって圧痛点の確認がネックとなっている。そこで、ACRは圧痛点の確認を排除した診断予備基準（2010年）（ 図3 ）[10,11] を提案した。ACRの1990年基準、2010年基準は本邦を含め国際的に、その有用性は検証されている。

表2 **線維筋痛症診断（分類）基準（米国リウマチ学会1990）**

米国リウマチ学会（ACR）線維筋痛症分類基準[9]は診断基準でなく、分類基準であるが、一般的に診断基準として用いられている。本邦での検討でも感度75.9%、特異度97.4%であり、分類基準であることから、感度が少し低いが、有用度86.9%と実用的に問題はないようである。

1. 広範囲にわたる疼痛の病歴
    定義：広範囲とは、右・左半身、上・下半身、体軸部（頸椎、前胸部、胸椎、腰椎）
2. 指を用いた触診により、18か所の圧痛点の11か所以上に疼痛を確認
    定義：18か所とは、両側後頭部、両側頸椎下方部、両側僧帽筋上縁部、両側棘上筋、
        両側第2肋骨部、両側肘外側上顆部、両側臀部、両側大転子部、両側膝関節部
3. 判定：広範囲にわたる疼痛が3か月以上持続し、上記の1、2基準をを満たす場合、線維筋痛症と判定

＊指を用いた触診は4kgの圧力（術者の爪が白くなる程度）で実施
＊圧痛点の判定：痛覚の自覚でなく、患者自身が疼痛の表現（言葉、態度）した場合
＊わが国での有用度：感度　75.9%、特異度　97.4%、精度　86.9%
（文献9を参考に作成）

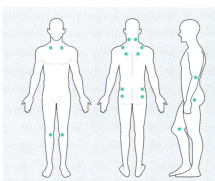

- 後頭部（後頭下筋腱付着部）
- 下部頸椎（C5-7 頸椎間前方）
- 僧帽筋（上縁中央部）
- 棘上筋（起始部で肩甲骨棘部の上）
- 第2肋骨（肋軟骨接合部）
- 肘外側上顆（上顆2cm遠位）
- 臀部（4半上外側部）
- 大転子（転子突起後部）
- 膝（上方内側脂肪堆積部）

※米国リウマチ学会（ACR）の線維筋痛症分類基準（1990）による左痛点

図2 線維筋痛症の診断のための圧痛点の定義（米国リウマチ学会1990）
（文献9を参考に作成）

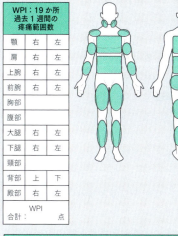

図3 線維筋痛症の診断予備基準（米国リウマチ学会2010）
（文献10、11を参考に作成）
米国リウマチ学会の線維筋痛症診断予備基準（2010）[10]および日本人への有用性を検討した論文[11]に基づき作成されたものを一部改変した。この基準の本邦での感度82％、特異度91％である。
（Usui Cらにより文献10、11に基づき作成されたもの）
＊本邦では身体症候：1：少数（1〜5）、2：中等度（6〜20）、3：多数（21〜41）とする

その他に ACR 2010 年基準の改定基準（2011 年）、さらなる改定基準（2016 年）が報告されているが、これら基準は ACR の公式基準ではない。最近、米国疼痛学会（APS）が中心に米国食品医薬品局（FDA）と合同（AAPT）で診断基準（2019 年）[12) を提案した。しかし、AAPT 2019 年基準に関しては、本邦での有用性の検証はまだなく、欧米の検証では ACR 基準より有用性が劣り、過剰診断につながることが懸念されている。

したがって、FM の臨床診断には ACR 2010 年基準を問診票的に患者自身に記載させるのではなく、医師が各項目の有無を確認し、2010 年基準を満足する場合は、1990 年基準により圧痛点の確認を行い、両基準を満たしたものを診断確実例とすべきである。

5）治療とケア

治療とケアには基礎療法と薬物療法・非薬物療法があり、症例ごとに段階的に適用される。欧州リウマチ学会（EULAR）[13) の提案に基づくアルゴリズムが、本邦の医療事情に合わせて改定したものが 図4 である。

a）患者説明のポイント

FM は原因不明の疾患であり、診断には多くの経験を必要とする。痛みは脳内神経炎症による「痛覚変調性疼痛」であり、痛みの部位には障害がない特徴がある。治療目標は痛みの完全な消失ではなく、疾患の受容と痛みの緩和、随伴症状の軽減により、発病前の日常生活機能に近づけることである。

筆者は次のように説明している。「この病気は痛みを感じる脳の神経回路の異常興奮状態であり、痛みの領域以外にも影響を与え、多彩な不定愁訴的な症状も伴います。生命への影響がなく、回復すれば後遺症もありません。痛みの軽減・緩和や神経回路の異常興奮を和らげる治療が中心となり、この異常興奮が収まるのを待ちます」

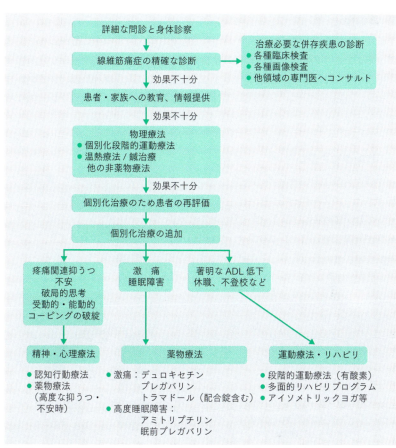

図4 線維筋痛症診断・管理のアルゴリズム（欧州リウマチ学会2017）
（文献13を参考に作成）
欧州リウマチ学会（EULAR）提案の線維筋痛症管理のアルゴリズム（2017）[13]を本邦の医療制度に基づき、改変したもの。欧米ではまず行うべきことは非薬物療法が優先されていることが重要である。

b）基礎療法

　基礎療法は患者への教育や生活習慣の調整、持続的有酸素運動が中心であり、悪化因子の回避である。治療には医療者と患者間の協働のコミュニケーション・プロセスである協働意思決定（shared decision making: SDM）が重要となる。

c）薬物療法

　FMの治療ケアは痛みの緩和が適切に行われれば、多彩な不定愁訴的症状も軽減することが多いので、痛み緩和の薬物療法が中心となる。使用可能な薬剤にはアセトアミノフェン、ワクシニアウイルス接種家兎炎症皮膚抽出液（ノイロトロピン®）、弱オピオイド（トラマドール）、抗てんかん薬のプレガバリン、抗うつ薬などである。

d）薬物療法の使い分け

　基礎療法施行後も痛みの緩和目的で、EBMに基づき本邦での使用順位（図4）はアセトアミノフェン、ノイロトロピン®の単独／併用療法が第一選択薬となる。抑うつ気分が強い場合は抗うつ薬（デュロキセチン、アミトリプチリン）が使用され、疼痛が高度な場合はプレガバリン、次いでトラマドール単剤、アセトアミノフェンの配合錠が選択される[14]。それぞれの薬剤の作用点は 図5 のごとくである。

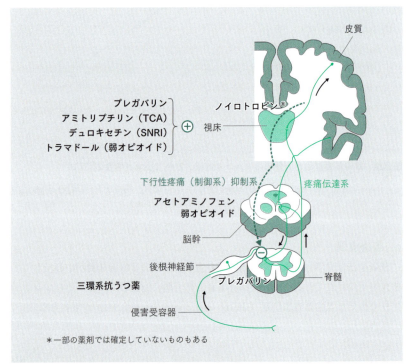

図5　下行性疼痛抑制（制御）系と薬剤作用部位
線維筋痛症の薬物療法では痛みの神経回路の下行性疼痛抑制（制御）系が重要である。現時点で想定されている各薬剤の、下行性疼痛抑制系への作用部位を示す。一部は確定していないものもある。

具体的処方例を次に記す。

> **1）基礎療法：**
> Rp1. カロナール® （500 mg）　4 錠 / 分 4
> ＊肝機能の注意しながら 1 日総量 4,000 mg まで増量可
> Rp2. ノイロトロピン®　6 錠 / 分 3
> ＊または、ノイロトロピン®（3.6 単位）　1A/ 静注ないし生食 100 mL に希釈し、30 〜 60 分で点滴、週数回
> **2）1）で効果不十分：**
> Rp3. サインバルタ®（20 mg）　1 錠 / 就寝前、併用ないし切り替え。1 週間以上あけて 40 mg まで増量可
> **3）痛みが強い場合：**
> Rp4. リリカ®（75 mg）　1 錠 / 就寝前
> 1 週間以上あけて漸増
> Rp5. リリカ®（75 mg）　2 錠 / 分 2（朝、夕）とし、総量 450 mg まで増量可
> 効果不十分なら、上記 Rp1 〜 3 と併用
> **4）痛みの破局的状況時：**
> 上記 Rp1 〜 5 までと併用ないし切り替え
> Rp6. トラマール®（25 mg）　4 錠 / 分 4、漸増可であるが、1 日総量 400 mg まで。疼痛軽減すれば減量を試みる
> Rp7. トラムセット® 配合錠　4 錠 / 分 4、1 日総量 8 錠まで。常に減量を試みる
> ＊カロナール® との併用時はアセトアミノフェン 1 日総量 4,000 mg を超えない

e）非薬物療法

　非薬物療法では医療専門職の下での有酸素運動療法と認知行動療法（CBT）がきわめて高いエビデンスで推奨されている[14]。これらの治療法の実施には、各専門家との連携・協働がより効果的である。

6）専門医へ紹介すべきタイミング

　診断が困難な場合や併存疾患が疑われる場合、また抑うつ気分が強く破局的思考に陥り、希死念慮・自殺企図がある場合など、FM 診療の医療機関や精神科医へのコンサルトが必要である。

7）おわりに

痛みを中心とする脳科学の進歩により、FM の病態が明らかになってきている。内科医にとって扱いにくい疾患であり、理学所見や検査所見に異常が見られず、患者に理解されにくい側面があります。しかし、これを疾患として理解し、患者の痛みや随伴症状に共感し、FM の専門医と協力することが不可欠である。

治療目標は完全な痛みの消失ではなく、痛みの緩和と随伴症状の軽減による QOL/ADL の向上である。薬物療法ではポリファーマシーを避け、強オピオイド（麻薬）の使用は基本的に避けるべきである。専門医と協力しながら、非薬物療法を含む包括的な治療・ケアの大切さを患者・医療者に理解してもらいたい。

3 | 筋痛性脳脊髄炎 / 慢性疲労症候群（ME/CFS）

1）疾患概念と疫学

慢性疲労症候群（CFS）は、全身倦怠感、易疲労、軽微な労作後の長期持続する疲労感を主症状とする原因不明の疾患である。その病態にミクログリア活性化による脳内神経炎症が注目されている。米国疾病対策センター（CDC）が 1988 年に CFS を疾患定義とした病名に始まる。最近は CFS を ME/CFS として取り扱うことが多く、ME/CFS の病名が一般的である。

一方、2015 年米国医学研究所（Institute of Medicine: IOM）が ME/CFS の臨床診断基準と病名として全身性労作不耐症（systemic exertion intolerance disease: SEID）を提唱した。ME/CFS の本邦での患者数は一般人口の 0.1 ～ 0.3%（8 ～ 24 万人）、新規発症数は 0.46 人 /10 万人と推計されている。

2）臨床症状と理学所見

ME/CFS の疲労・倦怠感は、新たに発生したものであり、休息によっても回復しないような疲労であり、疲労の程度は performance status（PS）3 以上（ 表3 ）[15] が 6 か月以上持続ないし再発性にみられる。疲労・倦怠感以外に多彩な身体・精神・神経症状を訴えるが、本邦の症例の臨床症状は発症時にはすでに中核症状である回復しない疲労や疲労回復しない睡眠障害が 9 割を超え持続している（ 図6 ）[16]。

表3 Performance Status (PS) による疲労・倦怠感の程度

本邦ではME/CFSの疲労・倦怠感の程度performance status（PS）で分類し、ME/CFSはPS≧3と定義されている。この分類法は患者が評価するものでなく、医師が問診などによって行うべきである。その他の記載事項にも注意して評価する必要がある。

0	倦怠感がなく、平常の社会生活ができ、制限を受けることなく行動できる
1	通常の社会生活ができ、労働も可能であるが、疲労を感ずることがしばしばある
2	通常の社会生活ができ、労働も可能であるが、全身倦怠感のため、しばしば休息が必要である
3	全身倦怠感のため、月に数日は社会生活や労働ができず、自宅にて休息が必要である [1]
4	全身倦怠感のため、週に数日は社会生活や労働ができず、自宅にて休息が必要である [2]
5	通常の社会生活や労働は困難である。軽労働は可能であるが、週のうち数日は自宅にて休息している [3]
6	調子のよい日には軽労働は可能であるが、週のうち50％以上は自宅にて休息している
7	身の回りのことはでき、介助も不要であるが、通常の社会生活や軽労働は不可能である [4]
8	身の回りのある程度のことはできるが、しばしば介助がいり、日中の50％以上は就床している [5]
9	身の回りのこともできず、常に介助がいり、終日就床を必要としている

1）「月に数日」には土日や祭日は含まない。また勤務制限が必要な状態を含む。
2）健康であれば週5日の勤務を希望しているのに対して、それ以下の日数しかフルタイムの勤務ができない状態。半日勤務などの場合は、週5日の勤務でも該当する。
3）フルタイムの勤務は全くできない状態。「軽労働」とは、数時間程度の事務作業などの身体的負担の軽い労働であり、身の回りの作業ではない。
4）1日中、ほとんど自宅にて生活している状態。収益につながるような短時間のアルバイトなどはまったくできない。「介助」とは、入浴、食事摂取、調理、排泄、衣服の着脱などの基本的な生活に対するものである。
5）外出は困難で、自宅にて生活している状態。日中の50％以上は就床していることが重要である。
（文献15を参考に作成）

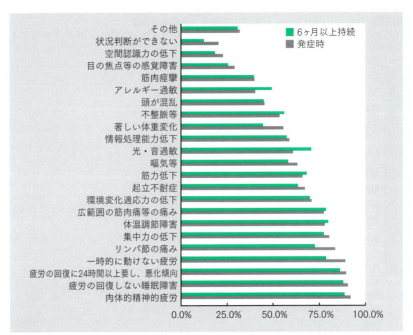

図6 本邦の筋痛性脳脊髄炎/慢性疲労症候群（ME/CFS）の発症時および6か月以上持続する臨床症状・徴候

2015厚生労働省研究班[16]により実施された本邦の筋痛性脳脊髄炎/慢性疲労症候群（ME/CFS）患者の発症時および6か月以上持続する臨床症状・徴候の出現頻度を示す。激しい疲労と疲労の回復しない睡眠障害が必発であり、その他に多彩な不定愁訴的な症状を訴えている。
（文献16を参考に作成）

理学所見には発熱（微熱程度）、軽度の圧痛を伴う頸部・腋窩リンパ節腫脹、咽喉頭の非滲出性発赤、低血圧、筋骨格系の圧痛などが診察所見で確認される。

3）病歴聴取のポイント

ME/CFSでは回復困難な激しい疲労・倦怠感が持続する以外に実に多彩な不定愁訴的症状を執拗に訴えることから、他疾患との鑑別、あるいは併存疾患がある場合には、併存疾患の症状と紛らわしく、ME/CFSの存在に気づきが遅れることもある。ME/CFSと線維筋痛症（FM）は相互に併発しやすく、1/3～1/2に併発する。確定診断までにドクターショッピングが多く、各診療科での鑑別診断、検査結果などの詳細な確認が重要である。抑うつ気分、不安感、焦燥感などの精神症状が強い場合は患者の同意を得てリエゾン的精神科医との連携、併診が必要となる。

4）診断法

　ME/CFS は通常の一般的な検体・生理・画像検査所見に明らかな異常がなく、疾患特異的な臨床的バイオマーカーがないことより、その診断は操作的診断基準によらざるを得ない。これまでに多数の疾患定義あるいは診断基準が提案されてきたが、本邦の医療体制や日本人を対象にした診断基準（2017 年）が国立研究開発法人日本医療研究開発機構（AMED）研究班から提案されている（ 表4 ）[15]。また、2015 年米国医学研究所（IOM）の全身性労作不耐症（SEID）[17] の ME/CFS に代わる概念として国際的にも受け入れられる可能性がある（ 表5 ）。この基準では過剰診断となる報告[18] があるが、IOM は、SEID は除外診断の末に診断するのではなく、積極的に診断すべきとしている。

表4 **筋痛性脳脊髄炎 / 慢性疲労症候群（ME/CFS）臨床診断（2017）**

これまで厚生労働省研究班により、その時点の筋痛性脳脊髄炎 / 慢性疲労症候群（ME/CFS）研究の進歩を踏まえて、改訂されてきたが、最新の臨床診断（2017）[15] として提唱されたものである。この基準を機械的に適応するのではなく、項目Ⅱ、Ⅲに注意して運用すべきである。

I. 6 か月以上持続ないし再発を繰り返す以下の所見を認める 　（医師が判断し、診断に用いた評価期間の 50％以上で認めること） 　1. 強い倦怠感を伴う日常活動能力の低下 [1] 　2. 活動後の強い疲労・倦怠感 [2] 　3. 睡眠障害、熟眠感のない睡眠 　4. 下記の（ア）または（イ） 　　（ア）認知機能の障害 　　（イ）起立性調節障害 II. 一般的臨床検査（検体、画像、生理検査を含む）で症状を説明できず、疲労をきたす疾患が除外できる III. 他の機能性身体症候群、身体表現性障害（DSM-Ⅳ）、身体症状症および関連障害（DSM-5）、気分障害、脳脊髄液減少症、下肢静止不能症候群は併存してもよい

判定	上記のすべてを満たす場合に ME/CFS と臨床診断される 1）病前の個人の活動と比較して判断する。明らかに新たに発生したもので過労によるものでなく、休息によっても回復しない。表 3 の PS 3 以上である 2）活動とは身体活動のみならず、精神的、知的、体位変換など様々なものを含む

（文献 15 を参考に作成）

表5　全身性労作不耐症診断基準（IOM 2015）

IOM は筋痛性脳脊髄炎 / 慢性疲労症候群（ME/CFS）の様々な診断基準が提案されていること、過去 30 年間の ME/CFS に関する研究報告をレビューした結果、2015 年に ME/CFS の病名に代わって、全身性労作不耐症（systemic exertion intolerance disease: SEID）の病名を提案[17]した。

以下の 3 つを満たすこと
1. 発症前の職業や学業、社会的、個人的な活動レベルと比べて、著しく機能低下したり機能障害があり、それが 6 か月以上続き、疲労感を伴っている。その程度はしばしば深刻で、新しく発症、あるいは明らかに発症という状態であり、今回の過度の労作を行ったからではなく、また休息しても症状がおさまらない
2. 労作後倦怠感*
3. 熟眠感のない睡眠
さらに次の 2 つのうち、少なくとも 1 つを満たすこと
4. 認知機能の障害
5. 起立不耐症
判定：1 ～ 3 を満たし、4、5 のいずれかを満たす場合に ME/CFS（SEID）と診断する

＊症状の頻度や強さを評価する。ME/CFS（SEID）では、これらの症状が、少なくとも半分以上の時間に中等度、高度、重度の強さであることを確認する。
　IOM：Institute of Medicine（米国医学研究所）
（文献 17 を参考に作成）

5) 治療とケア

　ME/CFS は原因不明であり、疲労そのものが疾患であることから、治療には薬物療法、非薬物療法とともにケアを含めた集学的治療が必要である。多彩な症状、徴候を有することから、ともすればポリファーマシーになるが、避けなければならない。また、精神医学的症状・徴候が強い場合は、日常生活に大きな影響となり、希死念慮や自殺企図に至る場合は、積極的な精神科医との連携が必要となる。なお、2018 年に AMED の研究班から EBM に基づいた治療ガイドライン案[19]が公開されている。

a) 患者説明のポイント

　ME/CFS は感染性でなく、精神疾患でもなく、疲労そのものが病気の本態である内科的疾患である。原因療法や EBM 的にエビデンスの高い治療法はなく、薬物療法以上に非薬物療法やセルフケア・セルフマネジメントなどのケアが重要である。生命予後は問題なく、機能的予後は悪いが、各種臓器障害はない。回復には一定時間が必要で、個人差が大きいが、後遺症もない。無理な活動や長期の安静は症状の悪化につながる。必要に応じてリエンゾン的精神科医との連携・協働が必要となる。

b）治療法の最近のエビデンスレベル

　ME/CFS の従来薬による治療は経験的なものが多く、探索的な状況であり、治療ガイドラインとしてまとめられる段階ではない。AMED 研究班が GRADE システムによるガイドライン（案）を公表しているが、推奨度はほとんどが「行うことを弱く推奨する」か「結論に至らない」である。睡眠障害、抑うつ気分、筋骨格系疼痛などに対する抗うつ薬（**弱く推奨**）、疲労をはじめ不定愁訴に対する補中益気湯、十全大補湯などの漢方製剤（**弱く推奨**）などがある。非薬物療法としては、従来から段階的運動療法（GET）、CBT は適切な専門職のもとで行うこと（**強く推奨**）が勧められてきたが、最近 GET、CBT の有効性の再評価の結果、**弱く推奨ないし結論に至らない**となり、米国疾病対策センター（CDC）のホームページから GET が削除されている。補完代替療法では鍼治療がよく行われており、効果は弱いが、**弱く推奨**である。また、本邦で開発された和温（WAON）療法、ヨガ療法など（**弱く推奨ないし結論に至らない**）もある。しかし、その他に反復性経頭蓋磁気刺激療法（rTMS）、上咽頭擦過療法（B スポット療法）なども行われているが、EBM 上の結論は現状では出ない（**結論に至らない**）。海外でのホメオパシー、オステオパシーの報告もあるが、解析方法に問題があり、**行わないことを推奨**する。

c）基礎療法

　基礎療法として、患者・家族への正しい疾患理解と受容のための教育、生活習慣・環境の調整、悪化因子である過活動、長時間の休養、適正な睡眠時間、睡眠衛生の改善、過度の飲酒習慣の回避などのセルフケア、セルフマネジメントを行う。また、ME/CFS 発症前から、あるいは発症時・診断時に精神科医による評価で精神疾患の存在が診断される場合は、まず精神科医による治療が優先される。

d）実地医療における治療状況

　ME/CFS の治療・ケアの指針となる EBM 上のエビデンスが少ない状況下で、本邦の専門医療機関では以下の治療・管理が行われており、実地医療での参考となる。薬物療法では向精神薬、鎮痛剤、漢方製剤、ビタミン剤などが単独・併用で使用される。

　抗うつ薬は脳内セロトニン代謝、ドーパミン代謝の改善を目指す。筋骨格系の痛みが強い場合は、NSAIDs やアセトアミオフェンが使用され、神経障害性疼痛に対してはワクシニアウイルス接種家兎皮膚抽出液（ノイロトロピン®）や抗うつ薬、プレガバリンなどが使用される。

　一方、漢方製剤は、NK 細胞活性低下例に対して免疫力や気力の回復、胃腸系

の働きや血液循環の改善を目的として、補中益気湯、十全大補湯が使用される。また、酸化ストレスの上昇や抗酸化力の低下に対してはビタミンC大量、還元型CoQ10、イミダペプチドなどが、血中カルニチン低値例では、レボカルチンによる補充療法など、またビタミンB複合剤、Eの投与が行われる。

非薬物療法では適切な医療職の指導の下でGETやアイソメトリック・ヨガ、あるいはCBTが行われている。また、鍼灸治療、WAON療法、保温療法などが行われている（図7）。

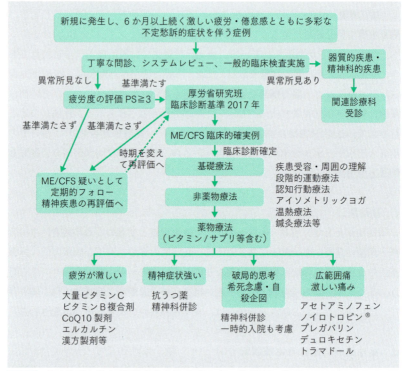

図7　筋痛性脳脊髄炎/慢性疲労症候群（ME/CFS）診断・管理のアルゴリズム
本邦の現在の医療制度下におけるME/CFS患者の診断および管理のアルゴリズムを示す。治療・管理ではEBM的にエビデンスの高いものが少なく、推奨度は弱いものがほとんどであり、一部評価できないものも含まれている。

6）専門医へ紹介すべきタイミング

次のような場合には、ME/CFSの専門医へ紹介することが望ましい。①診断困難例や診断確定が必要時、②難治・遷延例の治療・ケアの評価のコンサルト、③精神症状が強い、あるいは希死念慮・自殺企図のある場合は、患者・家族の同

意を得て、精神科医によるリエゾン的精神科対応を求める、④一般には ME/CFS では入院管理は行わないが、精神症状が強いとか希死念慮・自殺企図がある場合に入院が必要となることがある。

7）おわりに

ME/CFS は休息でも回復しない激しい疲労が持続し、疲労そのものが疾患の本態であり、脳内神経炎症がその病態形成に関わっている。今後の病態解析により画期的治療法の開発が期待されるが、現時点の治療・ケアに質の高いエビデンスはなく、経験的なものばかりである。医療者は患者の苦悩と悩みに傾聴と共有し、悪化因子を避けるべく支援するとともに、一部の薬物・非薬物療法を提案することである。

参考文献

1）Nakatomi Y, et al. Neuroinflammation in Patients with Chronic Fatigue Syndrome/Myalgic Encephalomyelitis: An ^{11}C-(R)-PK11195 PET Study. J Nucl Med. 2014; 55: 945-950.

2）倉恒弘彦. 脳内神経炎症と線維筋痛症/慢性疲労症候群: In AMED研究班, 日本線維筋痛症学会（編）. 線維筋痛症診療ガイドライン. 日本医事新報社. 2017: 25-30.

3）Goldenberg DL. Applying Lessons From Rheumatology to Better Understand Long COVID. Arthritis Care Res (Hoboken). 2023: 49-56.

4）Nicholas M, et al. The IASP classification of chronic pain for ICD-11: chronic primary pain. Pain. 2019; 160: 28-37.

5）Kosek E, et al. Do we need a third mechanistic descriptor for chronic pain states? Pain 2016; 157: 1382-1386.

6）倉恒弘彦. 線維筋痛症をモデルとした慢性疼痛機序の解明と治療法の確立に関する研究―慢性疲労症候群 -: In 厚生労働科学研究 慢性の痛み対策研究事業. 平成25年度総括・分担研究報告書. 2014: 46-53.

7）Giacomelli C, et al. The interaction between autoimmune diseases and fibromyalgia: risk, disease course and management. Expert Rev Clin Immunol 2013; 9: 1069-1076.

8）松本美富士. 本邦線維筋痛症の臨床疫学像に関する研究: In 厚生労働関学研究費補助金免疫アレルギー疾患予防・治療研究事業. 関節リウマチの先端的治療に関する研究 平成16年度研究報告書. 2005 : 49-52.

9）Wolfe F, et al. The American College of Rheumatology 1990 Criteria for the Classification of Fibromyalgia. Report of the Multicenter Criteria Committee. Arthritis Rheum. 1990; 33: 160-172.

10）Wolfe F, et al: The American College of Rheumatology preliminary diagnostic criteria for fibromyalgia and measurement of symptom severity. Arthritis Care Res (Hoboken). 2010; 62: 600-610.

11）Usui C, et al. The Japanese version of the 2010 America College of Rheumatology preliminary diagnostic criteria for fibromyalgia symptom scale: reliability and validity. Mod Rheumatol. 2012; 22: 40-44.

12）Arnold LM, et al. AAPT Diagnostic Criteria for Fibromyalgia. J Pain. 2019; 20: 611-628.

13）Macfarlane GJ, et al. EULAR revised recommendations for the management of fibromyalgia. Ann Rheum Dis. 2017; 76: 318-328.

14）日本線維筋痛症学会・AMED研究班. 線維筋痛症診療ガイドライン2017. 日本医事新報社. 2017.

15）伴信太郎, 他. 慢性疲労症候群の新しい臨床診断基準と呼称の提唱―筋痛性脳脊髄炎/慢性疲労

症候群（ME/CFS）の臨床診断基準（2017）—. 日本疲労学会誌. 2017; 12: 1-7.

16）遊道和雄. 平成26年度慢性疲労症候群患者の日常生活困難度調査事業 慢性疲労症候群患者の日常生活困難度調査事業実施報告書. 2015: 14-15.

17）Institute of Medicine. Beyond myalgic encephalomyelitis/chronic fatigue syndrome: redefining illness. National Academies Press. 2015: 1-282.

18）Jason LA, et al. Unintended Consequences of not Specifying Exclusionary Illnesses for Systemic Exertion Intolerance Disease. Diagnostics (Basel). 2015; 23: 272-286.

19）平成27-29年度日本医療研究開発機構（AMED）障害者対策総合研究開発事業 神経・筋疾患分野「慢性疲労症候群に対する治療法の開発と治療ガイドラインの作成」研究班. 日本における筋痛性脳脊髄炎／慢性疲労症候群（myalgic encephalomyelitis/chronic fatigue syndrome; ME/CFS）治療ガイドライン（案）. https://www.fuksi-kagk-u.ac.jp/guide/efforts/research/kuratsune/pdf/MECFS_guideline.pdf

PART 10　臓器を特定できない症候への対症療法

2 新型コロナウイルス感染症の罹患後症状（倦怠感）へのアプローチ

土田知也

新型コロナウイルス感染症は感染症法第5類へ移行したがその罹患後に生じる症状はこれまでのウイルス感染症とは違い様々な問題を引き起こしている。海外ではlong COVIDやpost COVID-19とも呼ばれるが、日本ではコロナ罹患後症状（いわゆる後遺症）と呼ばれている。定義としては、SARS-CoV-2感染後に発症し、1つ以上の臓器系に影響を及ぼす継続的、再発・寛解的、または進行性の病状が少なくとも3か月間続く感染関連の慢性疾患となる[1]。その発症率は入院症例では50～70%、外来症例では10～30%、ワクチン接種例では10～12%程度と推察されており[2]、発症リスクは若年、女性、ベースラインの健康状態の悪化、および発症初期2週間の不十分な休息、少数民族グループ、社会経済的貧困、喫煙、高いBMI、幅広い併存疾患、以前の入院またはICU入室歴、ワクチン未接種群と報告されている[3-5]。その症状から仕事や学業に支障をきたすこともあり、米国では1年間に140～600 billionドルの損失となると予測がされており[6]今後大きな社会問題となりうる可能性がある。罹患後症状の要因は、血栓症、免疫異常、自律神経異常、ウイルスの持続感染、腸内微生物の異常、脳の炎症、マスト細胞再活性化やEBウイルスの再活性化などが報告されているものの[7]明らかなものはなく、治療もエビデンスが構築されたものはない。その理由は、コロナ罹患後症状は様々な症状があるもののその要因が単一ではないこと、身体症状のみならず心理的、社会的要因によっても影響されうること、また改善にはそれが治療によってなのか自然経過なのか判断が難しく臨床研究も進みにくいからと考えられる。そのために、ガイドラインができずに医療機関からも理解されず途方に暮れている患者も多くいる。本項は根本治療がない訴えに対して患者さんが良くなるサポートの引き出しを増やすことが趣意であり、罹患後症状で苦しむ方への対応と合致する。紙面の都合上、当院の受診患者のデータの紹介の後、コロナ罹患後症状で最も多い訴えである倦怠感に絞ってお伝えする。

1 当院のデータ

　聖マリアンナ医科大学病院（当院）では2021年1月より新型コロナウイルス感染罹患後症状の専門外来を開始した。これまでに約1,000名の診療を行い、その実態がみえてきた。紹介患者の年齢層は20〜50代といった働き世代が多く、400名近くが休職や退職、仕事の内容の変更を余儀なくされている。（図1、図2）初診時には問診票を用いた症状の評価を行っており、倦怠感、不安、やる気が出ない、忘れやすい、気分の低下、頭痛、不眠、嗅覚障害と続く（図3）。味覚嗅覚障害は以前多くみられたが、オミクロン株以降は減ってきている。

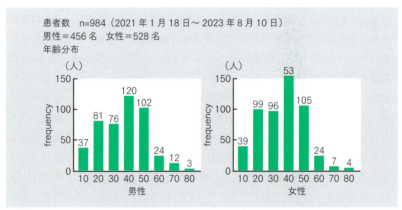

図1　患者数　n=984（2021年1月18日〜2023年8月10日）

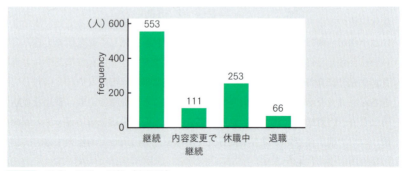

図2　就業・通学の状態（来院時）

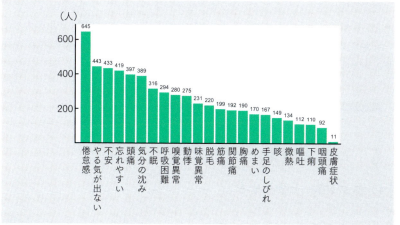

図3 来院時の症状（多選択肢）

2 コロナ罹患後症状の倦怠感

　倦怠感の鑑別疾患は多岐にわたるため、罹患後として倦怠感の訴えがある場合には「コロナ感染と倦怠感は関連があるのか？」と迷うことがある。まずは罹患後症状の倦怠感の特徴についてお伝えする。

3 コロナ罹患後症状の倦怠感を疑う症状

■ 労作後倦怠感（post-exertional malaise: PEM）の有無

　できると思って仕事や勉強、家事をすると強い倦怠感が出現し、数日寝たきりになってしまう。体調が戻って同じように労作をするとまた同様の状況となる。患者は自分の体の上に何人か人がのっている、鉛をつけられているような感じだと表現をすることがある。

■ 安静臥位は楽、立つ、動くときつい

　のちに述べるが罹患後症状に合併する自律神経障害のひとつである体位性頻脈症候群（postural orthostatic tachycardia syndrome: POTS）を合併している可能性がある。

■ 感染初期はかなりつらくてほぼ寝たきりだった

　感染初期はそこまでつらくなかったが、仕事を始めたら強い倦怠感が出た
　時間とともに症状は改善傾向にはある

療養期間は寝ていてそこまで倦怠感を自覚しなかったが、仕事を始めることで倦怠感に気がついたということもあるし、仕事をすることでPEMが出現することもある。感染初期と比較すると徐々に改善していることが多いが、PEMを繰り返すような生活をしていると症状はなかなか改善しない。

以上がコロナ罹患後症状の倦怠感の特徴である。

4 | 対応の原則

1）休息を第一に優先する

コロナ罹患後症状の倦怠感への治療として定まったものはないが、対応の原則はしっかりと休息をすることである。そのためには休職や休学が必要なこともあり、必要があればその旨の診断書発行も検討する。

5 | 病歴聴取・診察・検査

1）急性期の状況の確認

発症時の重症度の確認をまず行う。最近は減ってきてはいるが、重症肺炎となり気管挿管、ICUへ入院していた患者は肺の機能低下や筋力の低下もあり、動けば苦しくなるのは当然である。これはコロナ感染に特有の症状というわけではない。その際には呼吸機能検査や、肺CTの再評価を含めて専門のリハビリテーションを行うことが望ましい。問題は、入院せずに自宅療養をされていた患者である。肺や筋力への影響はないはずではあるが上記のように体動に伴って強い倦怠感を自覚する。

2）他疾患の除外

定義にあるように、コロナ罹患後症状は除外診断であるため、倦怠感の要因となるような貧血や甲状腺機能の評価の他、体動後の苦しさの原因として喘息、COPDなどの評価を行う。「コロナ感染後からなのでこれまでの疾患は関係ないのでは？」と思われる患者もいるが、コロナ感染はこれまでにあった疾患を悪化させることがある。また、感染に伴い自己免疫異常が生じて出現する疾患（甲状腺疾患など）もある。当院では罹患後症状として紹介となった患者800名中約

450名に何かしらの合併症を認めており、他疾患の除外は必須である。精査の結果、続発性副腎不全や加齢男性性腺機能低下症候群（LOH症候群）の診断に至ったケースもあるが、全例にスクリーニングをする必要はなく症状の改善が乏しい場合に疑い評価を検討する。

3）現在の生活状況の確認

対応の原則である休息ができているかということの確認を行う。療養期間後から仕事や部活動などを積極的に行い、PEMが出てしまっているものの、自分が怠けているだけ、体力が落ちたと思ってPEMを繰り返してしまう患者もいる。現在、倦怠感がありながら仕事をしているのか、学校に行っているのかどうかの確認をする。

4）起立試験で体位性頻脈症候群の評価

倦怠感に加えて体動時の動悸や呼吸困難感の訴えがあるときには、起立試験を行いPOTSの評価をする。POTSとは、起立不耐症のひとつである。起立試験臥位から立位としたとき、10分以内に心拍数30回／分以上の上昇を認め、かつ起立時の血圧の低下がなく、立位で諸症状が悪化し、臥位で軽減する症状が出る。立ちくらみ、頻脈、失神様症状、息切れ、動悸、胸痛、悪心、胃痛、腹満感、頭痛、集中力の低下、記憶障害など様々な症状を呈する[8]。起立試験は安静臥床で2分、その後起立直後、1分後、5分後、10分後に血圧と脈拍を測定し（時間がない場合は3分間程度でも評価は可能）、起立時の血圧と脈拍の増加に着目する。コロナ罹患後症状としてのPOTS合併の報告例は多くあり、評価する必要がある。[9,10] またPOTSの定義として30以上の脈拍増加は満たさずとも起立不耐を伴うケースも多くみられる。当院では来院患者800名中、約100名にPOTSを認めた。コロナ感染後に、Gタンパク質共役受容体に対する自己抗体（$\alpha 1$およびβ_2アドレナリン受容体、アンジオテンシン受容体、侵害受容様オピオイド受容体、ムスカリン性M2受容体）が出現しPOTSの病態を引き起こしていると考えられている[11]。

5）体重増加・筋力低下の評価

倦怠感がある患者は動くとつらいが食事をとることは問題ないことが多い。その結果、体重が増加し、動けないので筋力が低下し、結果的に動くことで疲れ

を自覚することもある。時間経過としては、初期は上記の PEM、POTS 合併といったコロナ特有の倦怠感が主であるがその症状は徐々に改善し、この体重増加・筋力低下の要素が強くなってくるケースもある。

6）心理的な症状、社会的な背景の評価

安静臥位でも倦怠感がある場合は POTS とは病態が違う可能性が高く、精神的な負担感に注目する必要がある。コロナ感染後は様々な症状が続くこと、仕事に行けないことでの経済的な問題、学校に行けないことでの進級の不安が徐々に出てくる。その結果、不眠や不安などの精神的症状が出現するが、その症状が強くなることで倦怠感に拍車をかけることもある。何かをやりたいとは思うが症状がつらくてその気にならないという訴えが多く、内因性うつとは違った状況のことが多い。一方で既往の内因性うつ病が再燃するようなケースもある。うつ病のスクリーニングとしてよく用いられる2質問法の他、食事、睡眠、希死念慮の有無など確認を行う。

我々は罹患後症状患者 497 名を対象としたクラスター分類を行った。グループは5つに分けることができ、1：倦怠感のみ、2：倦怠感、呼吸困難、胸痛、動悸、忘れやすい、3：倦怠感、頭痛、やる気の低下、不眠、不安、気分の低下、忘れやすい、4：脱毛のみ、5：味覚異常、嗅覚異常であった。2は倦怠感に加えて自律神経障害である POTS が合併する割合が多く、3は倦怠感に加えて精神的な症状が多いが、その背景には休職をしており今後の経済的な心配を訴える割合が多かった。会社の理解があり、休職ができて傷病手当をもらえることが多いが、会社が認めない場合は経済的に大きな問題となることがあり将来の不安も大きくなってくるため、そちらへのアプローチも必要である[12]。

6 ｜ 治療、患者説明内容

1）休息の方法とその後のリハビリについて

PEM を繰り返している場合には、まず休息するように指導をする。通勤で疲れ切ってしまう場合には、働き方の変更（テレワーク）や学校の体育の授業は見学するなど、倦怠感の症状に応じて患者と相談する。自宅療養中でも、その分家事を過度に行ったり、在宅ワークを行うことで PEM を起こす患者もいるので注意をする。「仕事や学校に行くのがもう限界です」という場合には、早めに診断書の発行を検討する。

少し倦怠感が改善してきた際には、「いつから以前と同じように動き始めてよいのか」という質問が多くある。当科では 図4 のように指導をしている。初期は安静を第一に、その後徐々に動いてもよいが、PEMを起こさないように注意をしてもらいながらゆっくりリハビリをしてもらう。

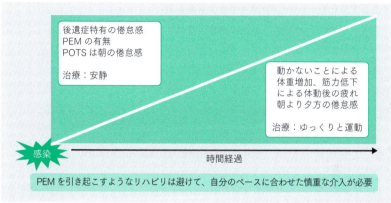

図4　倦怠感を有する罹患後症状のリハビリテーション

2）POTSの治療について

　POTSの合併が見つかった場合には、立つだけで心拍数が異常に上がるので、小走りや階段を少し上るだけで全力疾走したような感じになると病態を伝える患者はみな自分の症状の原因に納得される。当院では、POTSの診断となり、動悸や呼吸苦症状がある際にはβ遮断薬を処方し、水分・塩分の摂取を推奨し、弾性ストッキング着用の指示をしている。β遮断薬はビソプロロール眠前1.25 mgより開始して、2、3週間で起立試験を再検し、その結果や症状に応じて増量（最大5 mg）、減量を行う。喘息がなく、片頭痛も合併している場合には適応のあるプロプラノロールを用いることもある。

3）心理的症状、社会的な問題への対応

　不安や不眠がある際には、症状に応じて抗不安薬、睡眠導入剤の処方を行うが、内因性うつ病の再燃や希死念慮を伴うような場合には精神科との連携が必要なことがある。会社からの理解がなく経済的問題が生じている際には大きな病院ではソーシャルワーカーがケースに対応しているが、開業の先生方であれば、都道府県の産業保健総合支援センター（さんぽセンター）をご活用いただきたい。

治療と仕事の両立支援のための専門の相談員が配置され、以下のような支援を行っている。
- 事業者等に対する啓発セミナー
- 産業医、産業保健スタッフ、人事労務担当者等に対する専門的研修
- 関係者からの相談対応
- 両立支援に取り組む事業場への個別訪問指導
- 患者（労働者）と事業者の間の調整支援等

罹患後症状の原因となる生物学的な要因は上記で述べたように様々なものがあるが、それを背景として心理的ストレスや社会的な問題が出現するので患者ごとに違ったアプローチ（生物心理社会的モデルを用いた対応）をする必要がある。

4）上咽頭擦過療法（epipharyngeal abrasive therapy: EAT）

コロナ罹患後症状の倦怠感や POTS、brain fog に対して、上咽頭を塩化亜鉛で浸した綿棒で擦過する EAT が有効なケースを経験する。IgA 腎症の治療として行われていた日本独自の治療方法であるが、現在罹患後症状の治療として再注目されている。自律神経障害をはじめとした様々な症状の要因としての慢性上咽頭炎を治療することが目的である。基本的には耳鼻咽喉科で行う治療となるが、治療可能な施設は限られていて、日本病巣疾患研究会のホームページから検索することができる。痛みを伴う処置であり、1週間に1回、合計10回程度の治療期間が必要なため、上記対応にて罹患後症状の改善が見られない場合に施行を検討する。

図5 にコロナ罹患後症状の倦怠感へのアプローチを示す。

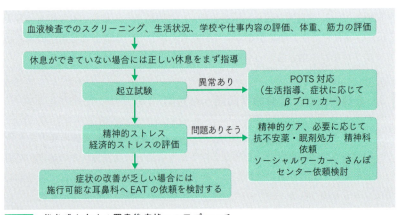

図5　倦怠感を有する罹患後症状へのアプローチ

7 | フォローアップの具体的な方法について

　POTS の治療としての β 遮断薬の効果を自覚するのは 2、3 週間もあれば十分である。起立試験での心拍数の増加が落ち着くにもかかわらず、起立不耐の改善がない、倦怠感の改善が乏しい場合には β 遮断薬の有用性は乏しい。その場合には休息を継続し、EAT を検討する。EAT は耳鼻科医の判断にもよるが 1 週間に 1 回程度、合計 10 回程度行うことで効果を実感されることが多い。自律神経障害が主なので、気候変動や精神的ストレス、感冒などでコロナ罹患後症状の倦怠感は悪化することもある。「よい日悪い日を繰り返しながら徐々に体調が改善していきます。長い目でみて治療していきましょう」ということをお伝えする。職場復帰については自宅での生活に問題がなくなったら徐々に開始する。はじめは週数回、半日から、その後徐々に勤務時間を増やしていく。一方で、初めからフルタイムでないと業務開始と認めない会社もある。その場合には仕事のリハビリとして、同じような時間に電車に乗って、会社近くまでいき、図書館などでＰＣ業務のようなことをするというリハビリでうまく職場復帰した患者もいた。

　最後に治療経過の一例を提示する

8 | 症例提示

　40 歳の女性。主婦。夫と小学生のこども 2 人と 4 人暮らし。既往は 1 か月に 1 回程度頭痛があり、市販薬の鎮痛薬を内服する程度であった。家族歴：母親に頭痛あり

　新型コロナウイルス感染発症時には発熱、咽頭痛と強い頭痛があった。数日で解熱するものの、頭痛は残存し、体動に伴い強い倦怠感、動悸、呼吸困難感があった。家事は休み休み、なんとかこなしていた。近医を受診し血液検査、胸部 X 線と心電図検査の異常はなく、ホルター心電図では頻脈傾向ではあるものの致死的不整脈はなく「異常なし」という判断であった。精神科受診を促され受診するものの、うつ病は否定的であるとの診断であり不眠に対してのみ睡眠導入剤が処方されていた。感染より半年たって当院を紹介受診された。

　問診では横になっていれば症状はないが、立ち上がる、歩行をすることでめまいや動悸を自覚されていることがわかった。頭痛は毎日ではないが週 3、4 回、嘔気を伴う拍動性頭痛が出現しており、天気が悪い日は増悪した。その他にも嗅覚障害や脱毛、不眠の訴えの他、いつになったら治るのかという今後の不安の訴えがあった。

起立試験を行うと、安静臥位では血圧 110/60 mmHg、脈拍 70 回 / 分であったが、起立 10 分後には血圧 130/80 mmHg、脈拍 110 回 / 分と血圧の低下は認めないものの脈拍が 40 上昇した。起立中はふらつき、動悸や苦しさの自覚があった。試験終了後に座位となると症状は改善した。

1）本ケースの続き

PEM がベースにあり、その背景には POTS と片頭痛が合併していると判断した。塩分摂取の指導、睡眠時以外はなるべく弾性ストッキングの着用指示の他、チーズやチョコレートなどの片頭痛を助長する食事の注意とプロプラノロールを 30 mg 分 3 で処方をした。それに加えて片頭痛予防としてロメリジン塩酸塩、五苓散と頭痛発作時にトリプタン製剤を処方した。嗅覚障害については嗅覚トレーニングを指導し、脱毛に関しては休止期脱毛であり、心配はないことを伝えた。また家事が負担になっていることがあり、在宅ワーク中の夫に手伝いを依頼するように伝えてなるべく休むことを意識してもらった。不安が多い状況ではあったが、治療により症状は改善していくことを伝えた。

1 か月後の再診では倦怠感、動悸、頭痛は改善傾向にあったが、残存していたために上 EAT が可能な自宅近くの耳鼻科へ紹介した。耳鼻科からは上咽頭の擦過にて容易に出血を認め、慢性上咽頭炎の診断、継続加療を行うという返信があった。

さらに 2 か月後、頭痛に対してトリプタン製剤を使うことはなくなり、倦怠感、嗅覚障害と脱毛も改善していた。家事は問題なくこなせるようになっており、起立試験での Δ HR は改善したため、プロプラノロールは減量、片頭痛予防薬も減量を開始した。1 時間程度の散歩や買い物で重いものをもつと疲れが出る状況でもあるが初期と比較して体調はだいぶ改善しており、今後の見通しがたち安心したとおっしゃられた。

2）症例のポイント

コロナ罹患後症状の治療は上記のような経過をたどる。早期に適切な休息の指導、POTS と片頭痛合併の診断と今後の治療経過の予測を伝えることが安心感につながった。コロナ罹患後症状は自律神経障害がベースとしてあるため、POTS や片頭痛、過敏性腸炎、パニック障害など合併症を引き起こすことが多い。すべてコロナ罹患後症状ということでまとめるのではなく、それぞれの症状に着目して問診、診察することで合併する疾患を見つけて治療を開始することが

必要でもある。

まとめ

　世の中はパンデミック以前と同様の生活となっており、感染しないようにというより共存するという状況であるが、新型コロナウイルス感染症は罹患後症状がある点がこれまでのインフルエンザなどとは異なる。正しい生活指導（PEMを防ぐような生活など）とそこに合併する疾患を見つけて治療をすることで大部分の症状は改善していく。また身体的症状のみならず心理的、社会的背景に目を向けて対応していくことも重要である。今後は日本全国の医療機関でコロナ罹患後症状の診察が可能となり、また企業や学校を含めた社会全体が一丸となり、罹患後症状を訴える患者にとってやさしい世の中が構築されることを願う。

参考文献

1）Ely EW, et al; National Academies of Sciences, Engineering, and Medicine Committee on Examining the Working Definition for Long Covid. N Engl J Med. 2024; 391: 1746-1753.
2）Davis HE, et al. Long COVID: major findings, mechanisms and recommendations. Nat Rev Microbiol. 2023; 21: 133-146.
3）Subramanian A, et al. Symptoms and risk factors for long COVID in non-hospitalized adults. Nat Med. 2022; 28: 1706-1714.
4）Ziauddeen N, et al. Characteristics and impact of Long Covid: Findings from an online survey. PLoS One. 2022; 17: e0264331.
5）Tsampasian V, et al. Risk Factors Associated With Post-COVID-19 Condition: A Systematic Review and Meta-analysis. JAMA Intern Med. 2023; 183: 566-580.
6）Mirin AA. A preliminary estimate of the economic impact of long COVID in the United States. Fatigue. 2022; 10: 190-199.
7）Perumal R, et al. Biological mechanisms underpinning the development of long COVID. iScience. 2023; 26: 106935.
8）Shaw BH, et al. The face of postural tachycardia syndrome - insights from a large cross-sectional online community-based survey. J Intern Med. 2019; 286: 438-448.
9）Blitshteyn S, Whitelaw S. Postural orthostatic tachycardia syndrome（POTS）and other autonomic disorders after COVID-19 infection: a case series of 20 patients. Immunol Res. 2021; 69: 205-211.
10）Raj SR, et al. Long-COVID postural tachycardia syndrome: an American Autonomic Society statement. Clin Auton Res. 2021, 31. 365-368.
11）El Rhermoul FZ, et al. Autoimmunity in Long Covid and POTS. Oxford Open Immunology. 2023; 8.4.
12）Tsuchida T, et al. Five cluster classifications of long COVID and their background factors: A cross-sectional study in Japan. Clin Exp Med. 2023: 1-8.

索引

欧文・数字ほか

Aaron Antonovsky の健康生成論·········60

Ability of Daily Living（ADL）·········78

active listening·········33

All or none の法則·········345

Alzheimer's disease（AD）·········203

Ask me 3·········27

behavioral and psychological symptoms of dementia（BPSD）·········208

benign parxysamal postial vertigo（BPPV）·········190

benign prostatic hyperplasia（BPH）·········335

brain fog·········408

Bristol（便形状）スケール·········301, 320

BZ 系·········237

CGRP 関連抗体薬·········183

Cholinesterase inhibitor（ChEI）·········209

chronic fatigue syndrome（CFS）·········382, 392

chronic hypersensitivity syndrome（CHS）·········258

clinical inertia·········26

clinical pharmacology·········4

Clostridioides difficile 関連下痢症·········279

collagenous coliitis·········279

congnitive behavioral therapy for insomnia（CBT-I）·········221

COX·········130

creative self·········48

CYP2C19·········278

CYP3A4·········278

Dementia with Lewy bodies（DLB）·········204

detrusor sphincter dyssynergia（DSD）·········335

difficult patients·········31

dizziness·········188

dry powder inhaler（DPI）·········253

effectiveness·········9

efficacy·········9

epipharyngeal abrasive therapy（EAT）·········408

epistemological continuity·········59

Epistemorology·········58

Epley 法·········192

Evalution, Trial and Learn·········59

Evidence-Based Medicine（EBM）·········14

expert generalist practice（EGP）·········57

Explanation·········59

Exploration for sense making·········59

Exposure Index（EI）·········352

FD·········317

FeNO·········252

fibromyalgia（FM）·········382

FIFE·········108

Frontotemporal dementia（FTD）·········205

functional gastrointestinal disorders（FGIDs）·········317

functional somatic syndrome（FSS）·········382

GABA-$_A$ 受容体·········223

gut-brain interaction·········317

G タンパク質共役受容体·········405

H.pylori 感染·········311

H.pylori 感染症·········282

H$_2$ 受容体拮抗薬·········312

HDS-R·········204

HRT·········371

IBS·········317

IBS-C·········303

ICHD-3·········177

inductive foraging·········46

inductive reasoning·········49

inhaled corticosteroid（ICS）·········251

Instrumental ADL（IADL）·········78

International Classification of Functioning, Disability and Health（ICF）·········76

interpretive medichine·········48

Jacques-Marie-Émile Lacan の精神分析理論·········55

Lempert 法·········193

LEP·········360

long-acting muscarinic antagonists（LAMA）·········254

medically unexplained symptoms（MUS）·········42, 53, 382

menopause·········369

microscope colitis·········321

Mild cognitive impairment（MCI）·········205

Mini Mental State Examination（MMSE）·········204

mixed urinary incontinence
（MUI）……328
NERD……281
NMDA 受容体拮抗薬……209
nociplastic pain……383
N-of-1 trial……28
non-steroidal anti-
inflammatory drugs
（NSAIDs）……130
noradrenergic and specific
serotonergic
antidepressant（NaSSA）
……236
number needed to treat
（NNT）……23
OAB symptom score
（OABSS）……331
OC……360
on demand 投与……25
opioid-induced constipation
（OIC）……148
orthostatic hypotension
（OH）……190
overactive bladder（OAB）
……328
paradoxical diarrhea……298
pathogenersis……60
patient engagement……27
P-CAB……274
PDE5 阻害薬……339
PEG（モビコール®）……302
persistent physical
symptoms（PPS）……42
persistent postural-
perceptual dizziness
（PPPD）……191
PG……130
PGs……358
pharmacodynamics……4
pharmacokinetics……4
post-exertional malaise
（PEM）……403

postural orthostatic
tachycardia syndrome
（POTS）……190, 403
potentially inappropriate
medications（PIMs）……22
PPI テスト……281
pressurized metered dose
inhaler（pMDI）……254
proton pump inhibitor
（PPI）……274, 312
red flag sign……165
Rome IV 基準……308
salutogenesis……60
SEID……395
selective serotonin reuptake
inhibitors（SSRI）……235
serotonin noradrenaline
reuptake inhibitor（SNRI）
……157, 236
shared decision making……33
shared decision making
（SDM）……226, 389
SIADH……236
SMI スコア……370
stress urinary incontinence
（SUI）……328
Teach back 法……27
therapeutic self……33
toransient epileptic amnesia
（TEA）……207
tricyclic antidepresant
（TCA）……157
U.S. Preventive Service Task
Force（USPSTF）……371
unexplained chronic cough
（UCC）……257
urgency urinary
incontinence（UUI）……328
uroflowmetry（UFM）……335
Vannucchi 法……193
Vascular dementia（VD）
……204
vertigo……188

voxel-based specific regional
analysis for Alzheimer's
disease（VSRAD）……204
Weddell's sign……167
WHO 方式がん疼痛治療法
……150
5α 還元酵素阻害薬……339

和文

あ

アカシジア……293
アコチアミド……295, 315
アザロピン系抗不安薬……239
アスピリン喘息……135
アセトアミノフェン……130
アトピー咳嗽……246
アメリカ精神医学会による診
断基準 DSM-5……230
アルツハイマー型認知症……203
アロディニア……160, 383
アンブロキソール塩酸塩……267
医学的説明困難な症状……382
意思決定支援……31
一過性てんかん性健忘……207
イミダフェナシン……330
インペアード・パフォーマンス
……118
うつ病……230
ウラピジル（エブランチル®）
……338, 339
温経湯……364
うんちしたい症候群……297
エクオール……375
エスシタロプラム……374
エナジア（インダカテロール
酢酸塩、グリコピロニウム
臭化物、モメタゾンフラン
カルボン酸エステル）……254
エピソード記憶障害……203
エビデンスピラミッド……16
エロビキシバット……303

413

オキシコドン……………145
オピオイド……………144
オピオイド鎮痛薬……………144
オピオイド誘発性便秘症……148
オレキシン受容体拮抗薬……223

か

介護保険……………82
解釈的医療……………48
回転性めまい……………188
過活動膀胱……………328
過活動膀胱症状質問票……331
仮性うつ病……………235
かぜ症候群……………88, 99
過敏性腸症候群……………317
加味逍遙散……………365, 374
カリウムイオン競合型アシッ
　ドブロッカー……………274
カルボシステイン……………267
患者協働……………27
がん性疼痛……………152
感染性乳腺炎……………355
簡略更年期指数……………370
偽アルドステロン症……………288
奇異性下痢……………297
奇異反応……………223, 238
気管支喘息……………123
器質性月経困難症……………358
器質性便秘……………298
希死念慮……………241
喫煙指数 pack years……255
気道可逆性試験……………256
機能性月経困難症……………358
機能性消化管障害……………317
機能性身体症候群……………382
機能性ディスペプシア
　……………309, 317
機能性便秘……………299
帰納的推論……………49
逆説性不眠……………226
逆流性食道炎……………280
急性咳嗽……………246
吸入ステロイド……………251

共同意思決定……………226
協働意思決定……………389
共有意思決定……………33
方証相対……………94
去痰薬……………92, 262
起立性低血圧……………190
筋弛緩薬……………169
筋痛性脳脊髄炎……………382, 392
グルタミン酸受容体拮抗薬
　……………209
クロルフェニラミンマレイン
　酸塩……………287
桂枝加芍薬湯……………324
桂枝茯苓丸……………365, 374
経腟エストロゲン製剤……376
軽度認知障害……………205
ゲーファピキサント
　（リフヌア®）……………250
血液-脳関門……………115
血管性認知症……………204
月経困難症……………358
解熱鎮痛薬……………91
限局性不安症……………231
健康因……………60
顕微鏡的大腸炎……………322
高 FODMAP……………314
抗アレルギー薬……………113
抗うつ薬……………156
抗けいれん薬……………156
膠原線維性大腸炎……………279
行動活性化……………38
更年期障害……………369
抗ヒスタミン薬……………114
後鼻漏……………257
抗不安薬……………237
高マグネシウム血症……………301
抗利尿ホルモン不適合分泌症
　候群……………236
呼気一酸化窒素……………252
国際頭痛分類 第3版……177
国際生活機能分類……………76
骨盤臓器脱……………335
骨盤底筋訓練……………329

コリンエステラーゼ阻害薬
　……………209
コルチコステロイド……………163
コロナ罹患後症状（いわゆる
　後遺症）……………401
混合性尿失禁……………328
コンプライアンス……………139

さ

催奇形性……………345
最高血中濃度到達時間……139
サルコペニア……………300
三環系抗うつ薬……………157
三叉神経血管説……………176
ジェネラリストの認識論……58
ジエノゲスト……………363
シグナルフィルターモデル
　……………45
シクロオキシゲナーゼ……130
刺激制御法……………221
支持的精神療法……………35
ジスキネジア……………293
ジストニア……………293
持続性知覚姿勢誘発性めまい
　……………191
社交不安症……………232
上咽頭擦過療法……………408
消化管運動機能改善薬……285
消退出血……………362
上腸間膜動脈症候群……………319
静脈血栓塞栓症……………372
食後愁訴症候群……………310
自立神経調節障害モデル……45
侵害受容性疼痛……………130, 150
新型コロナウイルス感染症
　……………401
心窩部痛症候群……………310
神経障害性疼痛
　……………130, 150, 156
浸潤性乳がん……………373
新生児不適合症候群（新生児
　薬物離脱症候群）……………239
身体症状症……………232

真武湯⋯⋯⋯⋯⋯⋯322
蕁麻疹⋯⋯⋯⋯⋯⋯122
心理教育⋯⋯⋯⋯⋯⋯34
心理療法⋯⋯⋯⋯⋯⋯31
新レシカルボン® 坐剤⋯304
錐体外路症状⋯⋯⋯290, 293
睡眠維持障害⋯⋯⋯⋯219
睡眠衛生指導⋯⋯⋯⋯218
睡眠制限法⋯⋯⋯⋯⋯221
睡眠薬の安全な減薬方法⋯225
スパイロメトリー⋯⋯⋯256
スルピリド
　（ドグマチール®）⋯⋯237
性機能障害⋯⋯⋯⋯⋯235
精神交互作用⋯⋯⋯⋯34
正中弓状靱帯圧迫症候群⋯319
制吐剤⋯⋯⋯⋯⋯⋯285
清肺湯⋯⋯⋯⋯⋯⋯267
咳過敏症症候群⋯⋯⋯258
脊髄圧迫（症状）⋯⋯166, 173
咳喘息⋯⋯⋯⋯⋯⋯246
積極的傾聴⋯⋯⋯⋯⋯33
切迫性尿失禁⋯⋯⋯⋯328
セロトニン・ノルアドレナリ
　ン再取り込み阻害薬
　⋯⋯⋯⋯⋯⋯157, 236
セロトニン 5-HT$_3$ 受容体
　⋯⋯⋯⋯⋯⋯⋯285
セロトニン 5-HT$_3$ 受容体拮
　抗薬⋯⋯⋯⋯⋯⋯285
セロトニン症候群⋯⋯⋯149
線維筋痛症⋯⋯⋯⋯⋯382
遷延性咳嗽⋯⋯⋯⋯⋯246
前向性健忘⋯⋯⋯⋯⋯238
惰性的不適切処方⋯⋯22
全身性労作不耐症⋯⋯395
前庭神経炎⋯⋯⋯⋯⋯195
前頭側頭型認知症⋯⋯205
全般性不安症⋯⋯⋯⋯232
前皮神経絞扼症候群⋯319
前立腺肥大症⋯⋯⋯⋯335
双極性障害⋯⋯⋯⋯⋯235
総合感冒薬⋯⋯⋯⋯⋯106

創造的自己⋯⋯⋯⋯⋯48
相対的乳児摂取量⋯⋯352
早朝覚醒⋯⋯⋯⋯⋯⋯219
早発卵巣機能不全（早発閉
　経）⋯⋯⋯⋯⋯⋯370
相補代替医療⋯⋯⋯⋯61

た

体位性頻脈症候群⋯190, 403
大建中湯⋯⋯⋯⋯303, 323
代謝酵素チトクローム P450
　（CYP）2C19⋯⋯⋯278
対症療法薬⋯⋯⋯⋯⋯22
大腸通過遅延型⋯⋯⋯296
卓越したジェネラリスト診療
　⋯⋯⋯⋯⋯⋯⋯57
脱抑制・健忘症状⋯⋯223
タペンタドール⋯⋯⋯146
短時間作用性β$_2$刺激薬⋯253
胆汁酸トランスポーター⋯303
弾性ストッキング⋯⋯407
中枢性めまい⋯⋯⋯⋯189
長時間作用性ムスカリン
　受容体拮抗薬⋯⋯⋯254
腸腎関連⋯⋯⋯⋯⋯⋯296
腸脳相関⋯⋯⋯⋯⋯⋯317
腸脳微生物相関⋯⋯⋯318
治療学⋯⋯⋯⋯⋯⋯⋯3
治療可能な認知症⋯⋯206
治療的自己⋯⋯⋯⋯⋯33
治療必要人数⋯⋯⋯⋯23
鎮咳薬⋯⋯⋯⋯⋯⋯⋯92
椎体骨折⋯⋯⋯⋯⋯⋯166
痛覚過敏⋯⋯⋯⋯⋯⋯160
痛覚変調性疼痛⋯⋯⋯383
低 FODMAP 食⋯⋯⋯322
低用量エストロゲン・プロゲ
　スチン配合薬⋯⋯⋯360
低用量経口避妊薬⋯⋯360
適応障害⋯⋯⋯⋯⋯⋯233
適応反応症⋯⋯⋯⋯⋯233
デキストロメトルファン⋯250
デュロキセチン⋯⋯⋯374

テリルジー（フルチカゾンフ
　ランカルボン酸エステル，
　ウメクリジニウム臭化物，
　ビランテロールトリフェニ
　ル酢酸塩）⋯⋯⋯⋯254
転移／逆転移⋯⋯⋯⋯36
電気けいれん療法⋯⋯230
当帰芍薬散⋯⋯⋯364, 374
道具的日常生活活動⋯⋯78
東洋医学⋯⋯⋯⋯⋯⋯63
突発性難聴⋯⋯⋯⋯⋯194
ドパミンD$_2$受容体拮抗薬
　⋯⋯⋯⋯⋯⋯⋯286
ドライパウダー製剤⋯253
トラウマインフォームド・
　ケア⋯⋯⋯⋯⋯⋯36
トリガーポイント注射⋯171
取り繕い⋯⋯⋯⋯⋯⋯203
トリプタン⋯⋯⋯⋯⋯178
トリメブチンマレイン（酸塩）
　⋯⋯⋯⋯⋯288, 323
二次性頭痛⋯⋯⋯⋯⋯186

な

日常生活活動⋯⋯⋯⋯78
乳汁血漿中薬物濃度比⋯352
乳腺炎⋯⋯⋯⋯⋯⋯⋯354
入眠困難⋯⋯⋯⋯⋯⋯219
尿失禁⋯⋯⋯⋯⋯⋯⋯328
尿流測定⋯⋯⋯⋯⋯⋯335
認識論的継続性⋯⋯⋯59
妊娠悪阻⋯⋯⋯⋯293, 350
人参湯⋯⋯⋯⋯⋯⋯⋯322
認知刺激療法⋯⋯⋯⋯209
認知症⋯⋯⋯⋯⋯⋯⋯202
認知療法・認知行動療法⋯37
妊婦の危険徴候⋯⋯⋯346
熱性けいれん（熱性発作）⋯92
ノセボ効果⋯⋯⋯⋯⋯7

は

排尿筋括約筋協調不全⋯335
排尿困難⋯⋯⋯⋯⋯⋯335

長谷川式簡易認知症検査･204
パニック症･････････232
馬尾症候群･････166, 173
パロキセチン･･･････374
半夏厚朴湯･････268, 325
半減期･････････139
ハント症候群･････195
ピグマリオン効果･･･9
ビサコジル坐剤･････304
ビソプロロール･････407
ヒドロモルフォン･･･146
非びらん性胃食道逆流症･281
ビベグロン･･･････331
非ベンゾジアゼピン系睡眠薬
･････････224
病因･････････60
病識の乏しさ･･････203
ビレーズトリ®（ブデソニド,
　グリコピロニウム臭化物,
　ホルモテロールフマル酸塩
　水和物）･･･････256
広場恐怖症･･･････232
ピロリ菌除菌･･････277
不安症（不安障害）･231
フェソテロジン･････330
フェンタニル･･･････145
腹圧性尿失禁･･･････328
腹部片頭痛････････319
ブチルスコポラミン･287
浮動性めまい･･････188
フドステイン･･････267
不眠症･････････218
不眠の認知行動療法･････221
プラセボ効果････2, 7
振り返り現象･････203
プレガバリン････390
プロスタグランジン
･････････130, 358
ブロック注射･････171
プロトンポンプ阻害薬
･････････274, 313
ブロンコレア･････264
閉経･････････369

変換症･････････233
片頭痛･････････177
ベンゾジアゼピン系薬剤･237
便排出障害型･････296
便秘型過敏性腸症候群･303
便秘症･････････296
ベンラファキシン･･374
ホーソン効果･･････9
ホスホジエステラーゼ5
　（PDE5）阻害薬･339
ホットフラッシュ･369
母乳育児････････354
ボノプラザン･････274
ポリカルボフィルムカルシウム
･････････322
ポリファーマシー･21
ホルモン補充療法･371

ま

マインドフルネス･38
マクロライド系抗菌薬･268
麻子仁丸･･･････303
慢性一次性疼痛･383
慢性咳嗽････････246
慢性咳嗽5大疾患･248
慢性腎臓病･･････140
慢性頭痛････････176
慢性疼痛････････383
慢性疲労症候群･382, 392
慢性腰痛症･････165
ミスト製剤･････254
ミラベグロン･････330
ミルタザピン･236, 313
ムスカリン M₁ 受容体拮抗薬
･････････287
メトクロプラミド･349
メニエール病････190
メラトニン受容体作動薬･223
モサプリドクエン酸塩水和物
･････････286
モルヒネ････････145

や

薬物動態学････････4
薬物乱用頭痛･････180
薬力学･･･････4
腰椎分離症･････166
抑うつ気分･････230
予防的薬剤･････22

ら

ライフストーリー･61
ラスミジタン･178, 181
ラモセトロン･････323
六君子湯･･････288, 313
リナクロチド･303, 323
リハビリテーション･76
良性発作性頭位めまい症･190
リラクセーション法･39
リン酸コデイン･250
臨床的惰性････････26
臨床薬理学････････4
ルビプロストン･302, 323
レストレスレッグス症候群･237
レビー小体型認知症･204
レボノルゲストレル放出子宮
　内システム･････363
ロイコトリエン受容体拮抗薬
･････････254
労作後倦怠感･････403
ロジャースの3原則･33
ロメリジン･･････183

わ

ワクシニアウイルス接種家兎
　炎症皮膚抽出液（ノイロト
　ロピン®）･･･････390

編著者プロフィール

家　研也（いえ　けんや）

＊略歴＊

2004 年	千葉大学医学部卒業
2004 ～ 2008 年	国立国際医療センター 初期研修、呼吸器科後期研修
2008 年	亀田総合病院 家庭医診療科 後期研修
2011 年	三重大学総合診療科 助教／三重大学大学院医学系研究科家庭医療学 博士課程
2015 年	米国ピッツバーグ大学家庭医診療科 指導医養成フェロー／同大学公衆衛生大学院 公衆衛生学修士課程
2017 年	聖マリアンナ医科大学、川崎市立多摩病院総合診療内科 講師／同総合診療センター 副センター長
2018 年	同総合診療内科 副部長、臨床研修センター 副センター長、初期臨床研修プログラム責任者
2020 年	同総合診療内科 准教授
2023 年	同総合診療センター センター長

医学生・初期研修医・専攻医と共に、急性期や内科診療に強い総合診療医を目指して、大学附属の市中病院で臨床・教育に従事しています。様々な専門家と協力しながら、地域のプライマリ・ケアの後方支援を担うことが多い一方で、週１回の地域クリニックでの訪問診療や外来診療の時間が自分の医師としてのアイデンティティを再確認する大切な時間になっています。

医療者と患者を繋ぐ「処方」に強い関心を持っており、研究の主なテーマはポリファーマシー対策です。本当に患者さんの役に立ち、安全性の高い「処方」とは何かを、臨床と研究の両面から探求していくことを目指しています。

対症療法の強化書
頻用薬の使い方と非薬物療法

2025年3月31日　　第1版第1刷 ©

編　著 ………… 家　研也　IE, Kenya
発行者 ………… 宇山閑文
発行所 ………… 株式会社金芳堂
　　　　　　　　〒606-8425 京都市左京区鹿ケ谷西寺ノ前町34番地
　　　　　　　　振替　01030-1-15605
　　　　　　　　電話　075-751-1111（代）
　　　　　　　　https://www.kinpodo-pub.co.jp/
組版・装丁 …… naji design
印刷・製本 …… モリモト印刷株式会社

落丁・乱丁本は直接小社へお送りください. お取替え致します.

Printed in Japan
ISBN978-4-7653-2040-5

JCOPY ＜(社)出版者著作権管理機構 委託出版物＞
本書の無断複写は著作権法上での例外を除き禁じられています. 複写される場合は, そのつど事前に, (社)出版者著作権管理機構（電話 03-5244-5088, FAX 03-5244-5089, e-mail：info@jcopy.or.jp）の許諾を得てください.

●本書のコピー, スキャン, デジタル化等の無断複製は著作権法上での例外を除き禁じられています. 本書を代行業者等の第三者に依頼してスキャンやデジタル化することは, たとえ個人や家庭内の利用でも著作権法違反です.